Burkhard Fehlauer

Kreidezähne verstehen

Hintergründe und Zusammenhänge im menschlichen Entwicklungsprozess – Eine integrative und interdisziplinäre Perspektive

Burkhard Fehlauer

Kreidezähne verstehen

Hintergründe und Zusammenhänge im menschlichen Entwicklungsprozess – Eine integrative und interdisziplinäre Perspektive

lehmanns media

Impressum

Bibliografische Information der Deutschen Nationalbibliothek
Die Deutsche Nationalbibliothek verzeichnet diese Publikation in der Deutschen Nationalbibliografie; detaillierte bibliografische Angaben sind im Internet unter `http://www.dnb.de` abrufbar.

Helmholtzstr. 2-9
10587 Berlin
verlag@lehmanns.de
Umschlag: Jasmin Plawicki · Leipzig
Umschlag/Foto: Wilhelm Lehmbruck, Mutter und Kind, 1907, Lehmbruck Museum, Duisburg, Foto: Dejan Saric
Satz & Layout: LaTeX(Libertinus) Volker Thurner · Berlin
Druck und Bindung: Totem · Inowrocław • Polen

ISBN 978-3-96543-587-2 www.lehmanns.de

Inhaltsverzeichnis

Erläuterung zum Covermotiv

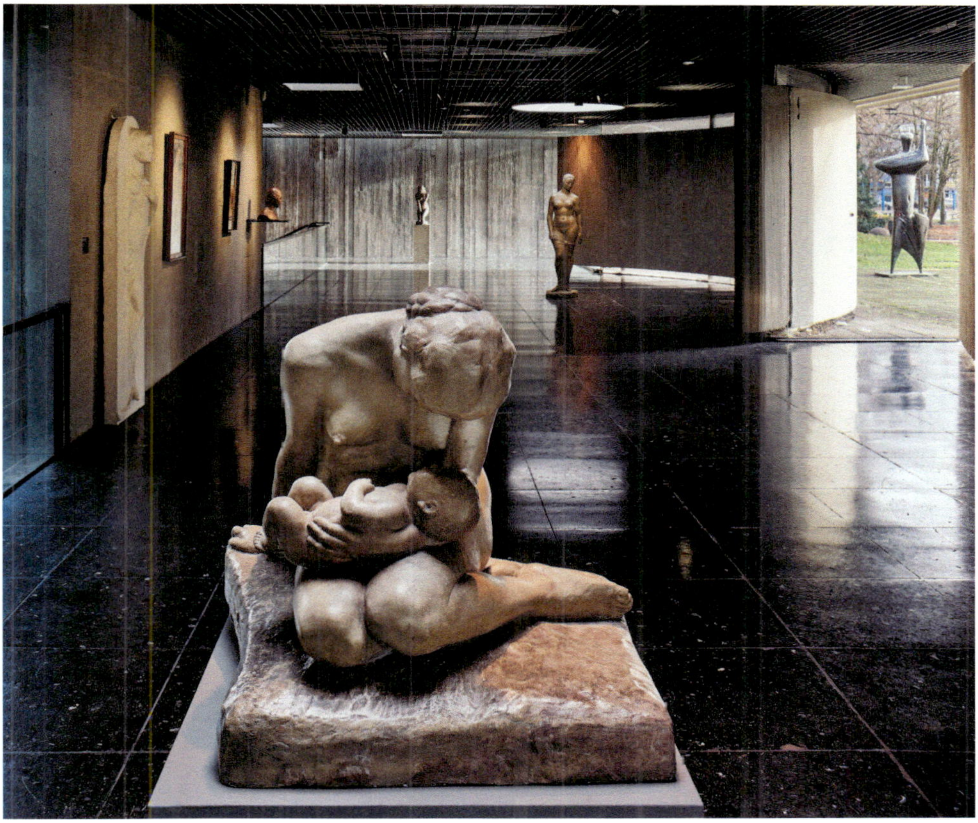

Abb. 1: Wilhelm Lehmbruck, Mutter und Kind, 1907, Lehmbruck Museum, Duisburg, Foto: Dejan Saric

Die Skulptur auf dem Cover stammt von Wilhelm Lehmbruck (1881–1919) und ist im Lehmbruckmuseum in meiner Heimatstadt Duisburg ausgestellt.

Auf den ersten Blick zeigt sie eine Szene zärtlicher Nähe zwischen Mutter und Kind. Bei genauerem Hinsehen offenbart sich jedoch eine subtile Irritation: Die Mutter muss sich abstützen, der Kopf des Kindes bleibt ungestützt – die Beziehung ist nicht so stabil, wie sie scheint.

Diese Spannung spiegelt das zentrale Thema dieses Buches – die unsichtbaren Störungen in frühkindlichen Entwicklungsprozessen, die in der Form sichtbar werden.

Burkhard Fehlauer

Vorwort

Dieses Buch ist aus dem Wunsch entstanden, die Kreidezahnerkrankung, die Molaren-Inzisiven-Hypomineralisation (MIH), als ein Phänomen verständlich zu machen, das in der zahnärztlichen Praxis zunehmend an Bedeutung gewinnt. Es handelt sich dabei nicht nur um eine klinische Herausforderung, sondern um ein vielschichtiges Geschehen, das tiefere Aspekte menschlicher Entwicklung berührt. Wer sich mit der Ätiologie, Morphogenese und Pathogenese der betroffenen Zähne auseinandersetzt, wird bald feststellen, dass die klassischen medizinischen Erklärungsmuster an ihre Grenzen stoßen. Die Vielzahl an vermuteten Ursachen, die Uneinigkeit der Studienlage und die oft spekulativen Deutungen lassen eine gewisse Ratlosigkeit zurück.

Schon bei der Interpretation embryonaler Entwicklungen gehen naturwissenschaftliche und geisteswissenschaftliche Sichtweisen häufig getrennte Wege. Die Organogenese gilt aus heutiger naturwissenschaftlicher Perspektive als ein planvolles, vorgegebenes Zusammenspiel verschiedener Signal- und Übertragungssysteme, deren impulsgebende und formende Kräfte in determinierenden Molekularstrukturen verortet werden. Die geisteswissenschaftliche Sicht hingegen erkennt an, dass jeder Entwicklung unterschiedlich wirkende, oft polare Formkräfte zugrunde liegen, die Wachstum und Gestalt prägen.

Die anthroposophische Medizin sucht die Ursachen für die Entstehung des Menschen, seiner Organe und seiner Organteile nicht ausschließlich innerhalb der zellulären Systeme und molekularen Strukturen, sondern betont den Einfluss übergeordneter kosmischer und irdischer Kräfte. Sie geht davon aus, dass sich die Entwicklung des Menschen in der Entstehung seiner Organe und Kompartimente widerspiegelt, vergleichbar mit dem Verhältnis von Makrokosmos und Mikrokosmos.

Ich möchte die Leser:innen einladen, bestehende wissenschaftliche Ansätze miteinander zu verbinden, die Naturwissenschaft als erklärende, die Geisteswissenschaft als verstehende Methode zu begreifen und sich auf die Möglichkeit einzulassen, dass beide Perspektiven gemeinsam zu einem tieferen Verständnis der Kreidezahnerkrankung führen können.

Mir ist bewusst, dass insbesondere die anthroposophische Sichtweise innerhalb der etablierten Fachwelt teils kritisch betrachtet wird. Einige der in diesem Buch verwendeten Begriffe entstammen einer Erkenntnistradition, die sich nicht ausschließlich durch empirisch-falsifizierbare Methoden erschließt. Sie erfordern eine andere Form des Begreifens und eine andere Haltung des Denkens. In diesem Kontext geht es nicht um absolute Wahrheitsansprüche, sondern um die Möglichkeit, ergänzend zu verstehen, was die rein physisch greifbare Erklärung womöglich nicht vollständig erfassen kann.

Die zahlreichen Zitate aus dem Werk Rudolf Steiners und anderer Vertreter der anthroposophischen Menschenkunde sind als Einladungen zur Interpretation zu verstehen und nicht als autoritative Setzungen. Es handelt sich nicht um eine dogmatische Anwendung anthroposophischer Theorien, sondern um den Versuch, deren Denkweise auf eine klinische Fragestellung zu übertragen und dabei stets im Dialog mit schulmedizinischem Wissen zu bleiben.

Wo dabei Spannungen entstehen, sehe ich sie nicht als Schwäche, sondern als Ausdruck eines lebendigen Erkenntnisprozesses. Die Medizin der Zukunft wird hoffentlich nicht weniger komplex, sondern umfassender. Mit diesem Buch möchte ich einen Beitrag zu dieser Entwicklung leisten.

Ich möchte Zahnärzt:innen, Ärzt:innen, Therapeut:innen und dafür aufgeschlossene Interessierte dazu einladen, über bekannte Grenzen hinauszublicken.

Ein besonderer Dank gilt meiner Frau Sabine Fehlauer, deren feine Zeichnungen das Thema dieses Buches auf besondere Weise begleiten.

Burkhard Fehlauer

Kapitel 1

Einführung

Die ersten Berichte über ungewöhnliche Schmelzdefekte an Sechsjahrmolaren und Schneidezähnen bei Kindern erschienen bereits Ende der 1970er-Jahre. Ob die Schmelzstörung tatsächlich erst seit den Siebzigerjahren auftritt oder früher unter anderen Diagnosen unerkannt blieb, lässt sich schwer beantworten. Schmelzdefekte gab es zwar schon immer, doch die Diagnose und Differenzierung waren weniger evident.

Weerheijm et al.[1] haben das Phänomen der kombinierten Schmelzdefekte im Molaren und Frontzahnbereich 2001 definiert *„als systemisch bedingte Hypomineralisation von ein bis vier bleibenden ersten Molaren, die häufig mit betroffenen Schneidezähnen einhergeht, und schlugen dafür den Namen Molar Incisor Hypomineralisation (MIH) vor".* Diese Begriffsdefinition ist mittlerweile zu ergänzen, weil auch vermehrt die zweiten Milchmolaren von der kreidigen Hypomineralisation betroffen sind. Sie wird als „Deciduous Molar Hypomineralisation" (DMH) oder im deutschen Sprachraum als „Milchmolaren Hypomineralisation" (MMH) bezeichnet. Daher bietet die beschreibende Bezeichnung „Kreidezähne" als übergeordneter Begriff eine weniger einschränkende Kennzeichnung, zumal nicht auszuschließen ist, dass die Diagnose zukünftig auf weitere Zahngruppen ausgeweitet werden muss.

Ebenso verdient die Wortwahl „Hypomineralisation" besondere Beachtung. Entsprechend der üblichen Begriffsverwendung im wissenschaftlichen Kontext müsste der Prozess der Mineralanreicherung im Zahnschmelz als „Mineralisierung" bezeichnet werden, da hierbei die Einlagerung von Mineralien in biologisches Gewebe beschrieben wird. Dennoch wird dieser Vorgang in der medizinischen Terminologie traditionell und möglicherweise nicht ganz präzise als „Mineralisation" bezeichnet. Der Begriff „Hypomineralisation" selbst weist darauf hin, dass Mineralien zwar vorhanden sind, aber nicht optimal eingebaut werden. Er beschreibt somit keine Mangelsituation, sondern eine gestörte Mineralisierung des Zahnschmelzes.

1.1 Klinik

Die Schmelzdefekte werden klinisch beschrieben als Substanzveränderungen, die im Frontzahnbereich eher als kreideähnliche weißliche bis gelbliche Flecken imponieren, worauf der Name „Kreidezähne" zurückzuführen ist, während an Molaren häufig eine gelblich-bräunliche Oberfläche mit darunterliegender Porosität sichtbar ist. „*Der zunehmende Schweregrad der MH wird durch die Verfärbung des betroffenen Schmelzes von undurchsichtig weiß beim am wenigsten defekten bis hin zu gelb und braun beim am stärksten betroffenen Schmelz klassifiziert.*"[2, S. 13] Die Trübungen sind abgegrenzt und „*haben deutlich sichtbare Grenzen zum normalen Zahnschmelz.*"[3] Neben der Farbveränderung zeigen Kreidezähne eine ausgeprägte Brüchigkeit in den mindermineralisierten Bereichen, was zu Absplitterungen und vorübergehender Scharfkantigkeit führt. Dies hängt auch damit zusammen, dass die oberste Schmelzschicht zwar gut mineralisiert, aber oft zu dünn ist, um dem Kaudruck langfristig standzuhalten.

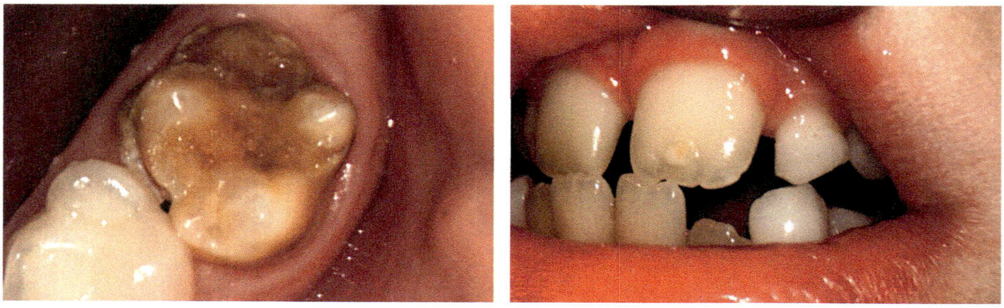

(a) (b)

Abb. 2: MIH-bedingte Schmelzveränderungen an einem ersten bleibenden Molaren (a) und einem bleibenden Frontzahn (b)
Foto: Privatarchiv Dr. Roman Pönisch (mit freundlicher Genehmigung)

Häufig zeigt sich zudem eine asymmetrische Verteilung der Kreidezähne mit Variationen von Einseitigkeit bis zu unterschiedlichen Mustern zwischen Front- und Seitenzähnen. Besonders bei den bleibenden ersten Molaren treten in schwereren Fällen oft eine hohe Schmerzempfindlichkeit und damit erhebliche Belastungen für die Betroffenen auf.

1.2 Prävalenz

Die Genauigkeit der Datenerhebung zur Häufigkeit der Kreidezähne ist zum heutigen Zeitpunkt nicht sehr überzeugend. Die meisten Studien beziehen sich auf die bleibenden Zähne und somit auf die Molaren-Inzisiven Hypomineralisation (MIH) und beschränken ihre Untersuchungen auf die Zahngruppen, die das bisherige Krankheitsbild dominiert haben. Eine aktuelle Metaanalyse von Lopes et al.[4] aus dem Jahr 2021 hat achtzehn Reviews in ihr Datenpaket einbezogen und nennt folgende Zahlen: „*Insgesamt wird die MIH derzeit auf eine Prävalenz von 14,2 % geschätzt und betrifft weltweit 17,5 Millionen Kinder und Jugendliche.*“ Zu ähnlichen Ergebnissen kommt die Untersuchung von Lygidakis et al.[5], die sich auf zwei Übersichtsarbeiten beruft und dort mittlere globale Prävalenzen von 13 % bis 14 % je nach Autor ermittelt hat. Weitere Literaturrecherchen der gleichen Arbeitsgruppe haben aber auch ergeben, dass die Bandbreite der weltweiten Prävalenz zwischen 2,9 % bis 44 % angegeben wird, was auf wenig standardisierte diagnostische und epidemiologische Kriterien zurückzuführen ist.

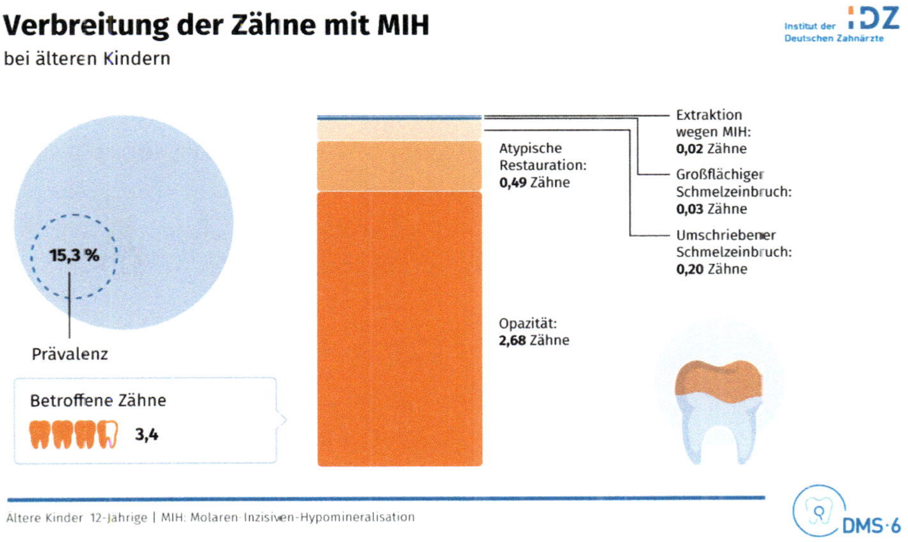

Abb. 3: Verbreitung der Zähne mit MIH. 922 Kinder im Alter von zwölf Jahren wurden in die Analyse eingeschlossen.
15,3 % der 12-jährigen Kinder haben mindestens einen Zahn mit MIH. Im Durchschnitt sind bei diesen Kindern im Mittel 3,4 Zähne betroffen, die sich aufteilen lassen in unterschiedliche Schweregrade (s. Balkendiagramm): Demnach fanden sich in 63,3 % der Fälle milde Formen vor.

In der sechsten deutschen Mundgesundheitsstudie[6] wird angegeben, dass 15,3 % der 12-jährigen Kinder in Deutschland mindestens einen Zahn mit MIH aufweisen (s. Abb. 3). Der tatsächliche Wert könnte jedoch noch höher liegen, da Fälle mit kieferorthopädischen Apparaturen – bei denen die ersten Molaren nicht zuverlässig ausgewertet werden konnten – aus der Analyse ausgeschlossen wurden. In der Diskussion wird daher vermutet, dass die tatsächliche Prävalenz in Deutschland sogar die 20 %-Marke erreichen könnte.

Eine interne Analyse der BARMER aus dem Jahr 2019 ergibt, dass rund 8 % der bei dieser Krankenkasse versicherten Kinder wegen einer Molaren-Inzisiven Hypomineralisation in Behandlung sind. Dabei zeigen sich erhebliche regionale Unterschiede in Deutschland: In Nordrhein-Westfalen liegt der Anteil der betroffenen Kinder bei 10,2 %, während er in Sachsen nur 5,6 % beträgt.

Diese Ergebnisse verdeutlichen die Relevanz der Kreidezahnerkrankung in der Mundgesundheit von Kindern und unterstreichen die Notwendigkeit einer präziseren epidemiologischen Erfassung sowie der Analyse möglicher regionaler Unterschiede in der Erkrankungshäufigkeit.[7]

Die Zuverlässigkeit der jüngsten Studien hat jedoch zugenommen, da die Kriterien der *European Academy of Paediatric Dentistry (EAPD)* zur Defektbeschreibung als Grundlage herangezogen wurden. Diese Standardisierung könnte zu konsistenteren und besser vergleichbaren Ergebnissen in der Epidemiologie der Kreidezähne führen und so letztlich die Entwicklung gezielterer Präventions- und Behandlungsstrategien fördern. Trotzdem bleibt die Datenlage zur Prävalenz von Kreidezähnen unklar. Rodd et al. nennen hierfür mehrere Gründe: *„Es ist schwierig, gültige Vergleiche zwischen diesen unterschiedlichen epidemiologischen Erhebungen anzustellen, da die Forschungsprotokolle, Kalibrierungsmethoden, die Wahl des Index, die Anzahl der Teilnehmer und die Populationsmerkmale unzureichend standardisiert sind.*“[8]

1.3 Ätiologie

Eine zentrale Voraussetzung für die Ursachenforschung der Kreidezahnkrankheit ist die genaue Eingrenzung des Zeitraums, in dem die Entwicklungsstörung entsteht. Jävelik et al.[9] haben in ihrer Studie aus dem Jahr 2000 die Vermutung geäußert, dass *„die Ameloblasten in einem ganz bestimmten Stadium ihrer Entwicklung von einer systemischen Störung betroffen waren.*[9, S. 287] Sie ergänzten, dass nach dem damaligen Kenntnisstand *„die Störung in den ersten zwei Lebensjahren aufgetreten sein“*[9, S. 287] muss. Lygidakis et al.[10] terminieren den Zeitraum der Schmelzbildung der betroffenen Zähne zwischen das *„Ende der Schwangerschaft und das vierte Lebensjahr“* und unterscheiden dabei ausdrücklich zwischen prä-, peri- und postnatalen Phasen.

Die Ausdehnung auf diesen längeren Zeitraum ist darauf zurückzuführen, dass die gesamte Lebensdauer der Ameloblasten berücksichtigt wird, ohne störanfällige Phasen explizit hervorzuheben. Deutlich differenzierter definiert Satu Alaluusua die Zeiträume der Schmelzentwicklung der ersten Molaren: *„Die ersten bleibenden Molaren (FPM) beginnen sich im vierten Schwangerschaftsmonat zu entwickeln. Dokumente zur Mineralisierung von FPM basieren auf histologischen und radiologischen Untersuchungen und zeigen, dass die ersten Anzeichen einer Mineralisierung in den Höckerspitzen um oder kurz nach der Geburt sichtbar sind. Etwa im Alter von sechs Monaten verschmelzen die vier Höcker. Am Ende des ersten Jahres ist die Ablagerung der Schmelzmatrix in der okklusalen Hälfte der Krone abgeschlossen und die Reifung schreitet voran (frühe Reifungsphase). Die gesamte Schmelzbildung dauert etwa eintausend Tage und zwei Drittel dieser Zeit sind für die Reifungsphase der Amelogenese vorgesehen.“*[11]

Auch im Curriculum *Orale Struktur- und Entwicklungsbiologie*[12, S. 178/179] von R.J. Radlanski finden sich zeitliche Angaben zur Zahnentwicklung, die nur minimal von den oben genannten abweichen. So wird der Beginn der Mineralisation des zweiten Milchmolaren auf die 18. Woche post Ovulation und des bleibenden ersten Molaren auf die 28. bis 32. Woche post Ovulation datiert. Laut Tabelle soll die Kronenbildung des zweiten Milchmolaren im ersten und des bleibenden ersten Molaren im dritten Lebensjahr abgeschlossen sein. Unklar bleibt jedoch, in welchem Zeitraum die Schmelzbildung besonders anfällig für Störungen ist. Diese Unsicherheit resultiert einerseits aus Lücken in der präzisen Datierung und andererseits aus individuellen Entwicklungsunterschieden, die je nach Person variieren können.

1.3.1 Schulmedizinischer Ansatz

Mittlerweile wurden zahlreiche potenzielle Störfaktoren für Schmelzdefekte untersucht. Es wäre müßig, alle Hypothesen im Detail zu beleuchten und auf ihre Stichhaltigkeit hin zu prüfen. Im Verdacht stehen verschiedene Medikamente; insbesondere der mütterliche Gebrauch von Psychopharmaka und Blutdrucksenkern sowie die Verabreichung von Antibiotika an Mutter oder Kind gelten als kritisch. Auch Schadstoffe und Umweltgifte wie Dioxine in der Muttermilch und Bisphenole aus Plastikspielzeug und Trinkflaschen stehen zur Diskussion. Neuere Studien rücken frühkindliche Atemwegserkrankungen und fieberhafte Infekte als mögliche Verursacher der Hypomineralisation in den Fokus. Außerdem werden Frühgeburtlichkeit und Aufenthalte im Inkubator, perinatale Hypoxie sowie Geburtskomplikationen wie Kaiserschnitte überdurchschnittlich oft mit dem Krankheitsbild assoziiert.[10]

Das soziale Umfeld der Betroffenen könnte ebenfalls Hinweise für die Ursachenforschung geben, wie die bereits zitierten Studie der Barmer nahelegt. *„MIH scheint auch bei Kindern aus wohlhabenden Elternhäusern häufiger aufzutreten. Dabei sind einige*

Studien bisher davon ausgegangen, dass Kinder aus einkommensschwachen Schichten besonders betroffen sind."[7] Dieses Ergebnis stellt jedoch bislang nur eine Hypothese dar, da derzeit keine ausreichend verlässlichen Daten existieren, die Aufschluss darüber geben, in welchen Bevölkerungsgruppen und Regionen Kreidezähne tatsächlich häufiger auftreten.

Bis heute konnte keine Studie den entscheidenden Hinweis zur Ursachenklärung liefern, und einige vorschnelle Ergebnisse wurden bereits wieder revidiert. „*Hinzu kommt, dass manches, was als positive Korrelation identifiziert wurde, in weiteren Untersuchungen nicht bestätigt werden konnte. Analog zur wachsenden Anzahl der Korrelationen wuchs auch die Zahl der widersprüchlichen Ergebnisse.*"[13]

Auch wenn einerseits die technischen Möglichkeiten zur Isolierung und Aufarbeitung von Explantaten bei in-vitro-Verfahren, die ein Risiko für Artefakte bergen, immer weiter verbessert werden, bleibt andererseits die Erhebung anamnestischer Daten weiterhin problematisch. Oft müssen dabei Zeiträume erfragt werden, die bereits einige Jahre zurückliegen, sodass eine direkte Beobachtung der Zahnentwicklung beim Kind und eine Datengewinnung ohne den „Erinnerungs-Bias" der Erwachsenen nicht möglich ist.

Bis heute kann daher nicht klar definiert werden, ob es sich bei der Milchmolaren-, Molaren- und Inzisiven-Hypomineralisation um einen temporär und lokal auftretenden isolierten Defekt oder um eine systemisch bedingte Erkrankung handelt.

1.3.2 Anthroposophischer Ansatz

Trotz einiger Bemühungen, Zusammenhänge zwischen systemischen Störungen und der Zahnentwicklung herzustellen, konzentriert sich die Forschung überwiegend auf temporäre Normabweichungen und eine naturwissenschaftliche und evidenzbasierte Ätiologie. Angesichts der bisher ausbleibenden Ergebnisse stellt sich die Frage, ob die Ursachenforschung zur Kreidezahnerkrankung um eine weitere Dimension erweitert werden darf, die über die molekularbiologische Ebene hinausgeht. Die Kreidezähne entstehen in einer besonderen biografischen Phase zwischen Vorgeburtlichkeit und frühester Kindheit, in einer einzigartigen körperlichen, seelischen und geistigen Verbindung zwischen Mutter und Kind. Daher sollte nicht ausgeschlossen werden, dass die Hypomineralisation Teil einer systemischen Störung ist und einen unvollendeten Entwicklungsschritt zweier Organismen widerspiegelt.

Der Ansatz der anthroposophischen Medizin steht nicht im Widerspruch zur schulmedizinischen Methodik, sondern versucht, sie durch geisteswissenschaftliche Erkenntnisse der Menschenkunde zu ergänzen und weiterzuführen. Im Zentrum der anthroposophischen Ätiologie steht die Überlegung, dass unvollständige Mineralisierungsprozesse das Ergebnis fehlender Kräfteressourcen sind. Dabei wird nach

Ungleichgewichten zwischen auf- und abbauenden Kräften sowie nach einem Missverhältnis zwischen wachstumsfördernden und formgebenden Kräften gesucht. Dieser alternative Ansatz zur Ursachenbestimmung vergleicht die Bildungsvorgänge auf physisch-molekularer und seelisch-geistiger Ebene, um ein ganzheitliches Verständnis des Mineralisierungsprozesses zu gewinnen.

Hans Broder von Laue hat in einigen Artikeln und Vorträgen die Formentwicklung des menschlichen Leibes während der Embryonalzeit mit dem umfassenden Bildungsprozess des Menschen verglichen. Dabei setzte er Rudolf Steiners Ausführungen in dessen Vortrag ANTHROPOSOPHIE ALS KOSMOSOPHIE[14] vom 28. Oktober 1921 in Dornach über *„die Formung des Menschen aus dem Universum und die Kennzeichnung der Formung und ihre Zuordnung zu den Tierkreisbildern“* den Wachstumsbewegungen in der Organogenese gegenüber. *„Wachstumsbewegungen werden so als Ergebnis von Menschenbildeprozess und Zellenleben anschaubar.“*[15, S. 156]

Es ist sehr eindrucksvoll, diese Gegenüberstellung der Entwicklungsprozesse auf zellulärer Ebene und der seelisch-geistigen Menschenentwicklung an Organen und Organanteilen ektodermalen Ursprungs, wozu auch der Zahnschmelz gehört, nachzuvollziehen. Während Hans Broder von Laue das Innenohr, die Augenlinse und den Hypophysenlappen in seinen Fokus gestellt hat, ist die Gegenüberstellung von Zahn und Zahnschmelzentwicklung nicht weniger beeindruckend. Dabei sind neuerer Erkenntnisse auf dem Gebiet der Biogenetik und auf molekularer Ebene der Morphogenese berücksichtigt, die Aufschlüsse darüber geben könnten, wo Öffnungen und Eintrittspforten für die Einflüsse kosmischer und irdischer Kräfte liegen. Die Zahnbildung und Mineralisierungsprozesse in Hartgeweben insgesamt werden als ein „Irdischwerden“ des Menschen verstanden, wobei der Zahn als biologisches Archiv diese frühen Entwicklungen im menschlichen Organismus dokumentiert.

Die frühen Prozesse in der embryonalen und auch noch in der kindlichen Entwicklung werden von kosmischen Kräften unterstützt, die helfen, Organe zu bilden. *„Zwei Strömungen arbeiten in dieser Zeit im Kinde. In der einen Strömung wirken die göttlich-geistigen Wesenheiten, die andere Strömung verhilft uns innerlich ein Selbstbewusstsein zu entwickeln.“*[16]

1.4 Differentialdiagnosen

Einige schon länger bekannte Schmelzdefekte sind differentialdiagnostisch von der Milchmolaren- und der Molaren-Inzisiven Hypomineralisation abzugrenzen.

1.4.1 Amelogenesis imperfecta

Die genetisch bedingte Amelogenesis imperfecta dominiert mit Schmelzbildungsstörungen, die alle Zähne einschließlich der Milchzähne betreffen. Die Defekte erscheinen unregelmäßig gefärbt mit Farbtönen, die von Gelb bis bräunlich reichen. Die Oberflächenstruktur ist oft rau und uneben, genauso wie auch häufig atypische Formveränderungen zu beobachten sind. Die Amelogenese ist in unterschiedlichen Entwicklungsstadien gestört, wobei die Ursachen für eine Hypoplasie im frühen Stadium der Entwicklung, für die Hypomaturation im Reifestadium und für die Hypocalzifikation im fortgeschritteneren Stadium der Mineralisation liegen. Obwohl dadurch das klinische Erscheinungsbild indifferent ist, lässt sich die Amelogenesis imperfecta von den übrigen Schmelzdefekten abgrenzen, da molekulargenetische Analysen zur Unterstützung der Diagnose herangezogen werden können.

1.4.2 Dentalfluorose

Eine Überdosierung von Fluor beeinflusst die Amelogenese. In verschiedenen Stadien der Schmelzentwicklung greift Fluor die schmelzbildenden Zellen an und stört sowohl ihre Sekretionsleistung als auch die Reifungsprozesse, wodurch sich im Zahnschmelz hypomineralisierte und hypermineralisierte Zonen entwickeln. Abhängig vom Schweregrad ist die Fluorose diagnostisch oft schwer von anderen Schmelzdefekten abzugrenzen.

Trotzdem gibt es einige wichtige Kriterien, die das klinische Erscheinungsbild der Fluorose charakterisieren. Die farblichen und substanziellen Veränderungen betreffen alle Zähne und nicht nur einzelne Zahngruppen. Generell wird darauf hingewiesen, dass vor allem die Frontzähne betroffen sind und die Opazität häufig als „*diffuse Trübung*"[17] oder in Form milchig-weißer Flecken auftritt. „*Das weiße undurchsichtige Aussehen des fluorierten Zahnschmelzes wird durch einen hypomineralisierten Zahnschmelzuntergrund verursacht. Bei schwererer Zahnfluorose kommt es zu Lochfraß und einem Verlust der Schmelzoberfläche, was zu einer sekundären Färbung führt (die als braune Farbe erscheint).*" [18] Eine oftmals recht eindeutige Abgrenzung der hypomineralisierten Areale zum gesunden Schmelz wird ebenfalls als differentialdiagnostisches Kriterium angeführt. Auch weisen von schwereren Verlaufsformen betroffene Zähne viele Unebenheiten und Rauheiten der Oberfläche auf. Thylstrup et al.[19] haben die verschiedenen klinischen Erscheinungsbilder der Fluorose detailliert in einem Fluoroseindex beschrieben. Leichte Formen zeigen schmale weiße Linien entlang der Perikymatien. Diese Linien werden bei zunehmendem Schweregrad breiter und konfluieren, bis ganze Flächen deutliche Opazitäten aufweisen. In den schwersten Fällen kommt es schließlich zu einem Verlust der Schmelzoberfläche, der die Zahnform sichtbar verändert.

1.4.3 Hypoplasien, Traumata, Karies

Eine detaillierte Darstellung der verschiedenen Formen und Ursachen von Schmelzhypoplasien und Schmelztrübungen wäre an dieser Stelle eine zu umfangreiche Abschweifung vom zentralen Thema. Die Übersichtsarbeit von Salanitri et al. dokumentiert „*zahlreiche erbliche, erworbene, systemische und lokale ätiologische Faktoren, die mit Schmelzdefekten assoziiert sind.*“[20] In Bezug und in Abgrenzung zur Kreidezahnerkrankung wird ein vergleichbares Spektrum potenzieller Einflussfaktoren diskutiert.

Traumata im Milchgebiss, wie die Intrusion der Frontzähne, und frühe Karies mit leichten Eintrübungen stellen oft eine diagnostische Herausforderung dar, da sie den leichten Formen der Kreidezahnerkrankung ähnlich sehen können. Die sogenannten Turner-Zähne zeigen ebenfalls teils schwerwiegende Defekte und sind meist Spätfolgen von periapikalen Entzündungen an vorangehenden Milchzähnen.

Eine weitere Schwierigkeit besteht in der Differentialdiagnose zwischen Kreidezähnen und Kariesprozessen. Bei schwereren Verläufen der Kreidezahnerkrankung tritt oft sekundäre Karies auf, die größere Zahnareale befällt, was die Differenzierung zwischen einem erworbenen Kariesprozess und einer Entwicklungsstörung erschwert. Die diagnostische Unterscheidung kann besonders bei sogenannten unterminierenden Kariesformen problematisch sein. Diese breiten sich im Dentin aus und erscheinen als Eintrübung unter dem Zahnschmelz. Ein möglicher Unterscheidungspunkt ist die oberflächliche Schmelzschicht: Während sie bei Kreidezähnen typischerweise schnell einbricht, bleibt der über der Dentinkaries gelegene Schmelz anfänglich noch intakt und widerstandsfähiger.

Kapitel 2

Morphogenese

Morphogenese bezeichnet die Entstehung von Form und Gestalt bei lebenden Organismen. Um den geisteswissenschaftlichen Hintergrund der Entstehung eines lebendigen Organismus zu verstehen, sollten grundlegende Fragen beantwortet werden: Was ist Form? Was ist Stoff? Was ist Substanz, aus der sich die organischen Körper aufbauen und zusammensetzen?

Um diese Fragen zu beantworten, ist es zunächst erforderlich, die wechselseitigen Beziehungen zwischen Formen, Stoffen, Kräften und Informationssystemen allgemein zu beschreiben. Erst auf dieser Grundlage lassen sich die Zusammenhänge bei der Entstehung des Zahnes und seines Schmelzes nachvollziehen.

2.1 Substanzbegriff

Das Verständnis der Zahnschmelzentwicklung setzt aus Sicht der anthroposophischen Medizin ein Anerkennen der Prinzipien der Substanzbildung voraus. Denn der Schmelz ist die Substanz, die im menschlichen Organismus den längsten und weitesten Weg bis zur Fertigstellung zurücklegen muss. Die anthroposophische Menschenkunde definiert Substanz und erklärt deren Entstehung aus Form und Materie. Diese Erklärung geht auf die aristotelische Lehre des Hylemorphismus zurück, welche besagt, dass Substanzen aus zwei Prinzipien bestehen, dem Stoff als Materie und der Form. Rudolf Steiner hat diesen Lehrsatz ergänzt und die Form dem Übersinnlichen und den Soff dem Irdisch-Physischen zugeordnet. „*Wenn wir uns die allerunterste Grenze der menschlichen Organisation denken, so müssen wir uns vorstellen, dass sich gegenüberstehen die physische Materie und die übersinnliche Form, welche als ein aus den übersinnlichen Welten herausgeborenes Kraftsystem dazu bestimmt ist, die*

Materie aufzunehmen (...) und dasjenige herauszubilden, was überhaupt den Menschen erst physisch-sinnlich erscheinen lässt."[21, S. 152] Ernst Marti hat dieses Prinzip der Substanzbildung ausführlich beschrieben und dafür das Gleichgewicht der vier Ur-Tatsachen Bildekraft, Form, Prozess und Stoff als maßgebliche Wirklichkeitsgründe definiert. Er beschreibt ihre Verbindung zueinander und stellt sie als Gegensatzpaare Bildekraft und Form sowie Prozess und Stoff dar, indem er ausführt: „*Keines der vier Prinzipien Bildekraft, Form, Prozess, Stoff kommt in der Natur isoliert vor. Prozess und Bildekraft hängen zusammen, wie im Sinnenfälligen Form und Stoff.*"[22, S. 21] Anders ausgedrückt bedeutet das, dass die ätherischen Bildekräfte die Form bewirken und sich aus ätherischen Prozessen die Stoffe entwickeln. Die kosmischen Einwirkungen, die reine Kraft und Bewegung sind, wirken unterschiedlich auf Form und Stoff. Die Gestaltkräfte gehen als Formprozesse vom Tierkreis aus und bilden mit den in der Planetensphäre initiierten Stoffen gemeinsam die Substanzen.

2.1.1 Bildekraft und Form

Aber was genau sind ätherische Bildekräfte und wo kommen sie her? In der Anthroposophie gelten Bildekräfte als unsichtbare, ätherische Kräfte. Sie werden als ätherisch bezeichnet, weil sie nicht rein physisch, sondern eine Art „Lebenskräfte" sind, die über das Sichtbare hinausgehen. Die Bildekräfte formieren die äußere Gestalt eines Organismus, wirken also ordnend und gestaltend und schaffen eine Brücke zwischen der geistigen und der physischen Welt. Sie sind ein schöpferisches Prinzip. Ernst Marti definiert das polare Begriffspaar Bildekraft und Form folgendermaßen: „*Die ätherische Bildekraft ist wie heruntergestiegen ins Sinnenfällige und bewirkt da die Form.*"[22, S. 19] Die Bildekräfte entstehen dadurch, dass geistige Kräfte in die Ätherwelt eindringen, die aus den Äthern – Wärme, Licht, Klang und Leben – besteht. Sie werden im Ätherischen durch die Sterne erregt und bringen dann die physische Form hervor. Oder anders ausgedrückt: Wenn die geistigen Kräfte durch die Sternenorte in die „*Erscheinungswelt*" hereinwirken, „*erregen sie die Äther und schaffen aus ihnen die Bildekräfte.*"[22, S. 17]

Rudolf Steiner erläutert den Formbegriff am Beispiel der Kristalle: „*Man nennt das, was so entgegengehalten wird der physischen Materie, aus dem Grunde «Form», weil eigentlich in aller Natur ein solches Gesetz wirkt, ein genau gleiches Gesetz, das überall «Formprinzip» genannt wird. Wenn wir die äußere Welt betrachten, so finden wir, dass bis zum Kristall hinunter überall das Formprinzip tätig ist. Die Substanzen*[1]*, welche in den*

[1] Die Begriffe „*Stoff*" und „*Substanz*" werden oft synonym verwendet. Eine präzisere Abgrenzung, wie sie Ernst Marti vornimmt, unterscheidet sich jedoch von diesem vielfältigen umgangssprachlichen Gebrauch. Er definiert die Vierheit von Bildekraft, Form, Prozess und Stoff als eine Einheit, die er im kategorialen Sinne „*Substanz*" nennt.

Kristall eintreten, müssen, um das zu werden, als was der Kristall sich darstellt, gleichsam eingefangen werden von dem Formprinzip, und dieses macht mit Hilfe der Substanzen den Kristall erst zu dem, was er ist."[21, S. 152/153] Die Form gibt einem Dasein Identität, Ordnung, Struktur und äußerliche Erscheinung, sie ist Umkreis und Äußeres.

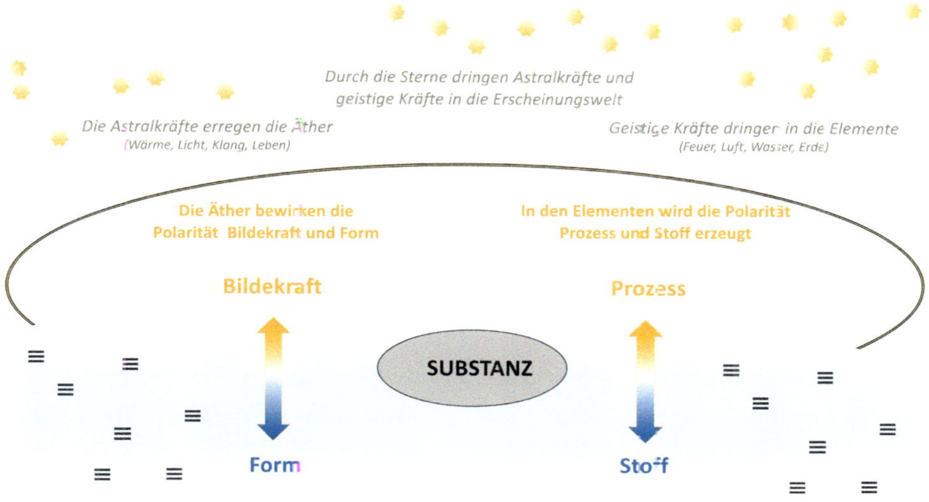

Abb. 4: Substanzbildung. Die Doppelpfeile symbolisieren die Bewegung zwischen ätherischer Bildekraft und ruhender Form (links) sowie ätherischem Prozess und irdischem Stoff (rechts). Der Halbkreis trennt bildlich die Ätherwelt von der Sternenwelt.

2.1.2 Stoff und Prozess

Die Stoffe werden im philosophischen Sinne als Materie und im chemischen Sinne als Elemente angesehen. Die Anthroposophie betrachtet die Stoffe nicht nur als sinnlich wahrnehmbaren Teil der Substanzen, sondern versucht auch ihren Ursprung, ihre Entstehung, ihre Erscheinung und ihre Kräfte zu verstehen. Während die Sterne durch die ätherischen Bildekräfte auf die Form wirken, werden die Stoffe als reine Materie von denjenigen geistigen Kräften hervorgebracht, die in die Elemente eindringen, in Feuer, Luft, Wasser und Erde. Die Stoffe selbst entwickeln sich also nicht aus den gleichen Bildekräften wie die Formen, sondern entstehen aus ätherischen Prozessen. Sie verdichten sich aus den Sternenhöhen und werden Zentrum und Inneres. Sie sind eine makrokosmische Idee zwischen Fixierung und Auflösung. Ernst Marti schrieb, „*dass Stoffe und Bildekräfte sterngeboren sind, die einen als physische, die anderen als ätherische.*"[22, S. 18/19]

Die Eigenschaften der Stoffe sind charakterisiert durch deren Dichte und Masse, Härte und Festigkeit, ihren Licht- und ihren Wärmebezug. Diese Eigenschaften haben die Stoffe, weil in ihnen Kräfte wirken, die sie verdichten oder verhärten, sie lichtdurchlässig machen oder ihren Wärmezustand verändern. Die substanziellen Eigenschaften der Stoffe sind *„die Manifestation ganz spezifischer Kräfte oder das Zusammenwirken von Kräften."*[23, S. 19] So sind die Stoffe als Elemente Träger von Kräften, indem in ihren Eigenschaften die Kräfte wirken. Rudolf Steiner hat diese Kräfte in den Stoffen in seinen handschriftlichen Notizbucheinträgen über die Elemente erläutert, wobei er die Begriffe Stoff und Element als Synonyme verwendet: *„Elemente sind der Ausdruck bestimmter Kraftbegegnungen; dass sie sich als solche offenbaren, beruht darauf, dass die eine Kraft in der Begegnung mit einer anderen eine Wirkung hervorbringt; während andere Kraftwirkungen gegeneinander unwirksam sind."*[24, S. 192]

Dieses Wirken der Kräfte können wir aber nur zum Teil sinnlich wahrnehmen und als physikalische Größen berechnen und dann auch nur als Ergebnis der Kräfte. *„Zu der sinnlichen Auffassung der Eigenschaften muss die geistige Anschauung vom Zusammenwirken der Kräfte hinzukommen. Das heißt aber, dass ein chemisches Element außer der sinnlichen Erscheinung eine geistige Dimension hat, durch die die sinnliche Erscheinung erst verständlich wird."*[23, S. 20] Wir brauchen eben auch diese geistige Dimension, um ihre Erscheinungen und ihre Entwicklungsprozesse zu verstehen. Wurde bisher der Frage nachgegangen, woher die Stoffe kommen, welche Eigenschaften sie haben und welche Kräfte in ihnen wirken, beantwortet Rudolf Steiner auch die Überlegung, wie die Stoffe in Erscheinung treten: *„Dasjenige, wovon man ausgehen muss, sind eigentlich nicht Stoffe, sondern Vorgänge, ist nichts Fertiges, sondern ist ein Geschehen. Und wenn wir vom Stoff reden, so müssen wir eigentlich uns vorstellen, dass wir im Stoffe, in dem, was uns im äußeren Sinnenschein als Stoff erscheint, nichts anderes vorliegend haben als einen Prozess, einen zur Ruhe gekommenen Vorgang."*[25, S. 10]

Die Entwicklung der Stoffe heißt, dass aus Prozessen Stoffe werden und Stoffe in Prozesse übergehen. Je weiter sich der Stoff entwickelt, je unverdünnter er auftritt, desto materieller und physischer erscheint er. Je weiter man ihn verflüchtigt, desto stärker wird er zum Prozess und tritt in die Ätherwelt über. Das Heraustreten der Stoffe aus ihrem kosmischen Ursprung und gleichzeitig auch aus ihrer geistigen Dimension in das sinnlich Wahrnehmbare, das physisch Sichtbare, Messbare und Berechenbare, ist eben der Prozess, der uns bei der Entwicklung eines lebendigen Organismus beschäftigen muss. Rudolf Steiner scheint den Status einer einseitigen Stofflichkeit anzuzweifeln und mit seiner Aussage: *„Substanzen sind eigentlich nur eine Zusammensetzung von Prozessen,"*[26, S. 55] die nie stagnierende Bewegung zwischen Auflösung und Verfestigung der Stoffe zu pointieren.

Die Einstellung der Polarität von Prozess und Stoff ist daher für die Substanzbildung notwendig und gerade in der frühkindlichen Entwicklung von herausragender Bedeutung. Rudolf Steiner beschreibt das Zusammenspiel der Kräfte in diesem Zusammenhang folgendermaßen: *„Das Kind wird so geboren, dass ihm auf dem Umwege seines Hauptes in der Embryonalentwicklung die Kräfte gegeben werden, die da beim Menschen tätig sind, um die Stoffe von innen heraus zu verarbeiten"*[25, S. 71]

2.2 Basiselemente

Aus anthroposophischer Sicht sind die stofflichen Hauptakteure der Zahnbildung die vier Basiselemente Fluor, Magnesium, Calcium und Phosphor. Die beiden Stoffe Fluor und Magnesium haben aus Sicht Rudolf Steiners nicht nur einen herausragenden Einfluss auf die Zähne, sondern auch auf die Entwicklung des Gesamtorganismus. Dieser über das rein Physikalisch-Chemische hinausgehende Einfluss steht eigentlich in keinem Verhältnis zu ihrem doch recht niedrigen Anteil an der gesamten Stoffmenge. Aber gerade diese geringen Mengen belegen das Prozesshafte und das Wirken ihrer Kräfte im Feinstofflichen. Phosphor und Calcium sind die Hauptbestandteile des Zahnschmelzes und die Vertreter des physisch Stofflichen.

2.2.1 Fluor

Der menschliche Körper enthält etwa zwei bis fünf Gramm Fluorid. Die Frage, ob Fluor ein essenzielles, lebensnotwendiges Element ist, bleibt umstritten. Seine Bedeutung für den Erhalt und die Festigkeit des Zahnschmelzes ist jedoch weitgehend anerkannt. Fluor ist das reaktivste aller Elemente und weist ein hohes Gefährdungspotenzial auf, das nicht nur Knochen und Zähne, sondern den gesamten Organismus betrifft. Es kann Enzyme blockieren und intrazelluläre Systeme durch die Bildung von Flusssäure schädigen. Fluoridverbindungen werden häufig zur Härtung des Zahnschmelzes eingesetzt, da sie in das Apatitgerüst des Zahns eingebaut werden und so die Widerstandsfähigkeit gegen Karies und Abnutzung erhöhen.

Fluor ist beispielhaft für die Sicht der anthroposophischen Menschenkunde auf die Stoffe und ihre Prozesse. Fluor ist *„selbst das energiereichste Element! Darauf beruht die extreme Aggressivität gegenüber anderen Elementen. Wenn man dazu nimmt, dass es dem Charakter nach an der Spitze des unedlen Verhaltens steht, sollte das Wesen erkennbar sein; also unedles Verhalten gepaart mit Macht (Energie, Aggressivität, Lebensfeindlichkeit)."*[27, S. 311]

Insbesondere steht der Zahnbildungsprozess im Zeichen des Fluors. *„Ein Zahn entsteht einfach dadurch, dass ihn in Bezug auf seinen Umfang, seinen Zement und Schmelz der Plastiker Fluor bildet."*[28, S. 241] Die Bedeutung des Fluors geht in den ersten Lebensjahren weit über die Entwicklung der Zähne hinaus und erschöpft sich nicht in der mechanischen Funktion als Stabilisator der Apatitgerüste und Härter des Zahnschmelzes, sondern wirkt im ganzen Menschen. *„Nun sehen Sie, das Fluor als solches ist ein menschengestaltender Prozess.“*[28, S. 316] In den ersten Jahren bis zum Zahnwechsel verfestigt das Fluor Knochen und Zähne und wirkt plastizierend und abrundend.[28, S. 242] Rudolf Steiner definiert in seinen Vorträgen den Zahnwechsel als ein biografisches Ereignis um den zeitlichen Abschluss der ersten Lebensphase zu benennen, wobei er sicher nicht ignorierte, dass der Ersatz der Milchzähne durch die zweite Dentition eigentlich zu diesem Zeitpunkt erst beginnt. Der Zahnwechsel ist für ihn *„ein Sich-Beschränken, ein gewissermaßen Sich-Konzentrieren der ganzen menschlichen Organtätigkeit auf das Abscheiden des festen Gerüstes, auf das Einfügen des festen Gerüstes.“*[28, S. 241] Es ist der Abschluss der Schmelzmineralisierung, der Fertigstellung eines wichtigen Teils des körperlichen Gerüstes, wofür der Zahnschmelz die ultimative Form der Verfestigung repräsentiert. *„Den Schlusspunkt erreicht das, indem dieses feste Gerüst nach außen eben die Zähne schickt.“* Nicht zu vergessen ist, dass dieser Zeitpunkt auch den Durchbruch der ersten bleibenden Molaren als Stützorgane für die Kieferabstützung und der bleibenden Frontzähne als Schaufenster der Persönlichkeit markiert. Zudem weisen diese Zahngruppen nicht ganz zufällig auch die höchste Anfälligkeit für die kreidige Schmelztrübung auf.

Fluor hilft dem Menschen als maßgeblicher Akteur im Zahnbildungsprozess, sich auf dieser Erde aufzustellen und ihm durch dentale und skelettale Substanzen Halt und Festigkeit zu geben. Der aufbauende Teil dieses Zahnbildungsprozesses erreicht einen Höhepunkt am Ende des ersten Jahrsiebts und *„hat dann seine Kulmination darinnen, dass gewissermaßen in der Substanz an der Zahnoberfläche etwas vorliegt, worinnen das Fluor zu einer Art stabilem Gleichgewichtszustand gekommen ist, wo es gebunden ist an die Substanz und in gewissem Sinne ruht.“*[28, S. 314] Diese Ruhe ist im Zahnschmelz final ausgeprägt, weil die Mineralisation im fast vollständig Unorganischen abgeschlossen wird. Es gibt keine Regeneration, keine Erneuerung und nur einen kleinen Rest lebendiger Widerstandskraft im Zahnschmelz. Auch die vom Ätherleib ausgehenden zahnbildenden Kräfte haben sich emanzipiert und sich zurückgezogen *„von der Betätigung in Gestaltung und Wachstum“* und sind zu *„Denkkräften“*[29, Kap. I: Wahre Menschenwesen-Erkenntnis als Grundlage medizinischer Kunst. S. 12] geworden. So folgt nun unweigerlich ein *„beim Zahnbilden fortwährend das ganze Leben hindurch vor sich gehende(r) Abbauprozess.“*[28, S. 313] Der Gleichgewichtszustand hat nicht lange Bestand, bis der Ruhezustand des Zahns und des Fluors erschüttert wird, *indem die Zähne sich zurückbilden, indem sie dem Zerstörungsprozess entgegengehen. Da ist ein feiner Prozess vorhanden, der vom Zahn ausgeht und zusammenhängt mit einem durch das Fluor bedingten Gestaltungsprozess, der den ganzen Organismus erfüllt und der doch für das ganze Leben des Menschen erhalten bleibt.“*[28, S. 314] Der Zahnbildungsprozess ist im Fluorprozess eine Vorwegnahme des Schicksals aller menschlichen Körper, die irgendwann in der materiellen Auflösung enden. Dieser dreiteilige Prozess, der sich beispielhaft als Zeitraffer in den Zähnen darstellt, bestimmt in seiner Gliederung des Aufbaus, der Kulmination und des Abbaus die Natur des menschlichen Körpers. Wenn das Fluor im Festen gebunden ist, wenn die Substanz im Mineralischen erscheint, beginnt der Zerfall, es beginnt die Zerstörung und endet letztlich in der Auflösung. Die Spiegelung dieses Prozesses im menschlichen Lebenslauf fasst Rudolf Steiner zusammen, wenn er formuliert, dass das *„Hinarbeiten auf das bloße Mineralisieren eigentlich dasselbe ist wie der Zahnbildungsprozess im Organismus.“*[28, S. 319]

Die Entwicklung des menschlichen Organismus findet seine Entsprechung im Verhalten der uns innewohnenden ätherischen Kräfte. Dieser einmalige lebensübergreifende Aufbau- und Abbauprozess wiederholt sich im ständigen Rhythmus unserer Lebenskräfte. Sie verhalten sich im Nerven-Sinnes-System gegenläufig zum Gliedmaßen-Stoffwechselsystem und umgekehrt. Dazwischen gleicht das rhythmische System aus. Die Idee der Dreigliederung geht auf die alchemistische Erkenntnis der Tria Principia zurück. Dabei wurden die vier Grundelemente auf drei Grundprinzipien reduziert, auf den Sulfurprozess als Ausdruck des Feuers und des Luftelementes, den merkuriellen Prozess synonym zum Wasserelement und den Salprozess, der in Verbindung zum Erdelement gesetzt wurde.

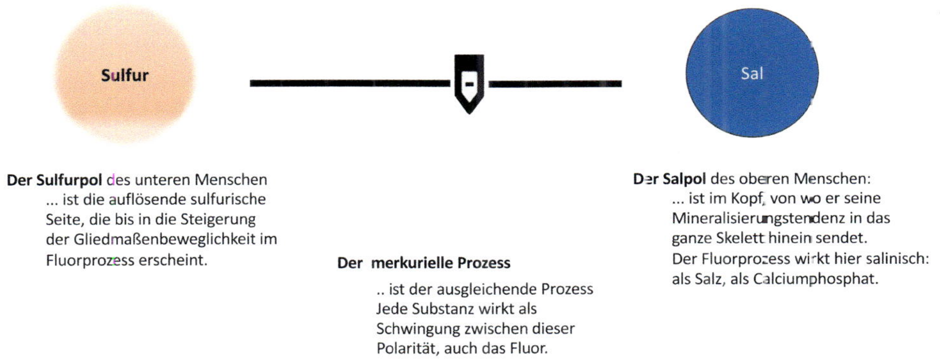

Abb. 5: Tria Principia

Die Dreigliederung des menschlichen Organismus als Grundgedanke der anthroposophischen Medizin ordnet den Salprozess dem Nerven-Sinnes-System im oberen Menschen, den Sulfurprozess dem Stoffwechsel-Gliedmaßensystem im unteren Menschen und das dritte merkurielle Prinzip dem rhythmischen System zu. Die Stoffe werden im *„Salbildeprozesses härter, konzentrierter und strukturierter als an dessen Beginn. Das jeweilige Gegenteil wird im Laufe des Sulfurbildeprozesses* *erreicht,*"[30] indem sich das sulfurische Prinzip bis hin zur Auflösung verflüchtigen kann. Dazwischen wirkt das Merkurielle als verbindendes und ausgleichendes Prinzip, indem sich auch die Fluorkräfte bewegen, die Teil dieser Bildekräfte sind. Fluor wird als Plastiker bezeichnet, seine Kräfte werden als abrundend beschrieben. Sie bewegen sich in der Polarität versteinernder Verfestigung einerseits und auf der anderen Seite als auflösende Kraft im Fluorprozess, wenn das Fluor chemisch fast gar nicht mehr nachweisbar ist.

Am Beispiel der Tätigkeit eines plastizierenden Künstlers wird die Geste des formenden Auftragens und Abnehmens, der Verfestigung und Ablösung nachvollziehbar, wenn die Materialien den plastizierenden Prozess durch die rhythmischen Handbewegungen des Künstlers zulassen. Die Ausstrahlung des fertigen Werkstücks wird bestimmt durch den rhythmischen Arbeitsprozess des Künstlers, aber auch durch die Wahl des Materials.

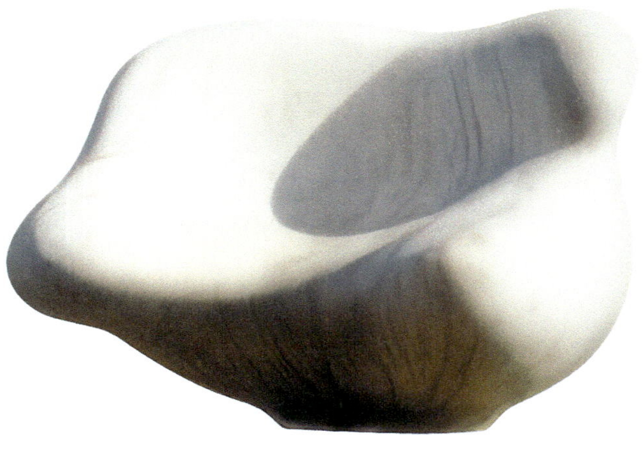

Abb. 6: Hans Arp Skulptur mit dem Titel „Wolkenschale"
1961 Standort: Bonn, Südstadt, Adenauerallee 39
Foto: jvf, Lizenz: CC BY-SA 4.0

Die stofflichen und prozessualen Wirkungen der Elemente und Substanzen sind verknüpft mit dem Ort und der Zeit ihres Erscheinens im oberen und im unteren Menschen und sind dort die Werkzeuge der Wesensglieder. Dies betrifft selbstverständlich auch das Fluor, das nicht nur der Architekt der Zähne ist, sondern auch Bewohner dieser selbst entworfenen Wohnstätte wird. *„Die Zähne saugen das Fluor ein, sie sind Fluorsaugapparate.“*[28, S. 310] Wenn der Mensch die kleinen Mengen Fluor nicht hat, *„dann wird er zu gescheit. (...) Er bekommt eine Gescheitheit, die ihn fast vernichtet.“*[28, S. 310] Wieder stehen für Rudolf Steiner das Fluor und die Zähne im Mittelpunkt der Entwicklung des Menschen. Die fast vernichtende Gescheitheit ist eine Form einer zu starken inneren Verfestigung. Beim Denken kommen *„diejenigen Kräfte des Organismus in Betracht, die den Menschen innerlich verfestigen, diejenigen Kräfte, (...) die kalkablagernden Kräfte, (...) alles dasjenige, was den Menschen fest macht.“*[31, S. 124] Es sind die ganz kleinen Mengen Fluor notwendig, um die ätherischen Fluorkräfte zu mobilisieren und eine verfrühte Sklerose nach dem Zahnwechsel aufzuhalten. Denn ein bisschen Fluormaterie ist Voraussetzung für die lebendig haltenden Fluorwirkungen, für *„eine sehr feine, vergeistigte Saugwirkung nach innen.*[28, S. 310] In diesem Zusammenhang ist auch auf eine leicht missverständliche Äußerung Rudolf Steiners hinzuweisen, die in wenigen Worten besagt, dass Fluor dumm macht. Der Mensch *„wird nämlich durch diese Fluorwirkungen auf das richtige Maß von Dummheit, das wir schon einmal brauchen, damit wir Menschen sind, herabgestimmt.“* Wie so häufig in den Ausführungen Rudolf Steiners ist hier jedoch nicht der Stoff, sondern der Prozess gemeint. Das stoffliche Fluor in seiner ponderablen Form als Fluorsalz bewirkt ganz im Gegenteil eine frühzeitige Mineralisierung und damit auch ein Zurückweichen lebendiger ätherischer Kräfte, die zu Denkkräften umgewandelt die frühe Intellektualisierung fördern, aber nicht dumm machen. Es sind die Fluorkräfte, die lebendig halten und den Ätherleib an den physischen Leib binden, während die Fluorsalze, die den physischen Leib und den Ätherleib trennen. Fluorkräfte und Ätherleib stehen in einem engen Verhältnis zueinander, beeinflussen ihr Verhalten gegenseitig und ergänzen sich in ihrer Zusammenarbeit. Die Fluorwirkungen im oberen Menschen stehen den Fluorwirkungen im unteren Menschen ebenso polar gegenüber wie die Ätherkräfte. Im oberen Menschen wirkt das stoffliche Fluor so, *„dass es den Ätherleib daran hindert, sich zu sehr der Seele zuzuwenden,“*[32, S. 36] und sich zu früh vom physischen Leib zu befreien, dem er bis zum Zahnwechsel ohnehin nicht so stark verbunden ist wie im unteren Menschen. Bis zum Zahnwechsel muss der Ätherleib im oberen Menschen an der Mineralisierung mitarbeiten, während er sich nach dem Zahnwechsel den Denkkräften zuwenden kann.

Im unteren Menschen ist das Gegenteil gewünscht, hier sind die Fluorkräfte gefragt, die gemeinsam mit dem Ätherleib an der Auflösung der zugeführten Substanzen arbeiten.

Die Fluorkräfte sind umfassend an der Entwicklung von Konstitution und der Bildung von Hartsubstanz des Menschen beteiligt. *„Denn alles das, was wir an*

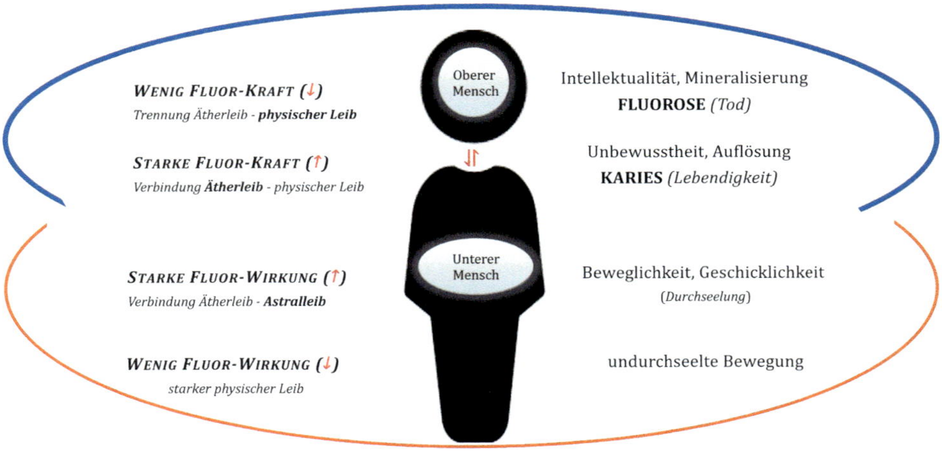

Abb. 7: Fluorwirkung

Zusammenspiel von Hände- und Fußwirkungen haben, das sind nämlich makroskopisch angesehen die Fluorwirkungen, die Konstitution, die da entsteht, wenn gelenkig, beweglich die Finger werden, wenn gelenkig die Beine werden, das ist Fluorwirkung."[28, S. 318] So ist es auch möglich, durch eigene handwerkliche und künstlerische Tätigkeiten die Fluorkräfte zu aktivieren und damit auf die Zahngesundheit Einfluss zu nehmen. Voraussetzung dafür sind aber „*durchseelte*"[32, S. 37] Geschicklichkeitsübungen wie das von Rudolf Steiner empfohlene Stricken und Häkeln, die eine Verbindung zwischen dem Astralleib und dem Ätherleib herstellen „*Die Durchseelung, die Konstitution der Beweglichkeit bedeutet ja, dass der Ätherleib geneigt gemacht wird, das Geistig-Seelische aufzunehmen.*"[32, S. 38] Die Durchseelung macht den Ätherleib stark und löst ihn im unteren Menschen vom physischen Leib. Sind der Ätherleib und die Fluorkräfte im unteren Menschen stark, schwächen sie sich in der polaren Gegenreaktion im oberen Menschen ab und trennen sich dort vom physischen Leib. Sie lösen sich weiter von den Zähnen, zu denen der Ätherleib auch in einer günstigen gesunden Konstellation ein eher lockeres Verhältnis hat, eine Tätigkeit hat, „*die frei ist, die sich gewissermaßen nur locker an die physische Organisation anschließt.*"[28, S. 317] Wenn sich der Ätherleib aus der „*Gegend der Zahnbildung*"[28, S. 317] zurückgezogen hat, werden auch die lebendigen Kräfte weniger intensiv sein und die kariösen Läsionen zurückgehen.

Das elementare Fluor ist im Kopfpol festigend, was bis zum Zahnwechsel dort auch so erwünscht ist. Danach aber sollte ein Fluorprozess eingestellt sein, der lebendig hält und nicht zu früh sklerotisiert und letztlich in Abbau und Zerstörung führt.

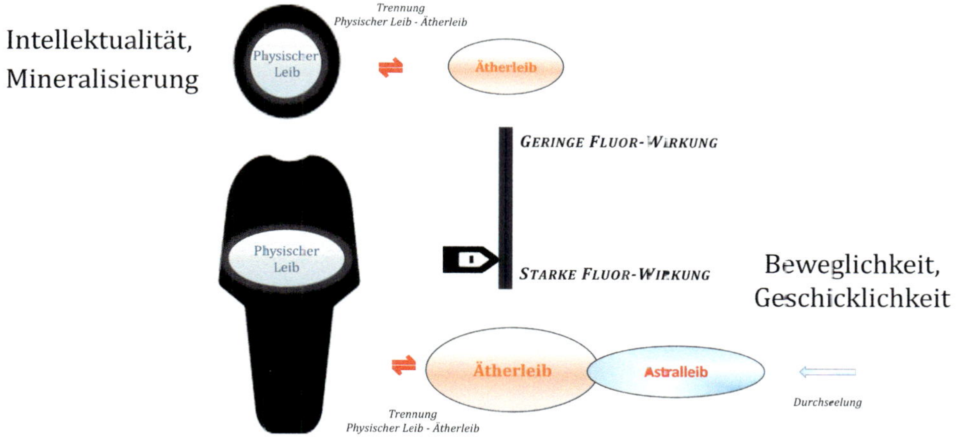

Abb. 8: Durchseelter Ätherleib.
Durch aktive Übung in Geschicklichkeit wird der Ätherleib „durchseelt". Astralleib und Ätherleib verbinden sich, was den Ätherleib stärkt und im unteren Menschen vom physischen Leib löst. Die Stärkung des Ätherleibs im unteren Menschen führt zur Schwächung der Ätherleibskräfte im oberen Menschen und zum Rückzug aus der Zahngegend. Auf Kosten der ätherischen Lebendigkeit wird die Mineralisierung verbessert und die Auflösung von Zahnhartsubstanz verhindert.

2.2.2 Magnesium

Der menschliche Körper enthält eine relativ geringe Menge von etwa 20 bis 30 Gramm elementarem Magnesium, das an vielen Stellen als Enzymbestandteil muskelrelaxierend in den Stoffwechsel eingreift. Im Apatitgitter des Zahnschmelzes ist Magnesium mit 0,2 % Gewichtsanteilen niedrig konzentriert und gegenüber dem zweiwertigen Calciumion mit etwa 36 % Gewichtsanteil unterrepräsentiert. Magnesium ist im Physischen der natürliche Gegenspieler des Calciums, im Ätherischen ist es dagegen Vorbereiter im Magnesiumprozess, durch den *„die Magnesiumkräfte (...) strahlend wirken, die Faserbündel und dergleichen organisierend, damit sich dann die Kalksubstanz dahinein organisieren kann."*[28, S. 241] Das zweiwertige Magnesium konkurriert also nicht nur mit dem zweiwertigen Calcium, sondern ganz im Gegenteil bahnen seine Kräfte den Weg im Schmelzorgan für das Calcium und bereiten ihm die Form für seinen Einbau in den Zahnschmelz. Es ist ein Lichtelement und *seine „eigentliche Bedeutung [...] liegt in der Lichtaufnahme"*[27, S. 294] Sein Wesen offenbart sich durch seine unabdingbare Anwesenheit im Chlorophyll, um dort die Photosynthese zu ermöglichen, wo die Pflanzenwelt auf das Magnesium als Substanz des Lichtäthers angewiesen ist. Es zeigt durch seine essenzielle Bedeutung für den Pflanzenstoffwechsel seine enge Beziehung zum Ätherleib. An der Gestalt der Gewächse können wir das Magnesium erkennen, das seine strahlenden Kräfte in die Pflanzenwelt führt. Die Magnesiumkräfte werden in den Ausführungen Rudolf Steiners gerne im Zusammenhang mit dem Zahnwechsel und der Zahnbildung erklärt, denn *„in dem Zahnbildeprozess liegen die magnesiumstrahlenden Kräfte."*[25, S. 152] Auch an anderer Stelle hob Rudolf Steiner die Bedeutung des Magnesiums explizit hervor. *„Sie (die Magnesiumkräfte) schließen seinen Organismus (den menschlichen Organismus) in sich selbst zusammen, und ich möchte sagen, der Schlusspunkt dieses Konsolidierens des menschlichen Organismus, dies In-sich-Gliedern der Kräfte und Stoffe, das findet in dem Zahnwechsel, mit dem Erhalten der zweiten Zähne seinen Abschluss."*

Unter einer geisteswissenschaftlichen Perspektive zeigt das Magnesium seine duale Natur als Stoff und Prozess, wobei seine Präsenz im oberen Menschen sich von der im unteren Menschen unterscheidet und in direktem Gegensatz zum Fluor steht. Die Domäne der Magnesiumsalze ist der untere Mensch und das Gliedmaßen-Stoffwechselsystem, denn dort entspannen sie die Muskulatur. In Polarität dazu leben im oberen Menschen *„im Magnesiumprozess diejenigen Kräfte, die am Aufbau der Zähne im eminentesten Sinne beteiligt sind."*[25, S. 24] Dagegen gehen die Fluorbildekräfte vom Kopfpol aus, wenn immer wieder kleine Quantitäten von den Zähnen angesaugt werden.

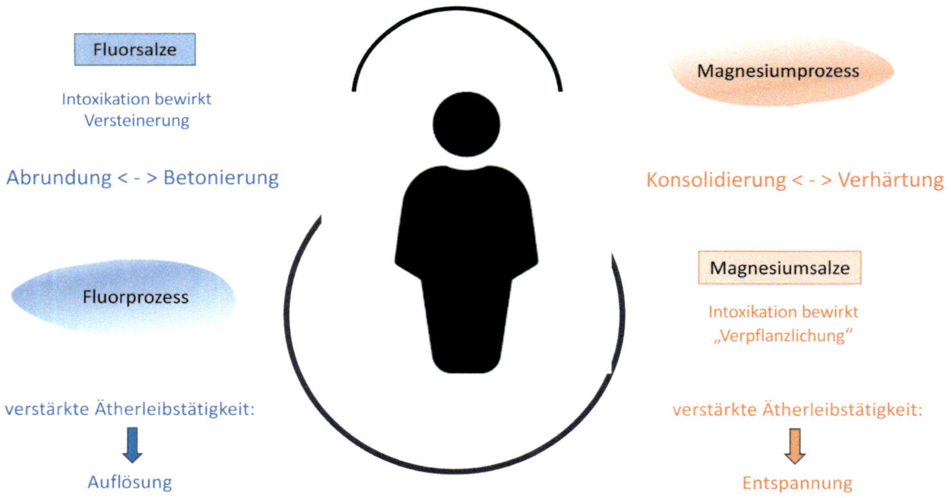

Abb. 9: Fluor und Magnesium.
Antagonismus von Stoff und Prozess im oberen und unteren Menschen

Der Unterschied zwischen den beiden Protagonisten des Zahnbildungsprozesses liegt in ihren bevorzugten Standorten und der Basis ihres prozessualen Wirkens. Am Beispiel des Magnesiums erläutert Rudolf Steiner in diesem Sinne wie ein

„Selbststrahlungsprozess" zu initiieren ist, damit die Magnesiumstrahlung nicht nur im Kopfpol wirkt. *„Durch die Gabe von Magnesiumsalzen kann der Prozess eingeleitet werden, „(ein) vom Ätherischen ausgehende(r), bis ins Ätherische hinein eben homöopathisiert bleibende(r) Prozess, wo man nur noch die Kräfte hat, wo man den Stoff gar nicht hat.*"[25, S. 152] Somit können Magnesiumprozesse, die bis in den ganzen Organismus hineinwirken, durch sehr stark verdünnte, bis ins Ätherische homöopathisierte Magnesiumsalze aktiviert werden, ebenso wie die Fluorwirkungen auf den kleinen Mengen stofflichen Fluors in den Zähnen basieren.

Diese Hinweise verdeutlichen die Dynamik und Anfälligkeit der Kräfteverhältnisse zwischen Fluor und Magnesium. Der Magnesiumprozess ist ein Wachstumsprozess, der Fluorprozess ist ein Gestaltungsprozess. Sie sind essenziell für den Aufbau des menschlichen Organismus, später dann dienen sie dem Ausgleich abbauender und aufbauender Kräfte. Das Magnesium ist mehr der Bote des kosmischen Plans, das Fluor mehr der plastizierende und den Plan umsetzende Künstler. Die synergistische Verbindung dieser beiden Elemente ähnelt der Entstehung eines Musikstücks. Der Komponist Fluor setzt die sphärischen Klänge des Magnesiums zum kristallinen Schmelzgefüge zusammen. Rudolf Steiner nutzte die detaillierte Schilderungen der Fluor- und Magnesiumkräfte und die ausführliche Darstellung von Fluor- und Zahnbildungsprozess auch dazu, seine therapeutischen Hinweise zu begründen, wie der Zerstörungsprozess der Zähne zu verzögern ist.

2.2.3 Calcium

Fluor- und Magnesiumkräfte sind im menschlichen Organismus dem Kalkstoffwechsel übergeordnet und organisieren den Einbau des Calciums in die Strukturen der Hartsubstanzen. Calcium ist Teil der Erdbildung, wenn man bedenkt, dass ganze Gebirge aus Kalk als Ausscheidungsprodukt der Muscheltiere bestehen. *„Kalk ermöglicht die Bildung von „Erde" auch in höheren Tieren und im Menschen nämlich als Knochen und Zähne*"[27, S. 297] Calcium ist eng mit der Tätigkeit des Astralleibes verbunden, es ist das astralische Substrat und ermöglicht dem Astralleib, sich in uns auf der Erde zu manifestieren, *„sich in einem irdischen Organismus zu inkarnieren.*"[27, S. 297] Unser Denken, Fühlen und Wollen benötigt das Calcium, um die Äußerungen des Astralleibes auszuführen. Hans Broder von Laue beschreibt die Einflüsse des Calciums auf physiologische Abläufe: *„... bei jeder Muskelbewegung steht ein „Funke" oder ein „Gesang" mit ionalem intrazellulärem Ca^{2+} am Ende einer physiologischen Kaskade.*"[33] In den Seelenimpulsen dient das Calcium in den Aktionspotentialen dem denkenden Menschen, dem Fühlen schafft es durch die Sekretion der Drüsen eine Grundlage und in der Muskelbewegung dient das Calcium dem Wollen. *„Die*

Calciumwirkung bedarf des Magnesiums als Grundlage, ebenso wie der Astralleib des Ätherleibs als Grundlage bedarf.“[27, S. 298]

2.2.4 Phosphor

Auch die Arbeit des Phosphors, des zweiten Elementes und Partners des Calciums, das im Knochen- und Zahnaufbau die quantitative und die stoffliche Seite vertritt, wird vom Magnesium unterstützt. *Und „hat wahrscheinlich (...) die Aufgabe, dem Phosphor das Eingreifen in den Knochenbildungsprozess zu ermöglichen.*“[34, S. 10] Der Phosphor ist der Stellvertreter des ICH im Stoffwechsel. *„Wo Phosphor im menschlichen Organismus auftritt, handelt es sich um eine Ich-Wirksamkeit. Phosphor ist der Ich-Träger und ermöglicht das Eingreifen vor allem in Stoffwechselvorgänge...*“[27, S. 322/323] *„Der Phosphor hat von allen Stoffen gewissermaßen das höchste „Potentialgefälle“ zum Irdischen hin, deswegen kann das Ich sich dieser Dynamik bedienen, um die irdische Leiblichkeit innerlich zu ergreifen.*“[35, S. 169] Aber der Phosphor ist zunächst auch ein kleines Problem, denn er ist im Organismus nicht ungiftig, wie Hans Broder von Laue beschreibt und dabei Rudolf Steiner zitiert: *„Die [aufbauende] Ichtätigkeit trägt den [gebundenen] Phosphor – er darf nicht entfallen, sonst [würde] der Organismus zerstört.*"[36] Dabei kann das ICH *„den Phosphor nur durch den Organismus tragen, indem es ihn an andere Stoffe angliedert, mit anderen Stoffen chemisch verbindet [...und] das chemische Freiwerden des Phosphors [verhindert]. Das gehört zu den Aufgaben des Ich, dieses chemische Freiwerden des Phosphors zu verhindern bis zu den Spuren des Phosphors, die eben nötig sind.*"[25, S. 91] Der Phosphor hat also seine Wirkung dadurch, dass er dem Kosmos, den kosmischen Kräften, Zugang zum Menschen schafft. *„Der phosphorsaure Kalk bildet für den Kosmos den Angriffspunkt, um den Knochen zu formen.*".[26, S. 147] Das ICH trägt den Phosphor und kontrolliert seine Wirkung. Es bändigt den Phosphor, der in seiner freien Form den Körper vergiften würde. Dafür darf es den gebändigten Phosphor zur Einstellung von Gleichgewichten nutzen. Das ICH kann das chemische Freiwerden des Phosphors verhindern und es nutzt ihn, um Gleichgewichte einzustellen. *„Indem das Ich am Entwickeln von Gleichgewichten [...] arbeitet [...] braucht es den Phosphor.*“[25, S. 92] Phosphor ist nicht nur Energieträger, Verhüllungsspezialist und ein nicht ungefährlicher Aggressor, sondern er ist auch der ICH-Träger.

Die vier Hauptakteure im Bildungsprozess der Hartgewebe sind nicht ganz zufällig den vier Wesensgliedern des Menschen zuordenbar. Fluor steht in enger Beziehung zum physischen Leib, Magnesium wird immer wieder mit dem Ätherleib in Verbindung gebracht und die beiden oberen Wesensglieder mit Calcium und Phosphor. Die Wesensglieder greifen über die Basiselemente von Knochen und Zähnen in deren Substanzbildung ein.

2.3 Organbildung

Wenn die Organbildung beschrieben werden soll, muss zuerst geklärt werden, ob der Zahnschmelz als ein eigenständiges Organ oder als ein Gewebe betrachtet werden soll, das Teil eines Organs ist und lediglich die Außenhaut des Zahns darstellt. Die Einmaligkeit seines Entstehungsprozesses unterscheidet ihn jedoch vom Rest des Zahnorgans und kann auch in seiner Funktionsweise mit der Haut als eigenständigem Oberflächenorgan verglichen werden. Besonders in der Entwicklungsphase sind Parallelitäten zwischen beiden Strukturen unübersehbar. Das Schmelzorgan besteht, ebenso wie die Haut, aus mehreren Schichten, die in der weiteren Entwicklung des Schmelzorgans allerdings miteinander verwachsen und sich nach dem Zahndurchbruch auflösen. Beide Gewebe sind ektodermalen Ursprungs, haben eine Schutzfunktion und regulieren Temperatur und Sinneswahrnehmungen. So erfüllt der Zahnschmelz zumindest in seiner Entstehungsphase viele allgemein anerkannte Kriterien für Organe.

Rudolf Steiner rückt den Zahnschmelz noch näher an seine Funktion als eigenständiges Organ, indem er ihn als die Struktur beschreibt, in der Fluor und Magnesium eine *„ganz hervorragende Rolle“* spielen beim *„Eingliedern der Verfestigung in den menschlichen Organismus.“*[28, S. 241] Rudolf Steiner zieht dieses Zusammenspiel von Fluor und Magnesium als Beispiel heran, um die Organbildung als einen Prozess aus Bildung und Befestigung zu erklären, *„in dem Gegensatz zwischen den Schiebekräften des Magnesiums,* [und] *zwischen den Fluorkräften, die runden (...) ist.“*[28, S. 97]

2.3.1 Bildungskräfte

Magnesium repräsentiert die *„von außen her wirkenden Bildungskräfte, ... die mehr die Organe aus der geistig-ätherischen Welt in die physische Welt hereinschieben“*[37, S. 97] Die Magnesiumkräfte sind Teil dieser kosmischen Kräfte, *„die da durch den Äther wirken“*. Seine Schiebekräfte stellen die Verbindung zwischen der geistigen und der irdischen Welt her und bringen kosmische Bildungskräfte ins Schmelzorgan. Als Zentralatom des Chlorophylls zeigt es seine Nähe zur Ätherwelt und als sogenanntes Lichtelement ist es Träger der Lichtstrahlung, womit es die Fähigkeit bewiesen hat, die strahlenden Wachstumskräfte zu dirigieren. Das reine Strahlen von Magnesiumkräften hätte eine schwer vorstellbare organische Körperlosigkeit zur Folge. *„Dieser Magnesiumprozess, der in der Hauptsache im Wässerig-Ätherischen verläuft, würde aber, wenn er einseitig wirkte, nur eine im Wesentlichen wässerige, für eine Existenz auf der festen Erde nicht geeignete Gestalt hervorbringen.“*[34, S. 11]

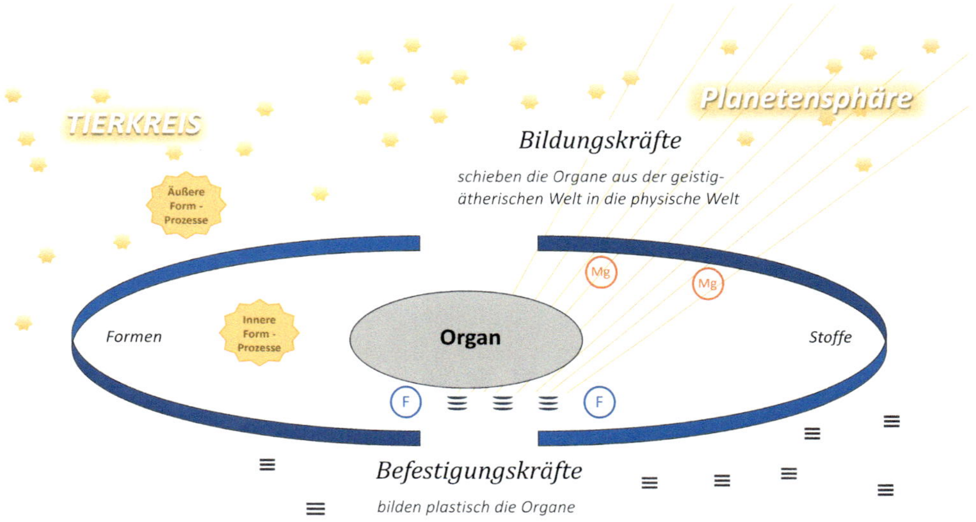

Abb. 10: Organbildung

2.3.2 Befestigung und Absonderung

Fluor ist der idealtypische Vertreter der Befestigungskräfte, *„die „im Menschen vorhanden sind als solche Kräfte, die plastisch die Organe bilden.“*[37, S. 97] Fluor plastiziert wie ein Künstler und arbeitet zumindest in den ersten Jahren am Menschen. Sehr plastisch kann man das Ergebnis seiner Arbeit am Zahnschmelz erkennen, wo es das Strahlende in den Schmelzprismen formt und in der Kristallstruktur zum Abschluss bringt. Im Fluorprozess gestalten die Befestigungskräfte vorrangig die Organe ektodermalen Ursprungs, weil Fluor mit seiner Stärke und Aggressivität Stoffe und Kräfte ins Irdisch-Feste hineinziehen kann. Als Materie und Kraftsystem trägt Fluor maßgeblich zur Stabilität und zu einer abgegrenzten Gestalt bei, die uns den Aufenthalt auf dieser nach gleichartigen Prinzipien gestalteten Erde ermöglicht. Fluor bringt die Stabilität. Der Mensch wäre ohne die Fluorkräfte vielleicht keine völlig form- und gestaltlose Masse, aber ähnlich manchen Pflanzenformen eine sich in alle Richtungen ausbreitende Formgestalt.

Als Beispiel für das Zusammenwirken der Bildungskräfte und der Befestigungskräfte führt Rudolf Steiner den kalkbildenden Prozess an. Dort werden die Kräfte, die durch den Äther wirken und die irdischen Kräften verbunden. *„Ihnen (den Bildungskräften) stehen diejenigen Kräfte entgegen, welche beim Menschen und in der Erde diese Bildungskräfte aufnehmen und befestigen.“*[37, S. 96] Zwischen diesen Kräftewirkungen kommt es zur *„Absonderung“* von Organsubstanz, so wie im Schmelzorgan, wenn strahlende Magnesiumkraft und befestigende Fluorkraft ausgewogen zusammentreffen und den Zahnschmelz *„absondern“*. Rudolf Steiner beschreibt den Absonderungsprozess als *„das Vermittelnde (...) das Aufnehmen des Abgesonderten von andern (...) das Aufnehmen beruhend auf einer Absonderung nach innen, die wiederum resorbiert wird.“*[37, S. 97]

2.3.3 Sonnenimpuls

Unter dem Einfluss der Sonne werden die Stoffe auf der Erde von den Kräften des Befestigens und den Fähigkeiten des Festhaltens empfangen und dort in der Erde selbst wie auch im menschlichen Organismus eingegliedert und wenn nötig bis zur endgültigen Mineralisierung gebracht. *„Mit dem zentralen Sonnenimpuls beginnt das Stoff-Werden.“*[38] *„Wir verdanken der Sonnenstrahlung dasjenige, was uns eigentlich die menschliche Gestalt gibt. (...) Dasjenige, was ihm* [dem Embryo] *da die Form gibt, das sind die Sonnenkräfte.“*[39, S. 223/224] Der Mensch ist nicht auf der Erde gemacht, er ist aus dem Kosmos heraus geformt. *„Von der Erde stammen nur diejenigen Kräfte, welche dem Stoff selbst innewohnen, und die wirksam sind außerhalb des Menschen, dann ihre Wirksamkeit fortsetzen, wenn sie in den Menschen durch das Essen und Trinken eingetreten sind; aber sie werden da empfangen von dem Außerirdischen.“*[39, S. 226]

2.3.4 Formprozesse

Die Organbildung erfordert nicht nur eine geordnete Kombination von Stoffen und den initialen Sonnenimpuls, sondern auch formgebende Kräfte, da Form und Materie in allen Substanzen miteinander verbunden sind. Diese Formkräfte stammen aus dem Tierkreis und werden von Rudolf Steiner in zwölf Formprozessen [40, S. 64ff] beschrieben. [2] Sie bilden die menschliche Gestalt, indem sie die kosmischen Bildungskräfte ordnen, Organe in den Aussonderungsprozessen entstehen lassen und die Stoffe mit Hilfe der irdischen Kräfte bis in die Hartsubstanzen hineinleiten. Die Formbildeprozesse vollziehen sich in insgesamt zwölf Abschnitten, die jeweils einem der zwölf Tierkreiszeichen zugeordnet sind, wobei Rudolf Steiner mit den Sternbildern des Widders, des Stiers, der Zwillinge und des Krebses beginnt, durch die *„der Mensch sein Zurückblickendes, sein Innerlich-Bewegliches, sein Sich-selber-Anfassen und sein Umschließendes“*[40, S. 71] hat. Sie formen in den vier Formgesten den Menschen und seine Organe in einer zentripetalen Geste aus dem Universum, sie formen ihn von außen. Die nächsten drei kosmischen Impulse wirken im Inneren des Menschen oder des entstehenden Organs. Sie sind den Sternzeichen des Löwen, der Jungfrau und der

[2] Eine ausführliche Darstellung der einzelnen Formprozesse in der Zahnentwicklung folgt in den Kapiteln *„Odontogenese“* und *„Amelogenese“*.

Waage zugeordnet und gestalten das Ausfüllen der Form mit spezifischer Substanz, deren Reifung und der Einordnung des menschlichen Organismus mit seinen Organen in die unorganische Umwelt. Im achten Formprozess, der dem Sternbild des Skorpions zugeordnet ist, wird die Bedrohung benannt, die die Interaktion mit der Außenwelt in sich birgt.

Nachdem die Formgebung des Menschen sowohl äußerlich als auch innerlich abgeschlossen ist, wird er dann in der äußeren Welt durch die irdischen Umkreiskräfte geprägt. *„Die restlichen vier Formimpulse wirken nicht mehr aus dem kosmischen Umkreis, sondern der Mensch nimmt diese aus dem Erden-Untergrund durch seine Arbeit auf.“*[41, S. 294] Rudolf Steiner hat den Menschen in die kosmischen Zusammenhänge eingegliedert und die Entwicklung sowohl des ganzen Menschen als auch einzelner Organe und Organteile den gleichen Kräften und Regeln unterstellt, denen sich auch die Odontogenese unterordnet. *„Geisteswissenschaftlich dargestellte Phylogenese (stammesgeschichtliche Entwicklung), embryologisch beobachtete Ontogenese (Entwicklung eines Einzelwesens) und die Entwicklung der funktionellen Organdifferenzierung erscheinen als Ausdruck desselben plastischen Bildungsstromes und seines Rhythmus.“*[42, S. 17] Die Odontogenese erscheint als ein verkürztes Werden gegenüber der Organogenese, wie *„die Ontogenese ein verkürztes Werden gegenüber der Phylogenie ist.“*[43, S. 102] Die Bildungsprozesse im Zahnschmelz, im Zahn, im Gesamtorganismus von Tier und Mensch sind Ergebnisse der gleichen Ursprungskräfte. Rudolf Steiner ermahnte uns *„vor die Seele zu halten, dass ja die Form des Menschen im weitesten Sinne natürlich durchaus zusammenhängt mit seinem Gesamtleben.“*[40, S. 64]

Der Zahnbildungsprozess ist ein Kurzprogramm des Menschenbildeprozesses.

2.4 Histogenese

Dringt man geisteswissenschaftlich tiefer in die mikroskopischen Abläufe im menschlichen Körper ein, stößt man auf einen bedeutsamen Konflikt, den Rudolf Steiner erklärt, indem er sagt, dass *„der Mensch ein Ganzes ist, das mit dem Kosmos zusammenhängt und eigentlich immer gegen den Eigensinn der Zellen zu kämpfen hat."*[28, S. 151] Die kosmischen Kräfte, die im Menschenbildeprozess wirken, sind das übergeordnete Gestaltungsprinzip, das über dem eigensinnigen Zellenleben steht. Hans Broder von Laue erklärt, dass *„die Formkraft, die Zellen zur Menschengestalt und zu einzelnen Organen zwingt, (...) in jeder Zelle, bei jeder Teilung“*[15, S. 154] wirkt. *„Dem einheitlich wirkenden Zellprinzip stellt Rudolf Steiner den Menschenbildeprozess entgegen, der in zwölf verschiedenen Formprozessen wirksam wird.“*[15, S. 154] Rudolf Steiner nennt die *„Tendenz, immer wieder sich selber ohne Veränderung hervorzubringen das Zellprinzip.“*[44, S. 11] Die Zellen würden sich ohne Formprozesse so teilen, dass es zu einer gestaltlosen Massenvermehrung kommt, zu kugeligen Formen, die nach dem Prinzip der identischen Reduplikation entstehen. Erst die Polarität und Rivalität zwischen kosmischen Kräften und der Proliferationstendenz der Zellen führt zur Ausformung lebendiger Organe und letztlich des Menschen selbst. „*Dem Zellprinzip stehen die Formprozesse entgegen.*“[44, S. 11]

2.4.1 Zellstruktur

Friedrich Lorenz gibt ein anschauliches Beispiel für das Eigenleben der Zellen und ihre Einordnung ins Ganze: „*Es gibt einen kleinen Schleimpilz, Dictyostelium genannt, der wie alle Pilze, wenn sie reif sind, Sporen ausstreut. Diese Sporen kann man auf einen Nährboden geben und dann beobachten, was sich abspielt: Aus jeder Spore wird eine Amöbe, also ein selbständiges einzelliges Lebewesen; Diese Amöben bewegen sich chaotisch, ziellos auf dem Nährboden umher und fressen. Ihre Vermehrung erfolgt durch Teilung. Dann plötzlich bewegen sie sich wie in Wellen auf eine bestimmte Stelle zu, und erbauen dort den Pilz. Sie opfern in dieser Phase ihr Eigenleben und übernehmen die verschiedensten Funktionen im Pilz. Die einzelne Zelle tritt damit in den Dienst eines übergeordneten Organismus.*“[45, S. 73]

Der Prozess der Zahnentwicklung wird durch die Interaktion und Polarität zweier unterschiedlicher Zelllinien geprägt. Das Epithel aus dem Ektoderm des ersten Viszeralbogens und das Mesenchym aus dem Ektomesenchym der Neuralleiste treffen aufeinander. Erst die gegenseitigen Impulse bewirken die gerichteten Formveränderungen. Im Laufe der embryonalen Entwicklung zeigt sich, dass das Epithel offen ist für Gestaltungsprozesse und das Mesenchym sich diesen Formen anpasst und sie ernährt. Die epitheliale Schmelz- und die mesenchymale Knochenbildung zeigen als Metamorphose, wie sich beide Zelltypen stufenweise bis zu einer mineralähnlichen Qualität verdichten können. Im Verlauf der Odontogenese entwickelt sich der Zahnschmelz aus dem Zellpool der Epithelien, während aus den Mesenchymzellen die Odontoblasten entstehen, die das Dentin bilden.

Das Epithel ist ein polar ausgerichteter Zelltyp, der an der basalen Seite an eine Membran gebunden ist und mit seinem apikalen Anteil nach außen gerichtet einen Innenraum abgrenzt. „*Unabhängig von ihren Kategorien ist eines der hervorstechendsten Merkmale des Epithels seine Polarität, d. h. seine Plasmamembran ist in zwei getrennte Regionen organisiert: eine zur Umgebung gerichtete, die als apikale Domäne bezeichnet wird, und eine andere, die dem Inneren des Gewebes zugewandt ist, die als basolateral bezeichnet wird.*“[46, S. 2] Die apikale Seite ist durch Membranproteine und Moleküle gekennzeichnet, die für den Transport von Substanzen in der Innenraum des Epithels und in die Umgebung zuständig sind. Die basolaterale Seite des Epithels ist mit der Basalmembran verbunden, die als mechanische Unterstützung, Kommunikationsschnittstelle und Barriere gegenüber der Umgebung dient. In der Regel bleiben die Aktivitäten der Epithelzellen ortsgebunden und begrenzt. Neuere Untersuchungen[46, S. 1 ff.] haben dieses alte Dogma der Unbeweglichkeit allerdings widerlegt. Zumindest ist es der Epithelzelle möglich, über den Umweg der Epithel-to-Mesenchymal-Transition (EMT) sich von der Basis loszulösen und zu migrieren. Aber es besteht der Verdacht, dass damit gleichzeitig die Gefahr der Entartung deutlich ansteigt. Die Wachstumsbereitschaft und die Fähigkeit der Epithelzellen zu Formveränderungen sind darauf ausgerichtet, Räume zu schaffen und Wände zu errichten, indem sie sich in Falten, Grate, Gruben und Röhren biegen. Sie sind auf Wachstum, Vermehrung, Formvariation und die Bildung von linearen Strukturen ausgelegt. So ist nicht allein eine hohe Mitoserate der Epithelzellen zu beobachten, sie stellen auch ihre mitotische Aktivität im Zellzyklus in der G0–Phase ein, um als Platzhalter Räume zu schaffen und den Nachbarzellen gerichtete Bewegungen zu ermöglichen. Letztlich lösen sie sich durch Apoptose selbst auf, um neue Gestaltmöglichkeiten zu eröffnen. Ihre Mission scheint es also zu sein, den Zusammenhalt auf Grundlage der Basalmembran nicht abreißen zu lassen, trotz allen Wachstums, aller Beweglichkeit und der Erschaffung neuer Strukturen besonders im sich schnell entwickelnden embryonalen Körper.

In den Epithelien wirkt das eigensinnige Zellprinzip als Äquivalent irdischer Kräftesysteme. Letztlich müssen sie sich aber den kosmischen Bildekräften unterordnen, die über dem Zellenleben und dem Prinzip der stetigen Reduplikation stehen.

Die Mesenchymzellen sind im Gegensatz zu den Epithelzellen locker angeordnet und stehen untereinander in Verbindung durch Zellfortsätze, wodurch Lücken und Räume entstehen. Sie haben eine freie amöboide Beweglichkeit, sind nicht an eine Basalmembran gebunden und haben die Fähigkeit, sich in der extrazellulären Matrix zu bewegen. Sie schütten unterschiedliche Signale aus und stehen in einer Wechselwirkung zu den an eine Basis gebundenen Epithelien. Die Ortsständigkeit der Epithelien steht im Kontrast zur Beweglichkeit der Mesenchymzellen.

Während aus schulmedizinischer Sicht die Wechselwirkungen zwischen Epithel und Mesenchym zunehmend detailliert molekularbiologisch untersucht werden, bleibt eine grundlegende Frage offen: Welchen Ursprung haben die Kräfte, die in dieser Interaktion wirksam sind und sich gegenseitig beeinflussen?

Rudolf Steiner unterscheidet zwei Kraftzentren, die auf die beiden Zellreihen wirken: *„Dasjenige, was gewissermaßen von unserer Haut nach innen hin, einschließlich der Sinneswerkzeuge, organisiert wird, das wird uns aus dem großen Kosmos heraus organisiert. Dasjenige aber, was organisch dadurch entsteht, dass das Ich sich mit der Erde verbunden fühlt, sich zur Erde hingezogen fühlt, das bewirkt die Organisation von innen heraus, entgegen der anderen Organisation, das bewirkt mehr die Knochen-, Muskelorganisation.“*[47, S. 140]

Aus naturwissenschaftlicher Sicht begegnen sich die beiden Zelltypen – Epithel und Mesenchym – lokal und beeinflussen sich gegenseitig so, dass das Mesenchym die Wachstumsdynamik der Epithelzellen fördert. Die geisteswissenschaftliche Perspektive bezieht jedoch darüber hinaus auch kosmische und irdische Einflüsse ein, die die Zellen in ein zielorientiertes zeitlich-räumliches Wachstumsfeld einordnen. Dieses polare Prinzip, das bereits in der Organbildung die Wachstums- und Entwicklungsprozesse steuerte, zeigt sich erneut auf zellulärer Ebene, wo die beiden dominierenden Zelltypen das Zusammenspiel von kosmischem und irdischem Wirken veranschaulichen.

Die Gesamtheit aller Stoff- und Flüssigkeitsbewegungen wird durch die Tätigkeit des Ätherleibs, auch als Bildekräfteleib bezeichnet, gesteuert. „*Er ordnet dieses lebendige, bewegte Geschehen und benützt dabei die intra- und extrazellulären Mechanismen. ... die zeitliche (und natürlich auch räumliche) Struktur dieser molekularen Systeme selbst ist das, was hier als Äther- oder Lebensleib bezeichnet wird.*“[48, S. 22] Der Ätherleib erhält vom Geistkeim den Bauplan für den physischen Leib, während die Kräfte, die er im Körper bewegt und verteilt, der astralen Welt entstammen.

Rudolf Steiner stellt einen interessanten Zusammenhang her, indem er die Grundlagen der Baukunst mit den Kräfteprinzipien in lebendigen Organismen vergleicht und gleichzeitig die Bedeutung des Ätherleibs für organische Kraftsysteme betont: „*Das, was durch die Wirkung unseres Ätherleibes auf unseren physischen Leib vorgeht, lernen wir in einem räumlichen Linien- und Kräftesystem kennen. Wenn wir dieses räumliche Linien- und Kräftesystem, das im Grunde genommen in uns fortwährend wirksam ist, hinaustragen in die Welt und die Materie anordnen nach diesem Kräftesystem, wenn wir loslösen dieses Kräftesystem von uns und die Materie danach anordnen, dann entsteht die Baukunst.*“[49, S. 43] Die Schichtung und Anordnung der epithelialen Zelleinheiten erinnert in gewisser Weise an die Mauern und Wände eines Hauses. Vielleicht hatte Rudolf Steiner damals nicht genau diese uns heute bekannte molekulare Architektur im Sinn. Dennoch verdeutlichte er einmal mehr, wie die inneren menschlichen Strukturen ihren Abbildern in der äußeren Welt ähneln und wie die Außenwelt ein Spiegel der Innenwelt sein kann.

2.4.2 Extrazellulärraum

Zwischen den Epithelien und den Mesenchymzellen findet ein ständiger Informationsaustausch statt, der vornehmlich über den Extrazellularraum erfolgt. Die Ortsgebundenheit der Epithelien und die Beweglichkeit der Mesenchymzellen spiegeln die Verschiedenartigkeit und Polarität von intra- und extrazellulären Räumen wider. Während intrazellulär die Stoffe synthetisiert, umgebaut und verpackt werden, ist der Extrazellulärraum ein Ort der Signalübertragung, des Stofftransportes und des

Milieuausgleichs, indem er Gradienten einstellt, Druckverhältnisse reguliert und den pH-Wert puffert.

Verschiedene Signaltransduktionswege übertragen als biologische Messengersysteme Informationen von Zelloberflächen ins Zellinnere und induzieren zelluläre Effekte. Die Identifizierung der an diesen Signalketten beteiligten Wachstumsfaktoren und Transkriptionsfaktoren gelingt heute mit Hilfe erprobter Markierungs- und Inhibitionsverfahren. Auch züchtet man sogenannte Knock-out Mäuse, bei denen Sequenzen des genetischen Codes deaktiviert und definierte biologische Prozesse ausgeschaltet sind. Dadurch lassen sich Fehlfunktionen und Mängel in den Signalsystemen sichtbar machen. Die Hypothese, dass Signalmoleküle das Zellverhalten steuern, hat allerdings Modellcharakter. Sicher belegt ist nur die Anwesenheit von Eiweißmolekülen und ihre Beteiligung an einer Reihe nicht bekannter Ursachen und Bedingungen der Morphogenese. Diese Moleküle konzentrieren sich in sogenannten Signalzentren, die *„bestehen aus einer relativ kleinen Anzahl von Zellen, die Zellschicksale und Zellverhalten durch sezernierte Faktoren regulieren, darunter Sonic Hedgehog (Shh) und Mitglieder des Fibroblast Growth Factor (Fgf), Bone Morphogenetic Protein (Bmp) und Wnt-Familien. Die Signale der Signalzentren sind gut charakterisiert, aber über die Herkunft und das Schicksal der Zellen der Signalzentren und das zelluläre Verhalten, das sie regulieren, ist weniger bekannt.“*[50, S. 753]

Auch hier versucht die anthroposophische Medizin, die Frage nach übergeordneten Impulsen zu beantworten, die die Organisation dieser Systeme steuern. Aus ihrer Sicht ist der Extrazellulärraum eine Schnittstelle zwischen den Kräften des physischen Körpers und den höheren Wesensgliedern. Rudolf Steiner beschreibt die Beziehung zwischen dem gesamten Organismus und einer seiner kleinsten Einheiten mit den Worten: *„Wir kämpfen in unserem Organismus eigentlich fortwährend gegen das Leben der Zelle.“*[28, S. 151] Der Ort, an dem dieser Konflikt ausgetragen wird, ist der Extrazellulärraum: *„Es spricht vieles dafür, dass der Schauplatz des Kampfes, in den wir, d. h. das höhere Wesen des Menschen, eingreifen, gerade der Extrazellulärraum ist, da von ihm vor allem differenzierende Gestaltungstendenzen ausgehen.“*[51, S. 51] Der Ätherleib wirkt hier als Strukturbildner im Zusammenwirken der Wesensglieder. Die in ihm tätigen ätherischen Bildekräfte steuern die Lebensprozesse mithilfe der Signalsysteme. Seine Kräfte entfalten sich im extrazellulären Flüssigkeitssystem und im Umfeld der Zelle. Übergeordnet sind ihm dann die beiden oberen Wesensglieder: Der *„Seelenleib mit Empfindungen und Bewusstseinsvorgängen sowie das Ich mit Selbstbewusstsein und geistig schöpferischen Qualitäten“*[51, S. 51] übernehmen dabei die Aufgabe, die Zellfunktion in den eigenen individuellen Organismus zu integrieren. Die Wesensglieder sorgen dafür, dass sich das Zellprinzip nicht verselbstständigt und zu unkontrollierter Vermehrung ausartet.

Die Signalwege sind ein Teil eines elementaren Informationsprozesses, der *„nicht nur den Informationsaustausch innerhalb des Organismus, der zur Regelung der Lebensprozesse notwendig ist, ... sondern auch den strukturbildenden und strukturerhaltenden Prozess ... und damit das Leben auf der Erde überhaupt erst ermöglicht."*[52, S. 28/29] Johannes W. Rohen definiert hier einen weiteren Gegensatz, indem er den Informationsprozessen die Stoffwechselprozesse als elementare Funktionssysteme des menschlichen Organismus gegenüberstellt.[52, S. 28 ff] Er erläutert weiter, dass das Informationssystem dem Nerven-Sinnes-System als Formpol zuzuordnen ist und die Stoffwechselprozesse dem Stoffpol.

Übertragt man diesen Grundgedanken auf die zelluläre Ebene, so ergibt sich eine Verbindung zwischen Nerven-Sinnes-System, dem Formpol und dem Extrazellulärraum auf der einen Seite, und Stoffwechselsystem, dem Stoffpol und dem intrazellulärem Raum auf der anderen Seite. Anders ausgedrückt bedeutet dies, dass der Einfluss der ätherischen Bildekräfte auf die Informationssysteme zur Formgestaltung aus der kosmischen Ordnung stammt, während die stoffimmanenten und auf die Stoffe wirkenden Kräfte irdischen Ursprungs sind.

Wenn der Intrazellulär- und Extrazellulärraum als polar gegensätzliche Funktionsbereiche betrachtet werden, gibt es im Ansatz der anthroposophischen Medizin immer auch ein ausgleichendes, rhythmisches Element, das nach der Idee der Dreigliederung durch das Atmungs- und Kreislaufsystem repräsentiert wird. Auf der mikrobiologischen, zellulären Ebene übernimmt die Zellmembran diese rhythmisierende Funktion. Dort wird ein Ausjustieren von Gleichgewichten zwischen Innen- und Außenwelt, stofflichem Aufbau und Abbau sowie Zellinnerem und Zellumkreis bewirkt.

2.5 Wesensglieder

Die Bildung des Menschenkeims, seine Entwicklung und seine Spiegelungen in der Entstehung seiner eigenen Strukturen ist aus Sicht der anthroposophischen Medizin nur durch das Zusammenwirken der vier Wesensglieder des Menschen möglich. Das Verständnis der Kräfte, die in der Morphogenese, der Histogenese, Odontogenese und Amelogenese wirken, setzt die Auseinandersetzung mit diesen Wesensgliedern voraus, denn sie fungieren als Umschlagplätze und Koordinatoren dieser Kräfte. Da die Schmelzentwicklung der Zähne, die am meisten von kreidigen Veränderungen betroffen sind, bereits im Mutterleib beginnt, ist es notwendig, die Entwicklung der kindlichen und mütterlichen Wesensglieder sowie deren Verbindungen gemeinsam zu betrachten. Dieses Zusammenwirken der Wesensglieder stehen dem werdenden Menschen in seiner frühkindlichen Entwicklung unterstützend zur Verfügung.

2.5.1 Physischer Leib

Der physische Leib ist das Wesensglied, das mit den Sinnen wahrnehmbar und in physikalische Gesetzmäßigkeiten und chemische Reaktionsmuster einordbar ist. Seine Formgestalt ist durch die irdische Stofflichkeit geprägt, Formen und Stoffe verbinden sich zur Substanz. *„Das Kernstück des physischen Leibes ist natürlich das Knochensystem. Hier herrscht das Feste, das Mineralische und das Substanzielle vor.“*[48, S. 28] Der Zahnschmelz gehört dazu und ist Substanz pur.

Lange bevor die Wesensglieder inkarnieren, hat *„der Mensch schon seinen Geistkeim für seinen physischen Leib [auf die Erde] heruntergeschickt.*[53, S. 251] Wolfgang Schad definiert den Geistkeim, *„als das vollkommene Urbild des physischen Leibes“* des Menschen. Der Geistkeim ist dabei keineswegs *„das Urbild seines künftigen individuellen Leibes, sondern des allgemeinen Urbildes, (...) was seinen künftigen physischen Leib zugehörig zur Menschheit sein lässt.“*[54, S. 67] Der Geistkeim wird von Rudolf Steiner beschrieben *„als mächtiger, umfassender Geistkeim für den physischen Leib geformt in der geistigen Welt.“*[53, S.250] *„... aus dem hervorgehen soll unser künftiger physischer Erdenkörper.“*[55, S. 12] Das Besondere an dem Geistkeim beschreibt Kathrin Studer-Senn, wenn sie von einem ganz großen Moment spricht, vom *„Übergang vom geistigen Dasein ins irdische Dasein, (...), indem sich die physische Organisation, der Geistkeim, in die befruchtete Eizelle inkarniert.“*[56, S. 14] Dann, wenn der Geistkeim *„als Geistwesenheit in sich die Kräfte tragend, welche dann den physischen Leib des Menschen organisieren.“*[55, S. 12] Der Geistkeim als geistiges Bauprinzip, trifft als eine schöpferische Matrix auf die stofflich-physische Datenbank, die im Genmaterial codiert ist. Einen Grund für dieses komplizierte und scheinbar umständliche Eingreifen der geistigen Welt in die menschliche Physis, ist der Umstand, *„dass Geistiges (...) nie direkt in Physisches wirken kann.“*[56, S. 15] Auch der Geistkeim, der in der geistigen Welt als majestätisch-großes Urbild erstellt wurde, wird bevor er hinuntersteigt in die irdische Sphäre allmählich kleiner und der materiellen Welt angepasst. So kann er sich mit der befruchteten Eizelle verbinden, die sich noch in einem unfertigen, chaotischen Urzustand befindet und dadurch offen ist für geistige Impulse. Nachdem der Geistkeim und der physische Keim bei der Empfängnis eine Verbindung geworden sind, *„vereinigt man sich dann etwa in der dritten Woche“*[57, S. 40] mit dem eigenen Ätherleib, den man aus der Äthersubstanz des Weltenäthers gebildet hat. *„Der physische Leib des Menschen wird individuell erst dadurch, dass der Ätherleib ihn durchzieht.“* [57, S. 40] Rudolf Steiner verdeutlicht diesen Inkarnationsprozess an anderer Stelle mit anderen Worten: *„etwa in der dritten Woche fängt dieser Astral- und Ätherleib gleichsam den Menschenkeim ab und beginnt nun mitzuarbeiten an dem Menschen.“*[58, S. 55] Vom Moment der Empfängnis *„ist dieser Mensch, der aus Ich, Astralleib und Ätherleib besteht, (...) in der Nähe der Mutter, (...) aber er wirkt von außen ein.“*[58, S. 55]

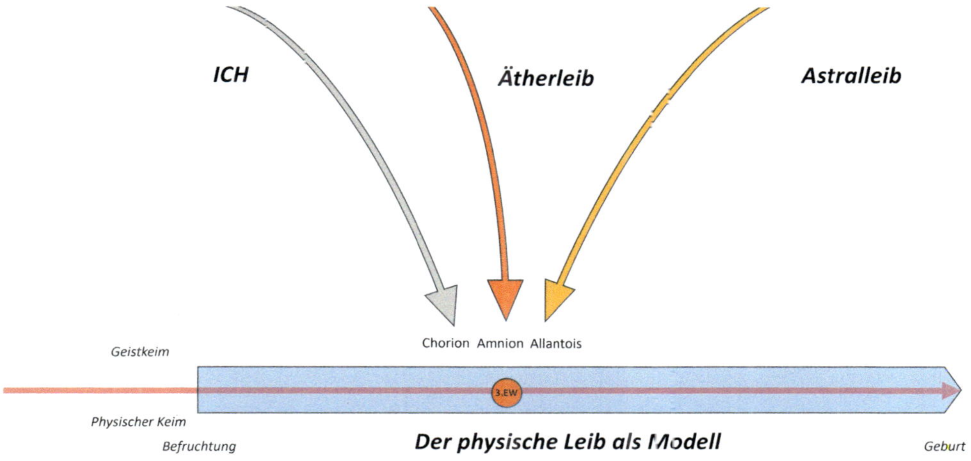

Abb. 11: Zweite Zeugung

Im Vererbungsstrom wird der leibliche Körper dem Menschen durch seine Eltern zur Verfügung gestellt. Hans Broder von Laue beschreibt in seiner Abhandlung über den imaginativen Begriff des Modellleibs, dass *„das neugeborene Kind ganz Modell"*[41, S. 285] sei. Rudolf Steiner beschreibt dieses Modell wie folgt: *„Der Mensch bekommt, indem er geboren wird, etwas mit wie ein Modell zu seiner Menschenform. Dieses Modell, das bekommt er von seinen Vorfahren. (...) Und an diesem Modell entwickelt der Mensch dasjenige, was er später wird. Das aber, was er da entwickelt, ist das Ergebnis dessen, was er aus geistigen Welten herunterträgt"*.[59, S. 84] Er erklärt dieses Modellprinzip differenziert anhand der ersten und zweiten Dentition, indem er ausführt: *„Die ersten Zähne, die der Mensch bekommt, sind ganz und gar vererbt, sind Vererbungsprodukte. Sie dienen ihm als Modell, nach dem er ausarbeitet – aber jetzt nach Maßgabe der Kräfte, die er sich herunterträgt aus der geistigen Welt – die zweiten Zähne; die arbeitet er sich aus. So wie es mit den Zähnen ist, so ist es mit dem ganzen Organismus."*[59, S. 84] An anderer Stelle beschreibt er dann weiter, wie der Mensch dieses Körpermodell verändert: *„Dieser Körper, den er aus der Vererbungslinie heraus hat, der ist ein Modell, den hat er als Modell. Nun nimmt er die irdische Substanz in diesen Körper hinein. (...) Und nach diesem Modell arbeitet er nun mit den aufgenommenen Substanzen während der ersten sieben Jahre das Vorirdische um."*[26, S. 147] Das Modell muss in einen individuellen Leib verwandelt werden.

Erneut zieht Rudolf Steiner die Entwicklung der Zähne zur Erklärung von Veränderungen im physischen Leib heran, wenn er beschreibt, wie der Ersatz der Milchzähne durch die bleibenden Zähne die Erneuerung des physischen Leibes spiegelt. *„Der Mensch erneuert mit dem Zahnwechsel eigentlich seinen ganzen physischen Leib. Diese*

Tatsache muss als eine fundamentale Tatsache genommen werden. Dass der Mensch zweite Zähne bekommt, ist ja nur das alleräußerste Symptom, nur ein Stück dessen, was vorgeht. So, wie die sogenannten Milchzähne ersetzt werden, wird der ganze menschliche Organismus ersetzt, so dass der Mensch nach dem Zahnwechsel seiner physischen Substanz nach ein ganz neuer ist gegenüber dem, der er war, als er geboren wurde."[26, S. 146]

Die zwei Ursprungsströme aus dem irdischen und dem kosmischen Vorleben sind miteinander verbunden, wobei auch hier die Zahnentwicklung von Rudolf Steiner als Musterbeispiel zur Erklärung angeführt wird. *„So wie Sie sehen, wenn die zweiten Zähne herauskommen, wie der zweite Zahn den ersten noch abstößt, wie sie miteinander noch wirtschaften, so wirtschaftet der ganze zweite Mensch mit dem ersten. Nur im zweiten Menschen ist der überirdische Mensch darinnen, im ersten ein fremdartiges irdisches Modell. Die arbeiten ineinander.*"[26, S. 149]

Der ererbte physische Keim des Modellleibs wird mit dem kosmischen Bauplan aus dem Geistkeim verbunden. Damit ist dem werdenden Individuum die Aufgabe mitgegeben, das körperliches Erbe der Eltern zu individualisieren mit den Kräften, die er aus der geistigen Welt aufnimmt. In diesem Verständnis stellt die Schmelzbildung der ersten bleibenden Molaren und Schneidezähne eine erste große Pionierleistung dar, die einen hohen Kraftaufwand und erste Schritte zur individuellen Prägung erfordert.

2.5.2 Ätherleib

Der Mensch benötigt für diese Aufgabe Unterstützung, die ihm sowohl aus dem sich inkarnierenden eigenen Ätherleib als auch aus dem Ätherleib der Mutter zuströmt." Der *„Ätherleib ist vor allen Dingen, indem er, den physischen Leib erfüllend, seine Betätigung, sein rhythmisches Spiel hineinerstreckt in den physischen Leib, ein Kräfteleib. Er ist ein Ausfluss von Kräften, ein Sich-Darstellen von Kräften.*"[49, S. 41] Er ist das *„strukturierende und strukturerhaltende Prinzip aller lebender Organismen.*"[48, S. 19] und ist als Bildekräfteleib für die Gestaltung des Organismus und seiner Organe, sowie deren Wachstum zuständig. Die für die Bildung des ganzen Organismus und jedes seiner Organe benötigten Kräfte nannte Rudolf Steiner ätherische Kräfte, die im Ätherleib arbeiten. Er vermittelt zwischen Innenwelt und Außenwelt, wenn er einer seiner wichtigsten Aufgaben nachgeht, die Stoffe, die der Mensch als Nahrung aufnimmt, zu einem Teil des Ganzen zu machen. Die *„ätherischen Kräfte, die ergreifen (...) die Nahrungsmittel und verwandeln sie so, dass sie aus ihnen ein Lebensfähiges machen, dass sie aus ihnen etwas machen, was außerdem das Ätherische als solches, das Licht und die Wärme, innerlich erleben kann.*"[39, S. 227]

Der Ätherleib verbindet sich nicht sofort bei der Empfängnis mit dem physischen Leib. *„Bevor er [der Mensch] die Neigung erhält, sich mit der physischen Welt durch den*

Embryo zu verbinden, zieht er die Kräfte der ätherischen Welt heran. Und er bildet sich, indem er die Kräfte aus der ätherischen Welt heranzieht, seinen Ätherleib.“[60, S. 113] *„Der Ätherleib fängt erst in der siebenten Woche an, am Embryo zu arbeiten.“*[61, S. 50] Ab dann bleibt die Verbindung des kindlichen mit dem mütterlichen Ätherleib in einer Art von ätherischer Sphäre noch einige Jahre bestehen. Die allgemeine Entwicklung des Kindes sowie die organspezifische Zahnentwicklung finden also in einer ätherischen Schutzhülle statt, die natürlich auch das Eindringen der irdischen Stoffe kontrolliert. Denn *„bis zum 7. Jahre [ist] der Ätherleib des Menschen noch umgeben mit einer Art Äther-Mutterhülle, und mit dem 7. Jahre, mit dem Zahnwechsel, [wird] diese Äther-Mutterhülle ebenso zurückgestoßen wie die physische Mutterhülle, wenn der physische Leib in die äußere physische Welt hineingeboren wird.“*[62, S. 39]

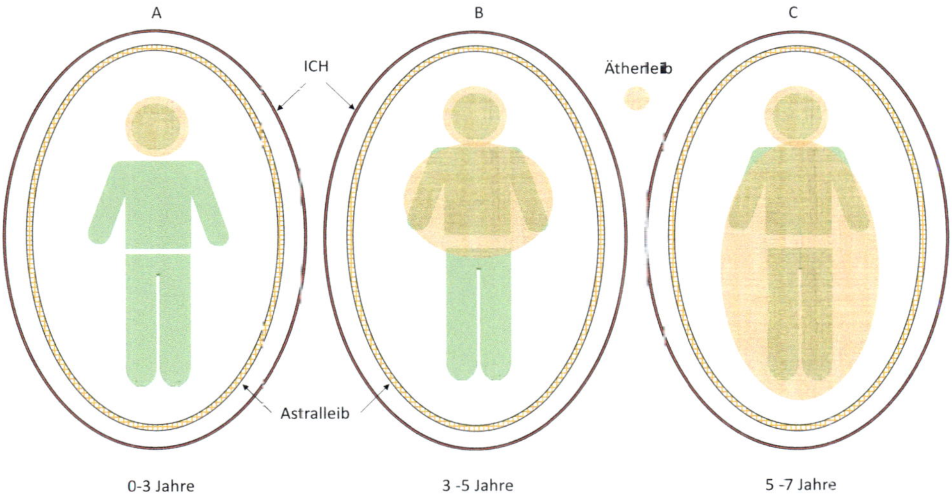

Abb. 12: Ätherleibstätigkeit
A: Der Ätherleib formt den Kopfpol.
B: Der rhythmische Mensch wird plastiziert.
C: Der Stoffwechsel-Gliedmaßen-Pol wird durchgearbeitet.

Die Entwicklung des kindlichen Ätherleibs steht in einem engen zeitlichen Verhältnis zur Odontogenese. Ein gravierender biographischer Einschnitt ist der Zahnwechsel, bei dem der individuelle Ätherleib geboren wird, nachdem der Stoffwechsel-Gliedmaßen-Pol durchgearbeitet ist. Im dritten Lebensjahr streckt das Kind *„den Kopf aus der Ätherhülle heraus, die den übrigen Körper noch umgibt.“*[62, S. 219] In der Zwischenzeit wird der *„rhythmische Mensch durchplastiziert und der Modelleib umgearbeitet.“*[62, S. 221]

Die Wandlung des Ätherleibs wird vielleicht nicht ganz zufällig von Rudolf Steiner in Zusammenhang mit den Zähnen gebracht und in die Zeit des Zahnwechsels datiert. Wenn der Ätherleib seine Aufgabe als Bildner des physischen Leibes erledigt hat, kann er sich aus der „*engen Verbindung mit der umgebenden Ätherwelt und dem physischen Leib*“ lösen.[63, S. 35] Die freiwerdenden ätherischen Kräfte werden zu einem großen Teil Grundlage des Seelenlebens, weil sie „sich *vom Körper wieder emanzipieren und in die Seelenfähigkeit des Denkens (Ätherleib), des Fühlens (Astralleib) und des Wollens (ICH-Organisation) umwandeln.*“[64, S. 361] Es ist bemerkenswert, dass der Zahnwechsel als biographischer Begriff das Ende des ersten Lebensabschnitts und das siebte Jahr markiert. In dieser Zeit erscheinen auch die Zähne in den Kiefern, die besonders häufig von kreidigen Strukturfehlern ihres Schmelzmantels betroffen sind. Dass Rudolf Steiner das Ende der ersten Lebensepoche als Zahnwechsel bezeichnete, obwohl er natürlich auch wusste, dass zu dieser Zeit nur die ersten Molaren und die Frontzähne durchbrechen, lässt vermuten, dass diese Zähne eine ganz besondere Bedeutung für die Entwicklung des Menschen haben. Zumindest markiert das finale Herausschieben dieser Zahngruppen aus dem Kiefer einen Wendepunkt in der Tätigkeit des Ätherleibs und seiner Ätherkräfte. *„Ich habe bis jetzt immer darauf aufmerksam gemacht, wie der Ätherleib des Menschen in einer innigen Verbindung mit dem physischen Leib lebt bis zu der Zeit, wo eben der Zahnwechsel beginnt, einzutreten. Deshalb sagte ich: Den Zahnwechsel können wir auch die eigentliche Geburt des Ätherleibes des Menschen nennen.*“[60, S. 112]

2.5.3 Astralleib

Im siebten embryonalen Monat beginnt der Astralleib am werdenden Menschen mitzuarbeiten, nachdem schon ab der siebten Woche der eigene Ätherleib und davor der mütterliche Ätherleib und der mütterliche Astralleib tätig waren.[61, S. 50] Wie geht es weiter mit dem Astralleib, nachdem er mit dem Ätherleib den Menschenkeim abgefangen hat und begonnen hat, am Menschen zu arbeiten?[58, S. 55] „*Das individuelle Seelenwesen des Kindes lebt bis zum Spracherwerb im Umkreis des Leibes. Der Astralleib beginnt mit der Durchdringung der Sprachorganisation vom Leibe selbst aus zu wirken. Dieses Ergreifen des Leibes durch die Seele wird als „esoterische Geburt" in den Leib beschrieben*“.[41, S. 287] Der Astralleib wird also etwa mit dem dritten Lebensjahr (Abb. 8) nach „*innen hinein geboren*“[25, S. 69] und einige Jahre später „*erst mit der Pubertät wird die Seele exoterisch geboren und frei für individuelles Fühlen.*“[41, S. 287] Das Zusammenwirken der Wesensglieder von Mutter und Kind vor- und nachgeburtlich, die Einflüsse der unterschiedlichsten Kräfte, die erst von außen und dann immer mehr auch von innen wirken und dann natürlich die Umarbeitung des von den Eltern ererbten Modellleibes, werden von Rudolf Steiner als eine besondere

Herausforderung bezeichnet. *„Es handelt sich da wirklich darum, dass von der einen Seite die Formen, die Kräfte das Modell drücken; auf der anderen Seite will der Mensch ausprägen, was er heruntergebracht hat. Das gibt einen Kampf in den ersten sieben Lebensjahren. Vom geistigen Gesichtspunkt aus gesehen, bedeutet dieser Kampf dasjenige, was dann äußerlich symptomatisch in den Kinderkrankheiten zum Ausdrucke kommt. Kinderkrankheiten sind der Ausdruck dieses inneren Kampfes.“*[59, S. 85/87] Kann man also die kreidige Zahnschmelzhypomineralisation als eine Kinderkrankheit bezeichnen und somit als Ausdruck eines inneren Kampfes?

2.5.4 ICH (Organisation)

Dem physischen Leib, dem Ätherleib und dem Astralleib übergeordnet ist die ICH-Organisation des Menschen als viertes und oberstes Wesensglied, das nur dem Menschen zugehörig ist. Es erscheint nicht als fertige Instanz irgendwann im vorgeburtlichen Zeitrahmen und verfestigt sich im Körper, sondern bleibt eine dynamische, mit dem Menschen wachsende und ihn durchströmende geistige Entität. Die Verbindung mit dem physischen Leib zeigt sich daher als Eingreifen, Durchströmen, Arbeiten oder Wirken. Im Laufe der Entwicklung verändert sich das ICH zu drei markanten Zeitpunkten, die als Ich-Geburten bezeichnet werden können und in denen sich der Einfluss der ICH-Instanz auf das menschliche Sein intensiviert.

Mit dem dritten Lebensjahr beginnt das Kind, sich selbst als „ICH“ anzusprechen, und zeigt hier zum ersten Mal ein Selbstbewusstsein. Dies markiert den Übergang vom vorbewussten zum bewussten ICH, das Rudolf Steiner deutlich von der ICH-Organisation des Erwachsenen unterscheidet: *„Denn das Bewusstsein des Ich tritt mit dem dritten und vierten Jahre auf, die Organisation für das Ich aber erst im zwanzigsten und einundzwanzigsten Jahr.“*[65, S. 121]. Etwa mit dem neunten Lebensjahr beginnt das ICH sich von innen vom Stoffwechselsystem über das Zirkulationssystem von unten nach oben bis ins Nerven-Sinnessystem vorzuarbeiten, um schließlich mit dem 21. Lebensjahr „exoterisch“ geboren zu werden und als seelisch mündiger Wille in Erscheinung zu treten.[41, S. 287] Rudolf Steiner beschreibt diese Verwandlung so: *„dass das eigentliche ICH, das ja in dem Sinne erst geboren wird (...) im vollständig Exoterischen erst um das zwanzigste Jahr herum, dass dieses Ich nun auch nach innen hinein geboren wird (...). Das ist so zwischen dem neunten und zehnten Jahr in seiner Kulmination.“*[25, S. 69]

Der Zeitpunkt, an dem das ICH in das Stoffwechsel-Gliedmaßensystem eintritt und die vollständige Kontrolle über die Nahrungsverwertung übernimmt, könnte als Phase des individuelles ICHs bezeichnet werden. Die sogenannte exoterische Geburt markiert dann die volle Mündigkeit des Menschen, in der auch die ICH-Organisation vollständig zur Wirkung kommt.

Ein wichtiger Hinweis zur Unterscheidung zwischen dem wirklichen ICH und dem gewöhnlichen Bewusstsein hat Rudolf Steiner in seinem Bolognavortrag gegeben und gewarnt, dass *„man sich sorgfältig davor bewahren muss, in dem gewöhnlichen Bewusstsein, das man von diesem «Ich» hat, das wirkliche Ich zu sehen.“*[66, S. 103] Die jeweiligen ICH-Geburten sind also nur Abdrücke des wirklichen ICH, das man in seinem geistigen Ursprung nur durch geistige Schulung erleben kann.

Während also erst ab dem dritten Lebensjahr ein ICH-Bewusstsein als Merkmal von Individualisierung erkennbar wird, gibt es mit der Befruchtung die Verbindung von Geistkeim und physischem Keim und danach die sogenannte „zweite Zeugung“ bei der das ICH im Chorion sein physisches Korrelat findet und die Entwicklung des Menschenkeims mitbeeinflusst: *„Schon vom achtzehnten bis einundzwanzigsten Tage an (...) arbeitet das Ich an dem Embryo.“*[67, S. 207]

Damit ist das vorbewusste ICH durchaus in der Lage, auf die physische Entwicklung einzuwirken, obwohl die Embryonalphase geprägt ist vom Heranwachsen eines Modellleibs, der dem Einfluss der elterlichen Kräfte unterliegt. Wichtig wird der Gedanke für die Ätiologie der Kreidezähne, weil schon im vierten Embryonalmonat die Entwicklung der bleibenden Zähne in ein Stadium eintritt, in dem erste individuelle Merkmale entstehen (s. S. 73). Auch wenn das ICH intrauterin anfängt, die Arbeit am eigenen Leib aufzunehmen, ist der werdende Mensch noch nicht in der Lage, ein eigenes ätherisches Kräftereservoir aufzubauen, obwohl er in Eigenleistung tritt, wenn er den Aufbau der zweiten Zähne individualisiert.

Bei der Geburt verliert der Mensch seine Embryonalhüllen, die den oberen Wesensgliedern bis hierhin als physisches Korrelat gedient haben. *„Nun haben wir den Moment (die Geburt) erreicht, wo der eigentliche Mensch, das Ich selbst, zu arbeiten beginnt an dem, was ihm gegeben worden ist und womit er zusammengebracht wird in der physischen Welt.*[67, S. 209] Rudolf Steiner spricht hier vom *„eigentlichen Menschen“* und dem *„ICH selbst“*, wobei er einige Zeilen vorher nur das ICH erwähnt, *„das am Embryo arbeitet“*. Es kommt hier nicht nur begrifflich zu einem weiteren bedeutenden Einschnitt der ICH-Entwicklung, sondern auch physisch durch den Wegfall der Embryonalhüllen und der Umorientierung der Wesensglieder.

Schon in der embryonalen Phase wird der ungeborene Mensch aus anthroposophischer Sicht als eine Zweiheit erklärt, in der ein physischer Modellleib von einer geistigen Hüllenorganisation umgeben ist, die bis zur Geburt auch ein physisches Korrelat in Amnion, Chorion und Allantois hat. Die vorgeburtliche geistige Organisation, zu der auch der Geistkeim als physische Organisation gehört, geht aber nicht verloren, sondern entwickelt sich im sogenannten unsichtbaren Menschen weiter. Rudolf Steiner formuliert das folgendermaßen: *Aber tätig bleibt im Menschen diese vorirdische Organisation sein ganzes Leben lang. Nur ist ihre Beschaffenheit etwas anders als die Leibes-Seelen-Geistwirksamkeit des Menschen während des physischen Erdenlebens.“*[68,

S. 75] Rudolf Steiner unterscheidet den unsichtbaren Menschen, in dem "*sind enthalten das Ich, die astralische Organisation, die ätherische Organisation, also der Bildekräfteleib und die physische Organisation*"[68, S. 76] von dem sichtbaren Menschen – so wie er vor uns steht – in seiner *„Leibes-Seelen-Geistwirksamkeit"*.

Rudolf Steiner hat die grundlegenden Gedanken aus seinem „Kästchenvortrag" [3] nicht nur in Worten, sondern auch zeichnerisch veranschaulicht. In seiner Darstellung hebt er deutlich die Unterscheidung zwischen den zwei Wesenheiten des Menschen hervor: dem sichtbaren und dem unsichtbaren Menschen. Der sichtbare Mensch setzt sich zusammen aus dem Ich, dem Astralleib, dem Ätherleib und dem physischen Leib, während der unsichtbare Mensch durch die Ich-Organisation, die Astralorganisation, die Äther-Organisation und die physische Organisation gekennzeichnet ist.

In seiner zeichnerischen Darstellung betont Rudolf Steiner das Ineinandergreifen der unteren drei Wesensglieder. Im Gegensatz dazu wird die ICH-Organisation in dem Tafelbild in zwei voneinander getrennte Kästchen gesetzt. Diese Trennung ist von besonderer Bedeutung, da sie auf die dualen Instanzen des ICH hinweist, die sowohl das sichtbare als auch das unsichtbare Wesen des Menschen umfasst.

Im weiteren Verlauf seines Vortrags wird diese Trennung auch verständlich, wenn er zwei Strömungen beschreibt, die vom ICH des unsichtbaren Menschen ausgehen. Der erste Strom verläuft in der Gliedmaßen-Stoffwechsel-Organisation vom ICH über den astralischen Leib und ätherischen Leib zum physischen Leib. Hier strömt das ICH im Blut, nachdem es seine Kräfte *„durchseelt"* hat beim Durchgang durch die Astralorganisation, durch die ätherische und durch die physische Organisation. Der zweite Strom hingegen verläuft vom ICH direkt in die Nerven-Sinnes-Organisation als sogenannte „unmittelbare Strömung" entlang der Nervenbahnen. Die erste Strömung verleiht dem ICH eine physische Ausdruckskraft im Stoffwechsel, der zweite Strom in der Sinneswahrnehmung.

Die Trennung des Menschen in zwei „Wesenheiten" bedeutet für den Geburtsvorgang und den Verbleib der vorgeburtlichen und vorbewussten ICH-Instanz, dass die Polarität zwischen physischem und geistigem Prinzip in eine neue Orientierung geht, sich aber nicht auflöst! Die ICH-Instanzen stehen sich als jeweils oberstes Glied des sichtbaren und unsichtbaren Menschen spiegelbildlich gegenüber und bleiben autark an der Spitze einerseits des körperlichen Daseins und andererseits der geistigen Organisation. So bleibt der Mensch ein duales Wesen, das zwar in den unteren Gliedern beinahe verschmilzt, jedoch in seiner obersten Organisation der Unvereinbarkeit von Geist und Materie entspricht.

[3] Der sogenannte Kästchenvortrag wurde von Rudolf Steiner am 11.Februar 1923 in Dornach unter dem Titel *„Der unsichtbare Mensch in uns. Das der Therapie zugrunde liegende Pathologische"* gehalten.[68]

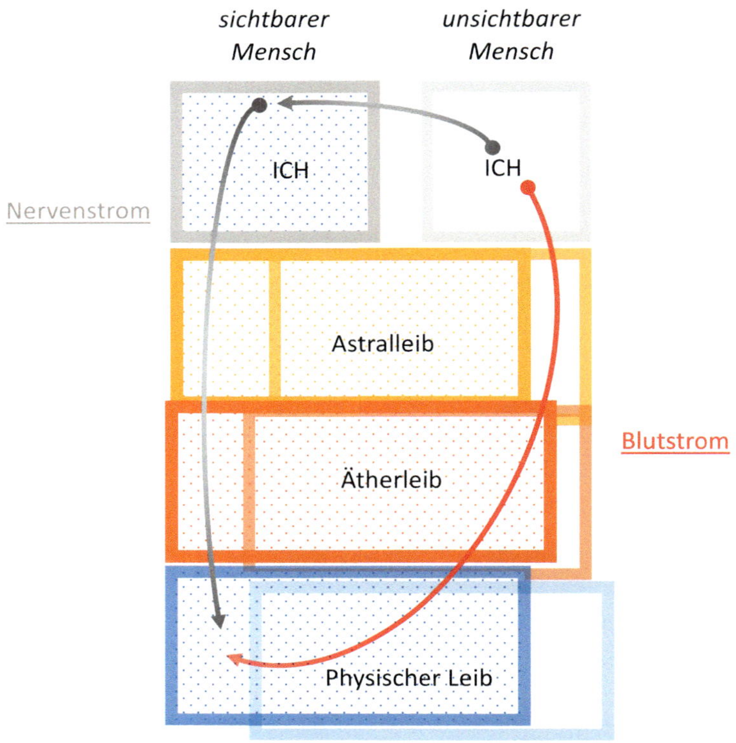

Abb. 13: Unsichtbarer Mensch

Der Erbstrom ist verknüpft mit dem Modellleib und einem vorbewussten unreifen ICH, das seine Fortsetzung im sichtbaren Menschen erfährt und in das Blutsystem eingreift. Die Kräfte des ewigen ICHs als einzigartige Individualität dagegen strömt entlang der Nervenbahnen in die physische Organisation und gibt so seine Impulse weiter an den irdischen Menschen. Diese Dualität spiegelt sich in dem makrokosmischen Kraftsystem, das *„aus dem großen Kosmos heraus organisiert"*[47, S. 140] wird und die individuellen ICH-Impulse in die Nerven-Sinnes-Organisation hineinträgt und der Strömung, bei dem *„sich das ICH mit der Erde verbunden fühlt"*[47, S. 140] und im Mesenchym und im Blutsystem wirksam wird.

Das irdische Leben des Menschen ist von Anfang an geprägt von der Dualität der makrokosmischen und der irdischen Kräfte. Rudolf Steiner formuliert es sehr pointiert, wenn er sagt: *„Der Aufenthalt im mütterlichen Leibe, der bildet ja nur (...) die Gelegenheit dazu, dass sich diese zwei Kräfte (...) miteinander verbinden."*[47, S. 140]

Nach der Geburt entfaltet sich aus der Verschiedenheit der Kräfte und der Teilung in zwei ICH-Instanzen die Möglichkeit, dass eine übergeordnete geistige ICH-Instanz weiterhin die Entwicklung des Menschen steuert, während der sichtbare Mensch allmählich seine Eigenständigkeit entwickelt. Dazu benötigt der Säugling die Hilfe der Mutter: Die Ätherkräfte des sichtbaren und des unsichtbaren Menschen sowie des mütterlichen Ätherleibs verbinden sich in der Ätherhülle. *„Die Kräfte der verschiedenen geistigen Glieder des Menschen, die in der Zeit vor der Geburt zu wirken haben, die wirken nun zunächst durch die entsprechenden Wesensglieder der Mutter hinein.*"[67, S. 210]

Die ICH- Kräfte der Mutter müssen in den sogenannten „Blutstrom" eingreifen, der durch das Stoffwechsel-Gliedmaßen-System des Säuglings verläuft, da das vorbewusste ICH des Neugeborenen und seine irdischen Kräfte noch nicht selbstständig die Aufnahme von irdischen Stoffen steuern können. Dafür sind die mütterlichen Ätherkräfte unerlässlich, die den Säugling in einer schützenden Ätherhülle umgeben. *„In der ersten Zeit vor der Geburt kann der Mensch ja nur dadurch leben, dass er allseitig von der Mutterhülle umschlossen ist. Diese physische Mutterhülle, die stößt der Mensch bei der Geburt von sich.*" [67, S. 210] Über der mütterlichen Ätherhülle steht die mütterliche ICH-Instanz, die den Stoffwechsel des Kindes in den nächsten Jahren organisiert.

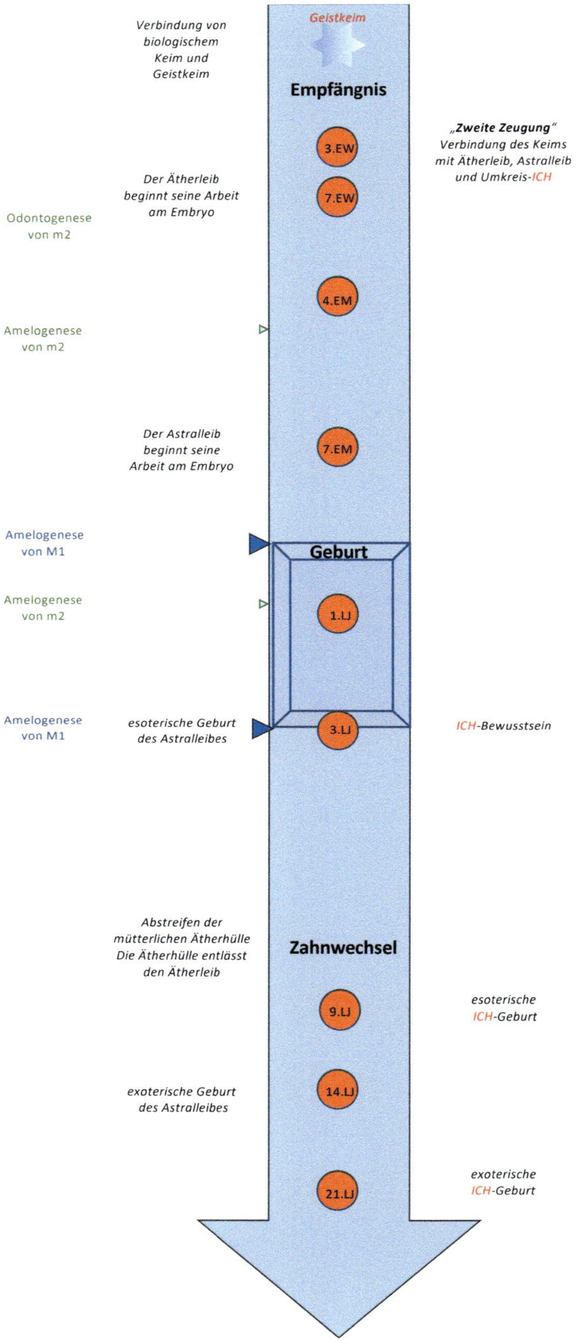

Abb. 14: Entwicklungsstrom

Kapitel 3

Odontogenese

Die Odontogenese ist ein komplexer biologischer Prozess, der über mehrere Entwicklungsstadien zur Bildung von Schmelz und Dentin führt und schließlich mit dem Zahndurchbruch in die Mundhöhle endet. Während die Naturwissenschaft diesen Prozess in zellbiologische und morphologische Phasen unterteilt, betrachtet die Anthroposophie ihn im Kontext eines übergeordneten Menschenbildeprozesses. Die ersten vier Entwicklungsstadien und die Amelogenese offenbaren dabei eine Verbindung zwischen der naturwissenschaftlich definierten Ordnungsstruktur und den geisteswissenschaftlichen Erkenntnissen über die Formbildeprozesse.

Im vorherigen Kapitel „*Morphogenese*" wurden die Formbildeprozesse nach Rudolf Steiner als grundlegende kosmische Kraftquellen beschrieben. Nun soll untersucht werden, inwiefern diese Kräfte auch die Zahnentwicklung prägen. Besonders die ersten vier leibgestaltenden vorgeburtlichen Prozesse lassen sich mit den präeruptiven Phasen der Odontogenese in Beziehung setzen. Es stellt sich die Frage, ob die Entwicklung der Schmelzsubstanz ein Abbild des Menschenbildeprozesses darstellt und inwieweit sich die einzelnen Stadien der Zahnentwicklung den Formprozessen und ihren Gesten zuordnen lassen.

Parallel dazu stehen zahlreiche naturwissenschaftliche Forschungsergebnisse zur Odontogenese sowie detaillierte Untersuchungen zum Zellverhalten und zu Signalsystemen auf molekularer Ebene. Da die Zahnentwicklung weitgehend unabhängig von benachbarten Organen in einem zeitlich und räumlich abgeschlossenen Feld abläuft, bietet sie besonders günstige Bedingungen für die Forschung. Moderne bildgebende Verfahren ermöglichen es, diese Prozesse hochauflösend sichtbar zu machen, während präzise Analysemethoden tief in die molekulare Ebene vordringen.

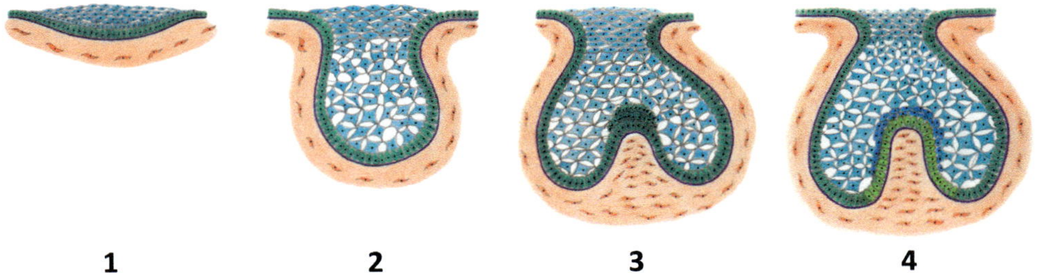

Abb. 15: Stadien der Odontogenese. Überblick über die Stadien I–IV der Odontogenese, in denen die Gestalt des Zahnkeims zur Hohlform ausgebildet wird.
1: Placodenstadium, 2: Knospenstadium, 3: Kappenstadium, 4: Glockenstadium

Die geisteswissenschaftliche Betrachtung der Zahnentwicklung und ihr Bezug zu den Formprozessen ergänzt die naturwissenschaftlichen Erkenntnisse über biomolekulare Abläufe und Stoffverwandlungen. Sie stellt keine Gegenposition zu den bisherigen Forschungsergebnissen dar, sondern erweitert die Perspektive um eine übergeordnete, ganzheitliche Dimension.

3.1 Das Placodenstadium

Den Zeitpunkt für den Beginn der Zahnentwicklung festzulegen ist nur möglich, wenn wir ihn räumlich an den Ort der ersten morphogenetischen Veränderungen des Epithels binden. Nachdem sich eine Zahnleiste neben einer Mundvorhofleiste aus dem Mundepithel herausbildete, entstehen Epithelverdickungen als erste Anlagen des Einzelzahnes, die Placoden genannt werden.

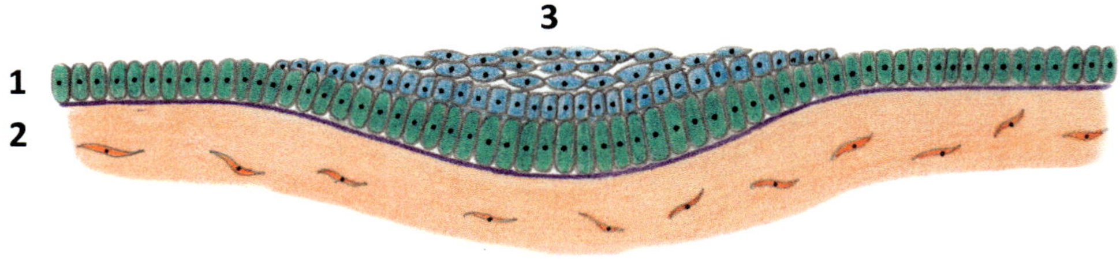

Abb. 16: Das Placodenstadium. Die Epithelschicht wölbt sich in das darunterliegende Mesenchym.
1: Epithelschicht, 2: Mesenchym, 3: Suprabasale Zellen, 4: Basalmembran

Die Entstehung der Placoden könnte durch entwicklungsbedingte Bewegungen der Lippenregion, durch Wachstumshindernisse in sogenannten begrenzten Räumen oder durch Einflüsse benachbarter Gefäß- und Nervenstränge erklärbar sein. Die

Hypothesen zu initiierenden Impulsen auf einer eher mechanischen Grundlage ergänzen molekularbiologische Studienergebnisse, welche die Bildungsimpulse für die „Verdickungen" als Zeichen aktiver Zellkräfte erscheinen lassen. Zusätzlich zur eigendynamischen Motilität der Zellen greifen informationsgebende Signalmoleküle und das Zellverhalten beeinflussende Wachstumsfaktoren in die Morphogenese ein.

Signalkaskaden in der frühen Phase der Zahnentwicklung, die der lokalen Verdickung und Placodenbildung vorausgehen, stehen in einer wechselseitigen Abhängigkeit zwischen dem Epithel der Zahnleiste und dem Kiefermesenchym. Zuerst exprimiert das Epithel der Zahnleiste Wachstumsfaktoren, die das Mesenchym zur Kondensation veranlassen. Das Mesenchym wirkt anschließend direkt auf das Epithel zurück.

Um diese wechselseitige Beeinflussung der beiden Zellschichten präzise zu beschreiben, werden im Folgenden die beteiligten Moleküle und Zelltypen näher erläutert. **BMP4** (Bone Morphogenetic Protein 4) ist ein knochenmorphogenetisches Protein, das in verschiedenen Prozessen der Knorpel-, Knochen- und Zahnentwicklung eine Rolle spielt. **FGF8** (Fibroblast Growth Factor 8) steuert die Proliferation von Epithelzellen. FGF ist die Abkürzung für eine große Familie der Fibroblasten-Wachstumsfaktoren, die als einkettige Polypeptide zu den Signalproteinen zählen und multifunktionell das Zellwachstum sowie die Differenzierung beeinflussen. Sie sind in nahezu allen Stadien der Zahnentwicklung beteiligt. **Activine** haben ein breites Wirkungsspektrum und sind allgemein an der Zellproliferation, Differenzierung und Apoptose beteiligt. Im weiteren Verlauf der Odontogenese tritt das **Sonic Hedgehog (SHH)-Protein** auf, das Teil des Sonic-Hedgehog-Signalwegs ist und ein starkes Mitogen für mehrere Zelltypen und Strukturen in sich entwickelnden Embryonen. Es wirkt als autokrines Signal innerhalb des inneren Schmelzepithels und als parakrines Signal zwischen epithelialen und mesenchymalen Schichten. **MSX1** ist ein wichtiger Transkriptionsfaktor, der die epithelial-mesenchymale Interaktion reguliert.

Nach aktuellem Wissensstand bildet die biochemische Signalkaskade, bestehend aus den oben genannten Proteinen, die Grundlage für die Epithelverdickung. Dabei wird mesenchymales BMP4 durch epitheliales BMP4 mithilfe des Transkriptionsfaktors M1 mesenchymales ActivinβA durch epitheliales FGF8 induziert. Dies ermöglicht in der nächsten Phase der Odontogenese die Weiterentwicklung des Epithels durch die Wirkung von mesenchymalem BMP4 und ActivinβA. Der initiale Impuls geht vom Epithel aus, während die Antwort und die Auslösung der weiteren Prozesse aus dem Mesenchym erfolgen. Ahtiainen et al. (2016) stellten eine Verbindung zwischen diesen Prozessen und der Bildung eines sogenannten Initiationsknotens her, der als mögliches erstes transientes Signalzentrum der Odontogenese gilt.[69]

Dieses frühe epitheliale Signalzentrum besteht aus einer Gruppe nicht proliferierender, in ihrer Anzahl konstant bleibender Zellen, welche die nötigen Informationen zur Ausbildung der Placoden aussenden. Die sogenannten G1-Epithelzellen (Zellen, die in der mitotischen G1-Phase verharren und sich nicht weiter teilen) des Signalknotens, die durch BMP4 aus dem Mesenchym initiiert werden, treiben die Proliferation ihrer Nachbarzellen an. Im Laufe der weiteren Entwicklung löst sich der Signalknoten auf, weil Apoptose – nicht zu verwechseln mit dem Zelltod durch Nekrose – zur Auflösung der Zellen des Knotens führt.

Die Begegnung der beiden Zellreihen – Epithelzellen und Mesenchymzellen – bremsen die lineare einschichtige Wachstumsbewegung. Es entstehen suprabasale Schichten, die sich ineinander und übereinander schieben und durch Formveränderungen Biegungen ermöglichen. Li et al. vermuten, dass die in eine basale und mehrere suprabasale Zellschichten unterteilten Placoden durch sogenannte FGF-Signalübertragung entstehen, die für vertikale Zellteilungen mitverantwortlich sind.[70]

Wichtig und interessant ist hier hervorzuheben, dass zwei getrennt voneinander ablaufende Signalwege werkzeugartig die Placoden bilden. Der FGF–Signalweg beeinflusst die Schichtung der Zellen, aber nicht eine mögliche Verformung. Die in diesem Stadium beginnende Formveränderung steuert die SHH-Signalisierung, (Hedgehog-Signalweg). Dabei wirkt SHH auf die Zellen und reguliert deren Gestaltveränderung so, dass Spannungen entstehen. Um diesen Mechanismus zu klären, maß die Forschungsgruppe die Verformung von Zellkernen. Sie beriefen sich auf Aussagen von Friedl et al. und Kettunen et al., *„dass Veränderungen der Zellform in morphogenetischen Prozessen auftreten, wenn Zellen stark motil (aktiv beweglich) oder unter Spannung sind. Der Zellkern ist eine steife Struktur, die sich nur verformt, wenn die Zelle unter erheblicher Spannung eine dramatische Formveränderung durchläuft."*[70, S. 677] Die Ergebnisse lassen den Schluss zu, dass die Spannungen der Zellen und damit deren Formveränderungen durch SHH-Einfluss entstehen. Die Studie versuchte nachzuweisen, dass die FGF-Signalisierung für die Epithelschichtung und die Erzeugung von suprabasalen Zellen erforderlich und der SHH-Signalweg für die Verformung der Zellen verantwortlich ist. *„Vertikale, schichtende Zellteilungen sind in sich bildenden Placoden angereichert [...] FGF-Signalübertragung ist für die Schichtung und Teilung notwendig und ausreichend."*.

Die Placodenbildung hängt also von zwei getrennt verlaufenden und getrennt gesteuerten Entwicklungsschritten ab. Die Anwesenheit und das Zusammenwirken dieser beiden Signalmoleküle sind essenziell für die physischen Veränderungen der Epithelzellen. Ihr geordnetes Zusammenwirken wird vorausgesetzt.

3.1.1 Hereinfassen des Universums

Die vorgenannte Placodenbildung ist auch in geisteswissenschaftlicher Sicht das erste morphologisch greifbare Stadium, das Rudolf Steiner das *„Eingreifen"* nennt. Im

Menschenbildungsprozess bezeichnete er diesen ersten Impuls als *„ein Hereinfassen des Universums, eine Art Zurückblicken auf das Universum“.*[14, S. 65] Sehr schön kann man diese erste Geste der Formprozesse in dem Deckenfresko Michelangelos in der Sixtinischen Kapelle „Die Erschaffung Adams“ wiedererkennen. Der Mensch nimmt das auf, was er aus dem Universum vorgeburtlich mitgebracht hat. Der Finger Gottes berührt den Menschen, der den Blick zurückgewandt hat. Der Mensch blickt auf sich selbst zurück und nimmt das, was im Universum ausgebreitet ist, in sich auf. Dieses Zurückschauen bewirkt das Eingreifen des kosmischen Impulses. Rudolf Steiner erläuterte dieses Zurückblicken und das Aufnehmen, das „Erinnern“ an die kosmische Gesetzmäßigkeit. *„Indem man auf sich selber zurückschaut, findet man das Universum. Da haben wir, ich möchte sagen, das alleräußerste Verhältnis des Menschen zu dem Universum, aus dem er herausgebaut ist.“*[14, S. 65]

Hans Broder von Laue erklärt diesen ersten Schritt der Wachstumsbewegung *„der bewirkt [wird] durch differenzierendes Eingreifen von ‚äußeren Kräften‘. Diesen antwortet das Zellprinzip in unterschiedlicher Intensität. Die Oberfläche wird dabei nicht verändert, im Schnitt kann sich eine Verdickung des Epithels zeigen.“*[15, S. 155] Dieses initiale Eingreifen kosmischer Kräfte in das embryonale Werden ist mit dem leibschaffenden ICH des Menschen verbunden. Die kosmische Vergangenheit der Menschheitsevolution und die des menschlichen Ich werden an den Leib herangetragen. Wir können einerseits die molekularen Abläufe und biochemischen Signalketten auf zellulärer Ebene und andererseits die Morphogenese als kosmische Kraftwirkung als polaren Blick auf dieselben Phänomene auffassen, wenn wir erstere als notwendige Bedingungen anerkennen, die in einen zielvollen Ablauf eingeordnet sind. Der naturwissenschaftliche Blick betrachtet die erforderlichen Werkzeuge bei der Ausbildung einer Placode, als ob die Signalmoleküle einen proliferationsgetriebenen Mechanismus steuern. Dagegen ist der geisteswissenschaftlich definierte Beginn der Organogenese – das „Hereinfassen“ – ein schöpferischer Akt, in dem kosmische Kräfte auf die Zellen einwirken.

3.2 Das Knospenstadium

Dieses zweite Stadium der Zahnentwicklung wird als Knospenstadium (bud stage) bezeichnet. Es ist gekennzeichnet durch die eingestülpte Zahnkeimform, die an Blattknospen von Pflanzen erinnert.

In dieser Phase zeigen sich deutlich komplexere Zellbewegungen als im Placodenstadium. Naturwissenschaftliche Studien, die das physische Verhalten der Zellen untersuchen, beschreiben eine besondere Beweglichkeit in diesem zweiten Stadium. Der Übergang von einem einschichtigen Laminastadium hin zur Zahnknospe ist kein reines „Herunterwachsen“ des Epithels in das Mesenchym, sondern ein Prozess mit energiezehrender Motilität der Zellen.

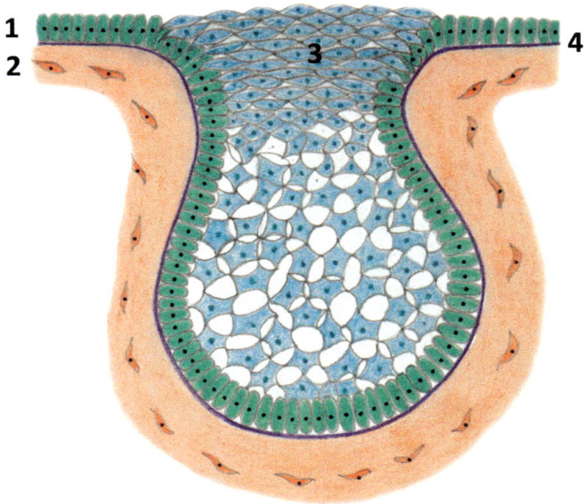

Abb. 17: Knospenstadium, gekennzeichnet durch die eingestülpte Zahnkeimform.
1: Epithelschicht, 2: Mesenchym, 3: Suprabasale Zellen, 4: Basalmembran

3.2.1 Invagination – Epithelbiegung

Einige Studien arbeiteten ausführlich heraus, wie sich dieser Übergang entwickelt. Vorher sollte man aber die verschiedenen Mechanismen der Epithelbiegungen betrachten, denn dort, wo sich Epithelien falten, biegen und dehnen, sind ja Kräfte im Spiel, die dieses Verhalten erst ermöglichen. Pearl et al. beschrieben verschiedene Aspekte der Epithelbiegung.[71] Apikale Verengung, basale Entspannung, apikales Knicken, Zellverkürzungen und basale Verkeilung sind die Arten der Epithelbewegungen, die wir bei monoschichtigem Gewebe antreffen. Erst in neuerer Zeit konnte man bei mehrschichtigen Epithelien einen Biegemechanismus nachvollziehen, der die Einstülpung der Placode (Invagination) bewirkt. Nach der Epithelverdickung und Zellschichtung durch die Bildung suprabasaler Zellen im ersten Stadium kommt es also zur Biegung des Epithels. Wie im vorigen Kapitel bereits erwähnt, zeigten Li et al., *„dass die Proliferation für die Erzeugung von suprabasalen Zellen und folglich für das Volumenwachstum der Placode erforderlich ist, nicht aber für seine Invagination.“*[70, S. 673] Damit hoben die Autoren deutlich hervor, dass die Verdickung der Epithelleiste (Placode) und die Einsenkung der Epithelleiste (Invagination) verschiedene Prozesse darstellen. Auch ihre Untersuchungen zu den Einwirkungen der Signalmoleküle unterstreichen diese Feststellung.

3.2.2 Suprabasale Intercalation

Das Zellverhalten, das zur Invagination führt, wird Interkalation (lat. intercalare, einschieben) genannt. Charakteristisch ist, dass sich Zellen der suprabasalen Schicht in die Basalschicht verschieben. Die suprabasale Interkalation setzt voraus, dass das Epithel geschichtet wird. Die Schichtung wiederum ist nur möglich, wenn durch Zellproliferation suprabasale Zellen entstehen, wie im ersten Stadium bereits beschrieben. Die suprabasalen Zellen und basalen Zellen wirken zusammen und schieben sich ineinander. Die suprabasalen Zellen erzeugen Biegespannung, leiten diese an die Basalzellen weiter und diese lösen als Reaktion darauf die Biegung der Basallamina aus. Es genügt hier also keinesfalls eine Proliferation basaler und eine Schichtung suprabasaler Zellen aus, sondern ganz wesentlich ist der Prozess des Ineinanderschiebens und der Spannungsverteilung, um die Einstülpung des Epithels voranzutreiben. Experimentell untersuchten Panousopoulou et al. den Zusammenhang zwischen Interkalation und Gewebespannung und stellten die Frage nach der molekularen Krafterzeugung, die in den interkalierenden Zellen wirkt. Sie fanden heraus, dass *„sowohl ein intaktes F-Actin-Zytoskelett als auch eine Myosinkontraktilität (...) erforderlich sind, um lamelliforme Vorsprünge und dynamische Zellmotilität zu erzeugen."*[72] Dieses Ergebnis ließ sich dadurch verifizieren, dass durch den Einsatz chemischer Inhibitoren gegen die intrazelluläre „Kontraktilitätsmaschinerie" die suprabasalen Zellen ihre längliche Zellform und gewebeweitende Spannung verloren hatten. Was aber kann die Gewebespannung auslösen? Man weiß, dass nukleare Verformung ein Kraftsensor ist, denn entspannte Kerne sind kugelförmig und benötigen externe Kräfte, um ellipsoid zu werden. Die Ellipsenform der Kerne verweist auf die Gewebespannung.

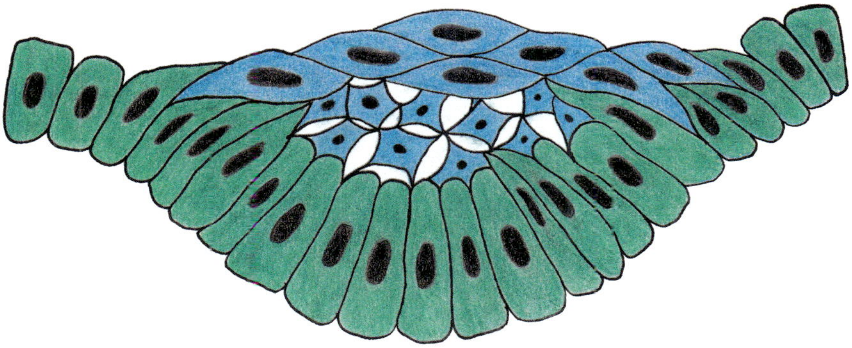

Abb. 18: Suprabasale Intercalation. Schichtung der suprabasalen Zellen und ihre Interaktion

Wir können zusammenfassend feststellen, dass die Invagination, die Einstülpung der Epithelschicht nur unter einem Kraftaufwand auf zellulärer Ebene möglich ist. Die Kraftentwicklung stammt aus den suprabasalen Zellen, die sich ellipsoid verformen müssen, um ihre dabei entstandenen lamelliformen Fortsätze ineinanderschieben zu können, somit Biegebewegung vollziehen und auf die Basallamina übertragen. Diese physikalischen Eigenschaften sowie die Bewegungsabläufe und Kräfte werden von chemischen Reaktionen, Signalproteinen und Wachstumsfaktoren beeinflusst und kontrolliert. Wie einleitend schon erwähnt, lassen sich dadurch Schichtung und Einstülpung je nach Signalweg morphogenetisch in zwei verschiedene Stadien unterteilen. Die FGF-Signalisierung ist notwendig und ausreichend für Proliferation und Schichtung, während die Sonic-Hedgehog-Signalmoleküle (SHH) für die Umlagerung der suprabasalen Schicht und die Invagination und Knospenhalsbildung erforderlich sind. Schichtung und Einstülpung sind zwar experimentell trennbar, aber trotzdem eng miteinander verbunden. Ohne eine Zellvermehrung kann eine spätere Invagination nicht auftreten. Signalmoleküle und Wachstumsfaktoren können Indikatoren für typische Muster in den Entwicklungsstadien sein, aber sie sind auch komplex vernetzte Systeme, die auf den verschiedenen Ebenen und Entwicklungsstufen ineinandergreifen.[70, S. 670–681]

3.2.3 Hereinnehmen der Beweglichkeit des Universums

Der zweite Formimpuls nach der Placodenbildung benötigt biegende Formkräfte, um eine Invagination zu bewirken. Rudolf Steiner charakterisierte die Formkraft der zweiten Entwicklungsstufe als *„Hereinnehmen der Beweglichkeit des Universums."*[14, S. 65] Ein Prozess, bei dem durch Zellumlagerung Dehnungs- und Kontraktionskräfte entstehen, nennt man konvergente Extension, eine Sonderform stellt die Invagination des Epithels dar. Dieses Verhalten widerspricht der eigentlichen Tendenz der Zellen, denn die Zellen streben aus sich heraus eine kugelige Gestalt an. Um morphogenetisch notwendige Veränderungen herbeizuführen, sind Dehnungen mit kraftintensiven Eingriffen gegen die ursprüngliche Form erforderlich. Versuchsreihen zeigen eindrucksvoll, wie gezielte Schnittführungen Zellen vom Nachbargewebe isolieren, was eine Verformung durch interzelluläre Signale initiiert. Sehr schnell verlieren die Zellen ihre Spannung und ziehen sich in ihre Ruheform zurück. Die Zellen benötigen also Kräfte, um sich aus ihrer Grundformation heraus zu dehnen oder zu kontrahieren. Am Beispiel der „konvergenten Extension" lässt sich gut erkennen, wie das Verständnis der Entstehung von Kräften zwischen dem technisch-naturwissenschaftlichen und dem anthroposophisch-geisteswissenschaftlichen Denkansatz divergiert.

Die Schlussbetrachtung einer Studie zur konvergenten Extension hinterfragt die Zellkräfte und die Informationssysteme: *„Dies erfordert wahrscheinlich ein Verständnis auf molekularer Ebene, einschließlich dessen, was Zellen benötigen, um Vorsprünge zu bilden, Traktion auszuüben und Adhäsion zu regulieren, aber auch, wie diese zwischen Zellen und Geweben koordiniert werden. Darüber hinaus ist die Schnittmenge zwischen aktivem krafterzeugendem Zellverhalten und extrinsischen Kräften beim Antreiben der konvergenten Extension des Gewebes eindeutig ein wichtiger Bereich für zukünftige Untersuchungen.“*[73] Es bleibt offen, was aktives, krafterzeugendes Zellverhalten ist und was sich unter extrinsischen Kräften (active force-producting cell behavior and extrinsic forces) verstehen lässt. Die Frage nach der Ursache und dem Ursprung von Kräften und Impulsen bleibt vorerst unbeantwortet. Auch chemische Reaktionen stellen zwar Kraftreserven zur Verfügung und fungieren als logistische Informationssysteme, die die Abläufe koordinieren, sind jedoch nicht die Erzeuger von Kräften.

Die anthroposophische Medizin erkennt die Zellprinzipien sowie die Kraftfelder und Informationssysteme an, betont jedoch, dass die Leibgestaltung als regelhafter Prozess des ganzen Menschen verläuft, dem sich die Zellen unterordnen. *„Die Zelltendenz, alleine wirksam, ließe nur gestaltlose Massenvermehrung zu, würde theoretisch Kugelformen anstreben. Die Veränderung der Zelltendenz äußert sich als Verlust an Regenerationskraft, als Zelldifferenzierung und als Formung einzelner Organe, letztlich in der wahrnehmbaren menschlichen Gestalt.“*[15, S. 154]

Die Kräfte, die die Bewegung der Zellen und die Einsenkung des gesamten Zellstranges bewirken, basieren auf komplexen morphogenetischen Prozessen. Die Invagination der Zellschicht erzeugt eine Struktur, die den Eindruck eines aufnahmebereiten Gefäßes vermittelt. Diese Formveränderung kann als äußere Einwirkung gedeutet werden, die den Prozess der Zellbewegung beeinflusst. Interessanterweise lässt sich der Bezug zum Sternbild Stier herstellen, das traditionell für Stärke und Durchsetzungskraft steht. Diese Qualitäten spiegeln sich in der Dynamik der Formveränderungen während dieses Schrittes der Odontogenese wider, da diese Phase durch eine besonders ausgeprägte Beweglichkeit und Veränderung der Gewebestruktur gekennzeichnet ist.

3.3 Das Kappenstadium

Das dritte Stadium der Zahnkeimentwicklung wird Kappenstadium genannt, das sich weder zeitlich noch räumlich ganz exakt vom vorherigen Knospenstadium abgrenzen lässt. Während des Tiefenwachstums der Epithelzellen in das Mesenchym hinein kommt es jedoch zu signifikanten Formveränderungen. Neben den Halsschleifen bilden sich für die einhöckrigen Zähne primäre Schmelzknoten und für die mehrhöckrigen Seitenzähne zusätzliche sekundäre Schmelzknoten. Die Region, die sich basal zwischen

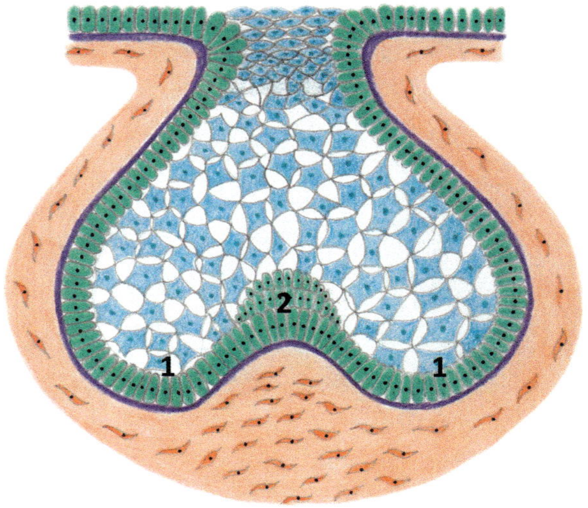

Abb. 19: Das **Kappenstadium** (cap stage) ist charakterisiert durch die Abflachung der Knospe, die epithelialen Biegungen an den Seiten der Basis, die Hals- oder Zervixschlaufen (1) und der Schmelzknoten (2).

den Halsschleifen ausbreitet, wird nun als „Inneres Zahnepithel“ bezeichnet, eine Zellschicht, aus der die schmelzbildenden Ameloblasten hervorgehen.

3.3.1 Halsschleifen und Inneres Schmelzepithel

Die Halsschleifen entstanden als eine typische morphogenetische Struktur im Kappenstadium. Während des „Knospen-zu-Kappen-Übergangs“ flacht die Basis der Knospe ab und unter der Epithelknospe bildet sich durch die größer werdende Dichte des Mesenchyms ein sogenanntes mesenchymales Kondensat. Es entstehen Epithelfalten, die zunächst seitlich wachsen, dann aber schnell ihre Ausrichtung ändern und den Wachstumswinkel nach unten verändern. Die Bildung dieser Halsschleifen erfordert ein beschleunigtes Epithelwachstum relativ zu anderen Geweben und ihre Wachstumsrichtung hängt von unterschiedlicher Adhäsion zwischen den epithelialen, suprabasalen oder mesenchymalen Zellgeweben ab.[74]

Es stellte sich nun die Frage, welche Mechanismen die Basis der Knospe abflachen lassen. Eine Überlegung war, dass die beschränkende mesenchymale Kapsel die Proliferation des Epithels antreibt, sodass sich der Epithelstrang verschließt, um die Halsschleife und die Knospe zu bilden. Die Ergebnisse der Arbeitsgruppe um Yamada et al. zeigten aber, dass die experimentelle Hemmung der Zellproliferation die Morphogenese des Kappen-zu-Knospen-Übergangs nicht verhinderte. Daraus folgerten die Forscher, *„dass der Kappen-zu-Knospen-Übergang weitgehend proliferationsunabhängig* *ist und von klassischen Actinomyosin-gesteuerten Mechanismen angetrieben wird.*" Zusammenfassend erklären sie den physikalischen Mechanismus für die molare Morphogenese mit „*einer Kombination aus autonomer proliferationsunabhängiger Epithelbiegung durch basale Verengung innerhalb einer umschließenden mesenchymalen Kapsel.*"[75]

3.3.2 Primärer Schmelzknoten

In der Mitte des inneren Schmelzepithels gegenüber der Verbindungsstelle von Zahnkeim und Zahnleiste, zeichnet sich der primäre Schmelzknoten ab. Er ist eine Ansammlung von Zellen im zentralen Teil des inneren Zahnepithels, die dem Zahnmesenchym zugewandt sind, von dem seine Bildung auch initiiert wird und in das er als Wulst hineinragt. Er ist ein aus speziellen Epithelzellen bestehendes Signalzentrum. Seine Aufgabe besteht darin, Form und Position der Molarenhöcker sowie die Gestalt der Frontzähne zu steuern, formbildend wirkt er insbesondere dort, wo Epithelzellen und Mesenchym aufeinandertreffen und sich gegenseitig durch molekulare Signale beeinflussen. Der primäre Schmelzknoten spielt eine zentrale Rolle bei der Steuerung der Höckermorphologie der Molaren sowie bei der Entstehung der sekundären Schmelzknoten.

Das kann er leisten, weil er Moleküle (SHH, BMP und FGF4) und Transkriptinsfaktoren (MSX2) exprimiert, die Signale (BMP4, SHH) entweder innerhalb der Epithelschicht aussenden oder das Mesenchym induzieren, rückwirkend auf das Epithel signalgebend einzuwirken.

Es wird vermutet, dass die Struktur des Schmelzknotens aus zyklischen und nicht zyklischen Zellen des inneren Schmelzepithels besteht. Die Subpopulation der nicht zyklischen Zellen gelten als sogenannte ‚Organisatoren morphogenetischer Einheiten" (OMU), welche die Höckermorphogenese regulieren, während die zyklischen Zellen interkalierend die OMUs umverteilen.[76] Nach dieser Hypothese existiert also eine ortsständige Gruppe von Zellen, die als Platzhalter fungieren und die Form der Zahnhöcker bestimmt, während sich die zyklischen Zellen zwischen die nichtzyklischen Zellen schieben und so den Schmelzknoten teilen. Es bleibt aber strittig, ob sich die Zellen des primären Schmelzknotens von der Basalmembran lösen und Teil der sekundären Schmelzknoten werden oder ob sie sich durch Apoptose auflösen. Dazu heißt es: „*Zwei komplementäre Mechanismen können in die Trennung der Zellen des primären Schmelzknotens eingreifen, die mit der Basalmembran interagieren: das mögliche Einfügen von teilenden Zellen in die nicht teilenden Zellen des primären Schmelzknotens und spezifische Zell-Matrix-Wechselwirkungen, die eine Zellmigration ermöglichen.*"[77]

Andere Studien bezweifeln, dass sich teilende zwischen nicht teilende Zellen des Schmelzknotens schieben und dass Zellmigration unter dem Einfluss von Zell-Matrix Wechselwirkungen stattfindet. Sie widersprechen und stellen fest, *„dass sich keine Zellen des primären Schmelzknotens in Richtung der sich entwickelnden sekundären Schmelzknoten bewegen. Obwohl der primäre und der sekundäre Schmelzknoten eine enge molekulare und funktionelle Beziehung bei der molaren Entwicklung haben, stammen sie nicht tatsächlich von denselben Zellen. (...) Obwohl die primären und sekundären Schmelzknoten nicht von denselben Zellen abzustammen scheinen, bedeutet dies nicht, dass sie unabhängig voneinander wirken. Beispielsweise kann der primäre Schmelzknoten die Positionierung der sekundären Schmelzknoten durch planare Signalgebung innerhalb des Epithels regulieren."*[78] Es ist also keineswegs gleichgültig, ob der „alte" Zelltyp an einen neuen Ort verschoben wird und dort seine ursprüngliche Funktion beibehält, oder ob eine neue, „junge" Zelllinie mit einem veränderten Aufgabenfeld entsteht.

Einigkeit besteht jedoch über die wechselseitige Abhängigkeit von Epithel und Mesenchym sowie die Fähigkeit des primären Schmelzknotens, die Zahnformbildung zu steuern. Zudem ist der primäre Schmelzknoten maßgeblich an der Entstehung der sekundären Schmelzknoten beteiligt.

Der Schmelzknoten hat sich im Knospenstadium entwickelt, im Kappenstadium verändert und letztlich wieder aufgelöst. Das Schicksal seiner Zellen ist jedoch nicht endgültig geklärt. Sicher ist jedoch, dass sich der primäre Schmelzknoten als Zellansammlung im Glockenstadium auflöst und viele seiner Zellen durch Apoptose zugrunde gehen.

3.3.3 Sekundäre Schmelzknoten

Die sekundären Schmelzknoten erscheinen auf der Epithelleiste im späten Kappenstadium. Sie bilden sich bei den höckertragenden Seitenzähnen in einem Abstand zum primären Schmelzknoten dort, wo später die Höcker der Seitenzähne entstehen. Nicht nur der primäre Knoten, sondern auch die sekundären Schmelzknoten *„sind spezifische Zelllinien mit einem einzigartigen Schicksal."*[79, S. 119] Wie oben bereits beschrieben, haben vielleicht einige wenige nicht-zyklische Zellen als „Restbestände"des primären Schmelzknotens überlebt und stellen einen Teil der sekundären Schmelzknoten dar. Aber möglicherweise haben sich einige Zellen auch unter dem Einfluss antagonistischer Signale spezialisiert und sich als morphogenetische Einheit neu zu sekundären Schmelzknoten formiert, um die Höckergenese zu organisieren. Sehr gut nachgewiesen ist, dass der primäre Knoten die Funktion und Position der sekundären Schmelzknoten beeinflusst und zudem, *„dass mesenchymale Signale die Bildung des Schmelzknotens regulieren und dass dies (...) die Bildung der Zahnhöcker initiiert."*[80, S. 42]

Zu den charakteristischen Merkmalen der nicht zyklischen Schmelzknotenzellen gehört ihre Ortsständigkeit an den Höckerspitzen und ihre Teilungsunfähigkeit. Dadurch stabilisieren sie die Höckerform und beeinflussen die Wachstumsrichtungen der Nachbarzellen. Ein weiterer morphogenetischer Einfluss der Schmelzknotenzellen ist die Expression des Signalmoleküls FGF-4. Es gehört zur Gruppe der Wachstumsfaktoren und greift maßgeblich in die Entwicklung der Höcker ein: *„FGF-4 als auch FGF-9 können das Wachstum der Höcker durch Stimulierung der Zellproliferation regulieren, und das zeitlich-räumliche Muster der Schmelzknoten kann die Orte und den Zeitpunkt der Höckerbildung bestimmen. Aufgrund der Art und Weise, wie sich der Zahn entwickelt, wird der Höcker, der sich zuerst zu bilden beginnt, der höchste und die sich anschließend bildenden Höcker werden immer flacher. Daher bestimmt der Zeitpunkt des Beginns der Höckerbildung die relativen Höhen der Höcker.“*[79, S. 119]

Als sehr kompliziert und nicht eindeutig nachvollziehbar stellt sich die Reaktion der Zellen im inneren Schmelzepithel auf die FGF-Signale dar. *„Die Rezeptoren für FGFs sind sowohl im Mesenchym als auch im Epithel um den Schmelzknoten vorhanden und FGF-4 stimuliert die Proliferation beider Zelltypen“*[79, S. 119]

Allerdings ist nur die Expression von FGF-4 im Schmelzknoten nachgewiesen. Obwohl Rezeptoren für das Signalmolekül in allen Zellen vorhanden sind, reagieren die Schmelzknotenzellen selbst nicht auf den Impuls zur Proliferation. Es ist bemerkenswert, *„dass „FGF-4 als ein potentes Mitogen von Zellen exprimiert wird, die selbst nicht proliferieren.*[81, S. 465] Es wird vermutet, *„dass Schmelzknotenzellen einige notwendige nicht signalisierende Rezeptoren wie Proteoglykane fehlen, die für die Wechselwirkung von FGF-4 mit dem signalgebenden Rezeptor benötigt werden.*[81, S. 465] Dennoch muss man festhalten, *„dass der Rückzug der Schmelzknotenzellen (...) unbekannte Mechanismen beinhaltet, die die Reaktion auf FGF-4 verhindern.*[81, S. 465]

3.3.4 Sich umfassen

Während Wachstum und komplexe Bewegungsmuster das Knospenstadium beherrschten, zeichnet sich das Kappenstadium durch eine höhere Differenzierung der Zellen und den zunehmenden Einfluss von Signalzentren aus. Auch die Verhalten- und Funktionsänderung der Zellen durch Anhäufung, differenzierte Sekretion von Botenstoffen, erhöhte Motilität und letztlich auch durch Apoptose bewirken mehr Selbstständigkeit der Zellen und eine deutliche Abgrenzung mit fortentwickelten neuen Strukturelementen. Im ersten und zweiten Stadium der Odontogenese kamen die Reize von außen, der Impuls zur Verdickung der Zahnleiste und der zur Invagination, der fast wie ein „Eindrücken“ zu empfinden war. Jetzt im dritten Stadium scheinen sich die Druckverhältnisse zu ändern. Das konzentrierte Mesenchym übt scheinbar Druck von innen aus, um die Konkavität der Knospenbasis zu gewährleisten. Die von außen wirkenden kosmischen Bildekräfte treffen auf ein Inneres, das nun beginnt, die äußeren Impulse wahrzunehmen und dadurch sich selbst zu erfahren. Die anfänglich hauptsächlich auf Proliferation ausgelegten Entwicklungsphasen erfahren Differenzierung. Ein deutliches Zeichen ist das Auftreten der Apoptose, das auf einen hohen Grad an Differenzierung und Reife der Zelle hinweist und ein wesentliches Merkmal dieser dritten Entwicklungsstufe der Odontogenese darstellt. *„Die Apoptose wird üblicherweise als ‚Selbstmord' der Zelle bezeichnet, als ob eine unbegrenzte, endlose Dauer das Ziel des Organismus sei. Richtiger wäre es, wenn die Apoptose als der richtige Zeitpunkt (Kairos) angesehen würde, an dem der Organismus die Funktion dieses Einzelelementes beendet, um die Gesamtfunktion zu ermöglichen. (...) In dieser ‚Entscheidung' zwischen selbstregulierter Heilung oder dem Absterben der Zelle spiegelt sich die Ich-Funktion im ganzen Organismus wider.“*[33]

Die Apoptose ist in dieser Entwicklungsphase ein Mechanismus, der den zunehmenden Einfluss der Ich-Tätigkeit spiegelt. Rudolf Steiner nannte diesen dritten Formprozess *„Umfassen, sich selbst erfahren.“* Er deutet im Menschenbildungsprozess eine Veränderung vom Äußeren zum Inneren an, die Rudolf Steiner beschreibt, als *„dass der Mensch noch nicht ganz bei sich war, er lebt noch im Äußeren (...) wie wird der Mensch innerlich? Alles Gewahrwerden des Ich, der Innerlichkeit, beruht im Grunde genommen auf diesem Sich-selber-Anfassen. (...) Wir sind eigentlich in der Außenwelt und erfassen uns selber.“*[14, S. 66]

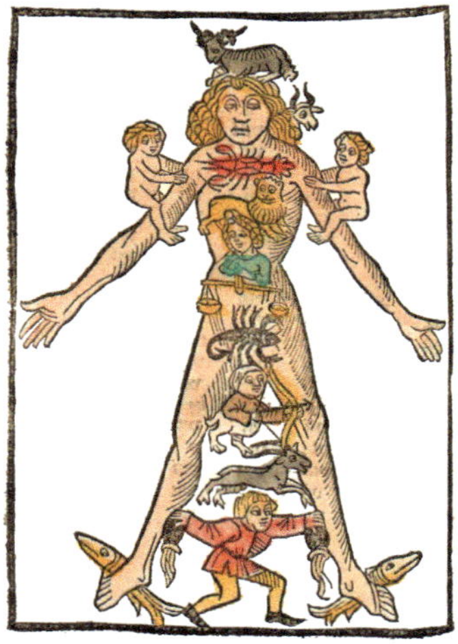

Abb. 20: Tierkreiszeichen-Mensch. Kalender, Iatromathematisches Hausbuch, Ulm 1498, Blatt 28v. Public domain, via Wikimedia Commons

In der dritten morphogenetischen Phase des Kappenstadiums entdecken wir die leiblich-räumliche Wirkung des Seelisch-Geistigen, das sich beginnt, einen – zunächst nur golfartigen – Innenraum zu bilden. Die „umfassende“, abschnürende Wachstumsbewegung, die Differenzierungen der Zellen und die Apoptose weisen keimartig auf die spätere Funktion hin. Der Zahnkeim wird abgegrenzt, er wird „umfasst" und emanzipiert sich vom umgebenden Gewebe.

Die neu entstandene Gestalt des Zahnkeims mit ihrer umfassenden Bewegungsgeste veranschaulicht den Impuls des Tierkreiszeichens Zwillinge. In der Darstellung des Tierkreismenschen (Abb. 20), die aus dem 15. Jahrhundert n. Chr. stammt und Verbindungen zwischen menschlichen Körperregionen und den Tierkreiszeichen zeigt, wird dieses Zeichen der Schulterregion zugeordnet.

In der Darstellung des Tierkreismenschen wird mit dem Sternzeichen Widder begonnen, was auch Rudolf Steiner in seinem Vortrag so übernommen hat. Der erste Formprozess der Placodenbildung wird dem Haupt zugeordnet, während der zweite Prozess der Invagination im Zeichen des Stiers den Kehlkopf umfasst. Die dritte Geste, die die Schulter betrifft, stellt die Verbindung zu den paarig angeordneten Gliedmaßen her und symbolisiert den Übergang von Linearität zu Polarität. Dieses Prinzip manifestiert sich in der Gegensätzlichkeit von Epithel und Mesenchym.

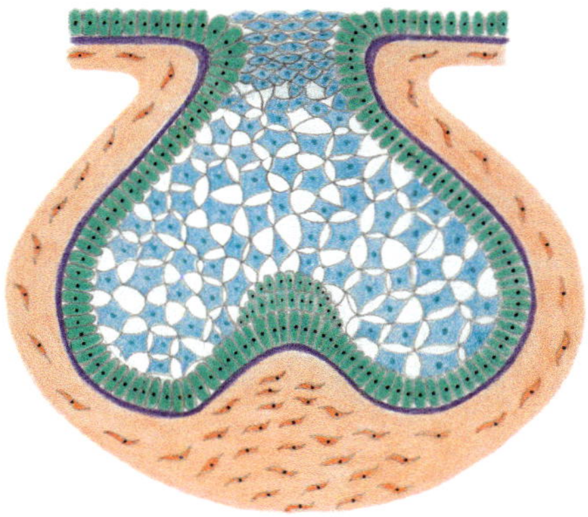

Abb. 21: Wachstumswinkel

Ein interessantes Detail ist der sogenannte Wachstumswinkel der Halsschlingen, der als der Winkel zwischen den Spitzen der Halsschlingen und dem primären Schmelzknoten definiert ist. Der äußere Umfang der Zahnkrone ist somit bereits in dieser frühen Phase weitgehend festgelegt. Dies kann als wesentliches Merkmal der Individualisierung interpretiert werden und als Hinweis darauf, dass bereits im Kappenstadium das vorbewusste Ich in den Gestaltungsprozess eingreift.

3.4 Das Glockenstadium

Nach der Ablösung der Zahnanlage von der Zahnleiste umschließt verdichtetes Bindegewebe als fibroblastenreiches Zahnsäckchen die Zahnglocke und die Dentalpapille, die in die Konkavität der Glockenform hineinragt. Dieser Prozess sowie die erstmalige Verwendung des Begriffs „Organ" in der Terminologie zur Bezeichnung des Zahnkeims unterstreichen die Eigenständigkeit und Begrenztheit der Zahnanlage im vierten morphogenetischen Stadium. Ein wesentliches Merkmal dieser Glockenphase der Molaren ist die Ausbildung der Zahnkrone sowie die Entwicklung der Zahnhöcker und des Fissurenreliefs. Der primäre Schmelzknoten hat sich bereits im Kappenstadium aufgelöst und entweder einzelne Signalzentren für die Frontzähne oder sekundäre Schmelzknoten für die Molaren organisiert. Der Zahnkeim hat sich zum Schmelzorgan entwickelt.

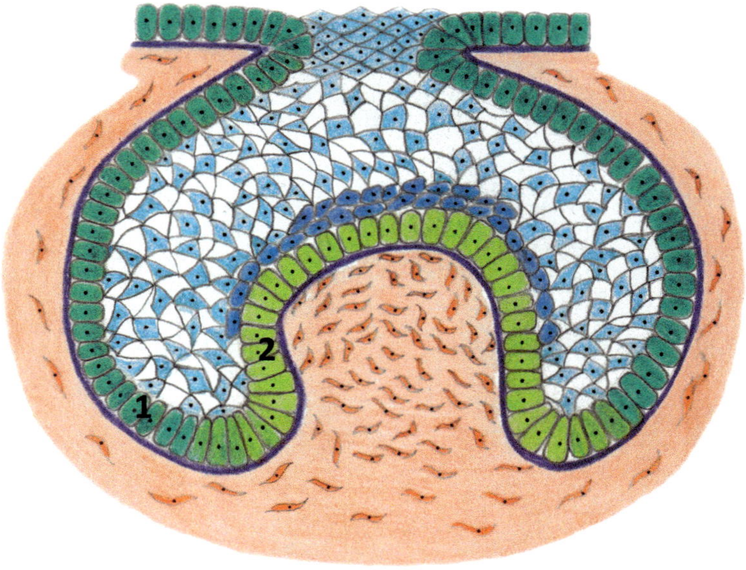

Abb. 22: Das vierte Stadium der Odontogenese ist das Glockenstadium (bell stage)
1: äußeres Schmelzepithel, 2: inneres Schmelzepithel

3.4.1 Schmelzorgan

Bevor die Schmelzentwicklung beginnt, differenziert sich die fortschreitende Einstülpung des Zahnkeims an den Halsschleifen sowohl terminologisch als auch funktionell in das äußere und das innere Schmelzepithel. Diese beiden Schichten begrenzen den glockenförmigen Raum, der durch die Ablösung des Zahnkeims von der Zahnleiste entstanden ist. Dieser Bereich wird Schmelzpulpa genannt, in den hinein sich das großvolumige Stratum reticulare und das schichtförmige Stratum intermedium entwickeln. Alle vier Zellschichten bilden zusammen das Schmelzorgan, das der Schmelzbildung als Schutzraum und energiereiche Zone dient.

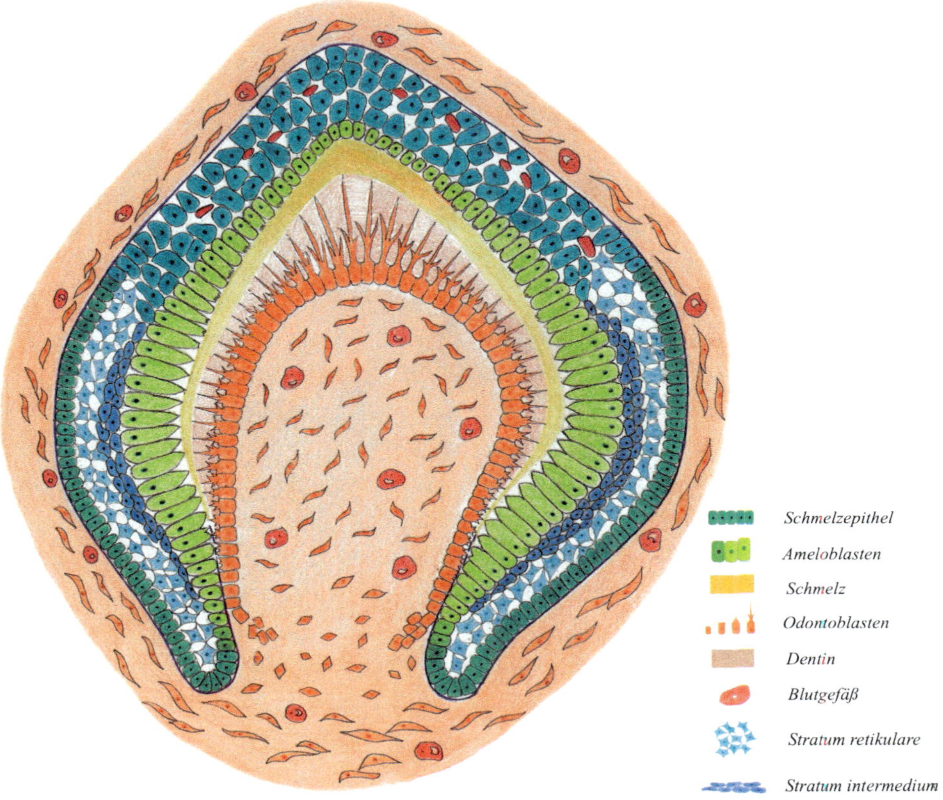

Abb. 23: Der Zahnkeim im späten Glockenstadium

3.4.2 Stratum intermedium

Kurz vor der Reorganisation des inneren Schmelzepithels entwickelt sich das Stratum intermedium. Liu et al.[82] charakterisierten das Stratum intermedium in einer Studie über die Schichten des Schmelzorgans als eine multipotente Stammzellschicht mit drei wichtigen Merkmalen. Erstens haben die Zellen des Stratum intermedium das Potenzial, sich zu Ameloblasten umzuwandeln, allerdings nur vor der Schmelzbildung. Zweitens verleiht das Stratum intermedium den Ameloblasten zusätzliche Stabilität, indem die Desmosomen zwischen Stratum-intermedium-Zellen und Ameloblasten eine besonders starke Adhäsion aufweisen. Diese Verbindungen lassen vermuten, dass Stratum intermedium und Ameloblasten eine funktionelle Einheit bilden. Drittens ist das Stratum intermedium reich an alkalischer Phosphatase und bildet damit ein energiereiches Reservoir: „*die Hauptfunktion der alkalischen Phosphatase im Stratum intermedium besteht darin, das Phosphat aus den Blutgefäßen in das Schmelzorgan transportiert wird. Alternativ können hohe Dosen von alkalischer Phosphatase im Stratum intermedium auch die Bildung von phosphorylierten Makromolekülen erleichtern.*"[82] Die wichtige Funktion der alkalischen Phosphatase wird ausführlich in der etwas älteren Studie von Woltgens et al. beschrieben. Die Autoren belegen, *„dass alkalische Phosphatase in sich entwickelnden Zähnen die Mineralisation indirekt stimuliert, indem sie Phosphat liefert.*"[83, S. 206] und weiter, *„dass die maximale Aktivität der alkalischen Phosphatase immer mit den Zellen des Stratum intermedium verbunden ist.*"[83, S. 206]

Koyama et al.[84] beschreiben das Stratum intermedium als eine Nachfolgestruktur des primären Schmelzknotens und belegen das in ihrer Studie indem sie ausführen, dass *„das Stratum intermedium zunächst als mehrschichtige Epithelstruktur in unmittelbarer Nähe des einrollenden Schmelzknotens erkennbar wird. Wenn der Schmelzknoten schließlich verschwindet, nimmt das jetzt vielschichtige Stratum intermedium genau dieselbe Position am Höckerende des jungen Zahnkeims ein.*" Sie begründen ihre Vermutung über die Verbindung von Schmelzknoten und Stratum intermedium wie folgt: *„Genauso wie die Shh-Expression im rückgebildeten Schmelzknoten abnimmt, wird die Shh-Expression im sich neu bildenden Stratum intermedium sichtbar und stark.*[84]

Von großem Interesse könnte dieses Ergebnis deshalb sein, weil diese Schicht nicht nur als Energiereservoir dient, sondern auch eine Leitfunktion ähnlich der Schmelzknoten innehaben könnte. Die Bedeutung des Stratum intermedium kann kaum hoch genug eingeschätzt werden, da mit seiner Bildung eine neue Phase der Zahnkeimentwicklung beginnt. Es ist interessant zu beobachten, dass aus Signalknotenzellen mit ihrer Leitfunktion eine Zellschicht entstanden ist, die sich wie eine Hülle um die Zone der unmittelbar bevorstehenden Mineralisierung gelegt hat. Diese neu entwickelte Schicht wird sicherlich weiterhin eine bedeutende Rolle bei der Organisation der Schmelzbildung haben.

3.4.3 Stratum reticulare

Das Stratum reticulare ist ein weniger verdichtetes Gewebe mit einem weitmaschigen, nicht vaskularisierten Interzellularraum. Es enthält viele Proteoglykane und Glykosaminoglykane, die Wasser binden und damit Raumvolumen schaffen. Es schützt den Zahnkeim während der Amelogenese, wobei zu bedenken ist, dass das Volumen des Stratum reticulare durch die Schmelzapposition kontinuierlich abnimmt.[80] Ernst Kallenbach[85] war einer der ersten Forscher, der das Stratum reticulare genauer untersuchte, allerdings eher deskriptiv. Er beschrieb große Interzellularräume, die von langen Zellfortsätzen durchzogen werden und eine hohe Anzahl von Makrophagen enthalten, die als „Aasfresser" Abfallstoffe entsorgen.[85] Weitere Funktionen des Stratum reticulare lassen sich über die Ansammlung der Proteoglykane erklären. Diese

Glykoproteine sind Bestandteil der extrazellulären Matrix und dienen hauptsächlich der Stabilisierung der Zellverbände untereinander. Zudem können sie als Corezeptoren für Wachstumsfaktoren und Signalmolekülen fungieren. Neben seiner Funktion als Schutz und Stützraum für die Amelogenese spielt dieses Stratum reticulare eine Schlüsselrolle bei der Etablierung der Papillarschicht, die durch die Fusion mit dem Stratum intermedium entsteht und als Epithelbarriere später den Zahndurchbruch erleichtert.

3.4.4 Sich umschließen

Rudolf Steiner nannte den vierten Formprozess „Umschließen": „*Wir sagen also viertens: Sich umschließen. Wenn Sie sich lebhaft einfühlen in Ihre Form, (...) so haben Sie dieses Sich-Umschließen.*"[14, S. 66] Diese Geste drückt sich in der Bildung von Hüllen aus, die auch das Schmelzorgan umschließen.

Dieser Impuls aus dem Sternzeichen Krebs wird beim Tierkreismenschen dem Brustkorb zugeordnet. Er trennt das Äußere vom Inneren und bildet einen physischen Schutzraum für Herz und Lunge, die zentralen Funktionsorgane unseres Organismus. Ebenso hat sich die Zahnanlage im Glockenstadium eingehüllt, nachdem sich über die Nachahmung kosmischer Urbilder die Kappen- und die Knospenform entwickelt hatten. Rudolf Steiner fasste die Entwicklung eines Innenraums durch die ersten vier Formprozesse zusammen: „*In diesen vieren steht vor uns, was eigentlich das allmähliche Formen des Menschen von außen nach innen ist: zunächst das ganze Universum, da ist man noch außer sich; dann das Universum nachahmend: man ist noch nicht zu sich gekommen, man ahmt es nach, das Universum. Greift man sich an, so kommt man außer sich selber zu sich. Nun erst im vierten hat man das Sich-Umschließen*"[14, S. 66]

Die Kräfte aus dem Tierkreis haben in den ersten vier aufeinanderfolgenden Prozessen eine Struktur geformt, die an ein Embryo erinnert. Das Stratum reticulare und das Stratum intermedium hüllen den Zahnkeim ein und geben ihm einen Schutzraum, in dem Nahrungsstoffe herangebracht und Abfallstoffe abtransportiert werden. Das Stratum intermedium stellt mithilfe der alkalischen Phosphatase den Phosphor bereit, der den ICH-Kräften als Werkzeug dient und seine Impulse und Energie in den Mineralisierungsprozess hineinträgt. Otto Wolff schrieb in seinem Buch Grundlagen einer geisteswissenschaftlich erweiterten Biochemie über den Phosphor: „*Substanzen wie ATP und Phosphatasen initiieren den Stoffwechsel, d. h. durch den Phosphor wird die Aktivität des ICH in den Stoffwechsel gelenkt. (...) Wo Phosphor im menschlichen Organismus auftritt, handelt es sich um eine Ich-Wirksamkeit. Phosphor ist der Ich Träger und ermöglicht das Eingreifen vor allem in Stoffwechselvorgänge, wo dieses Eingreifen unbedingt geschieht.*"[27, S. 322] Im dritten Entwicklungsschritt des Sich-Umfassens zeigte sich der ICH-Impuls bereits in der

Apoptose. Nun dringt das ICH mit der Hilfe des Phosphors tiefer in den Prozess ein, nachdem sich das umschlossene Schmelzorgan gebildet hat.

In der ersten Phase der Odontogenese wirken die kosmischen Kräfte auf die werdenden organischen Formen. Die noch unfertige irdische Struktur ordnet sich in dieser ersten Bildungsphase dem ätherischen Kraftmonopol unter.

Die Entwicklung des Zahnschmelzes ist ein Abbild des Menschenbildeprozesses, dessen Formbildung kann auch in der äußeren Natur beobachtet werden. Kurd von Bülow hat diese Prozesse und Kräfte, die im Wasser wirken, idealisiert und in seinem Büchlein *Erdgeschichte am Wege* aufgezeichnet.[86] Die Schlingenbildung und die anschließende Begradigung mit der Entstehung eines abgeschnittenen Altwasserbereichs spiegeln die Dynamik der auf die Organe wirkenden Formprozesse wider.

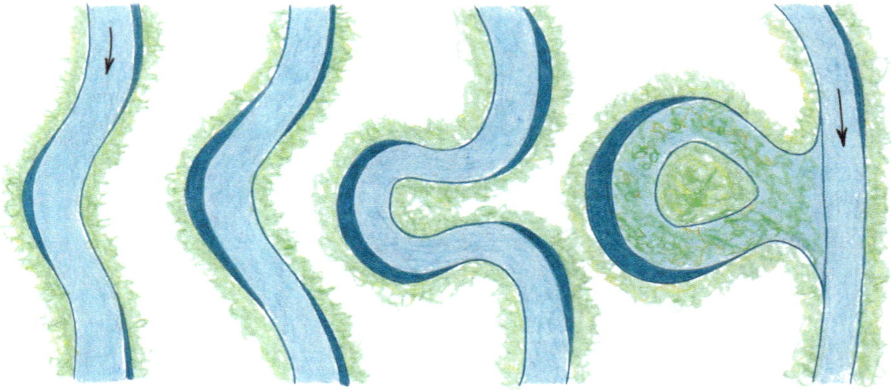

Abb. 24: Die Schlingenbildung eines Bachlaufes. Durch Auswaschen der Ufer können sich die Schlingen so verstärken, dass sie bei einem Hochwasser durchbrochen werden und als Altwasser liegen bleiben. Darstellung in Anlehnung an eine Abbildung aus v. Bülow: Erdgeschichte am Wege. Kosmos, Stuttgart 1941.

Kapitel 4

Amelogenese

Die ersten vier Stadien der Zahnentwicklung konnten anhand äußerer morphologischer Veränderungen in ein zeitliches und räumliches Ablaufmuster eingeteilt werden. Diese klare Struktur gilt jedoch nicht mehr uneingeschränkt für die darauffolgenden Entwicklungsschritte des Zahnkeims während der Amelogenese, die keinem strikt linearen Prinzip folgen.

Im vierten Stadium der Odontogenese hat sich ein Schmelzorgan gebildet, in dem die Hartgewebe auf zwei räumlich getrennten Wegen entstehen. Die beiden Stammzelllinien – die des Epithels, aus dem der Schmelz hervorgeht, und die des Mesenchyms, das die dentinbildenden Zellen hervorbringt – differenzieren und spezialisieren sich auf unterschiedliche Weise. Dennoch sind die Prozesse der Schmelz- und Dentinbildung eng miteinander verbunden, auch wenn sie funktionell separat betrachtet werden können.

Zu Beginn der Hartgewebsbildung findet eine Abstimmung zwischen den Zelllinien statt, die als reziproke Induktion bezeichnet wird.„*Die Induktionskette beginnt, während das innere Schmelzepithel die Differenzierung peripherer mesenchymaler Zellen der Papille zu Odontoblasten veranlaßt.*"[87, S. 38] Die so entstandenen Odontoblasten beginnen mit der Bildung von Prädentin, der Vorstufe des Dentins. Während dieser Phase sind die Vorstufenzellen von Schmelz und Dentin durch eine Basalmembran voneinander getrennt. Diese Grenzlinie wird im Verlauf der weiteren Entwicklung aufgelöst, was eine direkte Interaktion zwischen den Zelltypen ermöglicht. Es entstehen zwei räumlich getrennte Kompartimente: die Ameloblasten entwickeln den Zahnschmelz von außen nach innen (in Richtung des Dentins), während die Odontoblasten das Dentin von innen nach außen (in Richtung der Zahnpapille) aufbauen. Beide Prozesse verlaufen parallel und sind funktionell voneinander abhängig, auch wenn die genauen molekularen Mechanismen dieser Abhängigkeit noch nicht vollständig verstanden sind.

Da die Kreidezahnerkrankung eine histologisch begrenzte Störung des Zahnschmelzes darstellt, liegt der Fokus im Folgenden auf der Amelogenese, während die Odontogenese nicht weiter betrachtet wird.

4.1 Komponenten der Amelogenese

Mit der Amelogenese beginnt *„einer der langsamsten morphogenetischen Prozesse, der mehr Zeit in Anspruch nimmt, als für die Bildung des Embryos im Uterus benötigt wird, was für seine außergewöhnliche Komplexität spricht. Der Zahnschmelz wächst mit einer Appositionsrate von etwa 2–4 μm pro Tag und bildet sich über einen Zeitraum von etwa 4 Jahren"*[88, S. 239] An diesem Vorgang sind zahlreiche molekulare Strukturen beteiligt, die in Matrixsekretion, Schmelzreifung und Mineralisierung miteinander kommunizieren und interagieren. Diese Abläufe finden in sehr komplexen ineinandergreifenden Schritten statt und setzen sich gleichzeitig an verschiedenen Stellen fort. Eine gute Möglichkeit der Abgrenzung ergibt sich aufgrund der Gestalt und Funktion der Ameloblasten.

4.1.1 Ameloblasten

Die aus dem inneren Schmelzepithel hervorgegangenen kubisch geformten Präameloblasten differenzieren sich zu hochprismatischen und zylindrischen Ameloblasten, wobei sie ihren Zellkern verlagern, eine Polarität entwickeln und die für die Produktion von Schmelzbausteinen notwendigen Organellen reorganisieren. *„Der Zellkern und die Mitochondrien befinden sich am Basalpol der Zellen, während das endoplasmatische Retikulum und der Golgi–Komplex in der Nähe des apikalen (sekretorischen) Pols positioniert sind."*[89]

Am apikalen Pol bildet sich der Tomes'sche Fortsatz, eine zytoplasmatische Verlängerung in Form eines schräg abgeschnittenen Zylinders, der eine entscheidende Rolle bei der Strukturierung des Schmelzmusters spielt. Über diesen Fortsatz koordinieren die Ameloblasten die Orientierung und Wachstumsrichtung der kristallisierten Schmelzstäbe. Mithilfe des Tomes'schen Fortsatzes werden die Schmelzkristalle zu strukturellen Einheiten, den sogenannten Schmelzprismen, zusammengefasst. *„Der Prismenstabverlauf ist das versteinerte Abbild der Ameloblastenbewegung und der jeweiligen Ausrichtung der Tomes´schen Fortsätze."*.[87, S. 45]

Die Synthese der Interprismensubstanz, die die Schmelzprismen umgibt, erfolgt an Stellen, an denen die Tomes'schen Fortsätze fehlen. Dadurch entsteht eine charakteristische Mikrostruktur, bei der die Geometrie der Schmelzprismen und

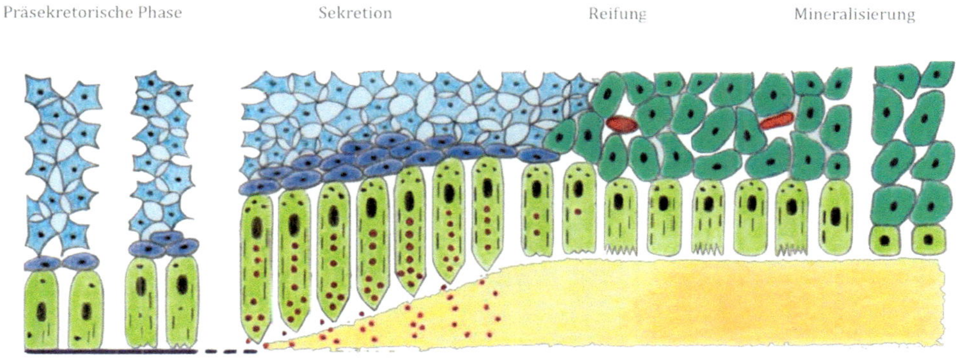

Abb. 25: Differenzierung der Ameloblasten. Veränderung der Ameloblastenform in den verschiedenen Entwicklungsstadien.

Interprismensubstanz die physikalischen Eigenschaften des Zahnschmelzes maßgeblich beeinflusst.

Darüber hinaus ist die Funktion der Ameloblasten eng mit einer effizienten Zellkommunikation verknüpft. Über Desmosomen und Gap Junctions stehen die Zellen miteinander in Verbindung, was die präzise Koordination der Schmelzbildung gewährleistet. Dieser Prozess ist energieintensiv, was sich in der starken Entwicklung von Mitochondrien und des rauen endoplasmatischen Retikulums widerspiegelt.

Nach Abschluss der Schmelzbildung verlieren die Ameloblasten ihre Sekretionsfunktion, flachen ab und werden Teil des reduzierten Schmelzepithels, das den Zahnschmelz bis zum Zahndurchbruch schützt.

4.1.2 Schmelzorgan

Die Ameloblasten agieren nicht isoliert, sondern sind eingebettet in das Schmelzorgan. Diese komplexe zelluläre und strukturelle Einheit liefert nicht nur die mikroenvironmentalen Voraussetzungen für die Schmelzbildung, sondern reguliert auch entscheidende Prozesse wie die Nährstoffversorgung und den Ionenaustausch, die für die Funktion der Ameloblasten unverzichtbar sind.

Das Schmelzorgan stellt durch seine embryonale Form eine Art „intrauterinen" Raum zur Verfügung, in dem die Schmelzbildung geschützt vor unkontrollierten äußeren Einflüssen stattfindet. „*Dieser extrazelluläre Raum wird durch zwei Zellschichten*[4] *vor äußeren Einflüssen geschützt, die das Eindringen selbst kleiner Ionen in die Kammer blockieren. Seine Zusammensetzung wird vollständig durch die sekretorischen und resorptiven Aktivitäten der ihn auskleidenden Zellen bestimmt*".[90, S. 84] Während

[4] Stratum reticulare und Stratum intermedium, Anm. d. V.

das Stratum reticulare die mechanische Stabilität der Ameloblasten unterstützt, übernimmt das Stratum intermedium essenzielle Aufgaben bei der Bereitstellung von Mineralionen und bei der pH-Regulation innerhalb des Schmelzorgans."

In dieses isolierte Kompartiment innerhalb des Schmelzorgans sezernieren die Ameloblasten eine organische Schmelzmatrix, die sie selbst synthetisieren. Die organische Matrix besteht überwiegend aus Proteinen wie Amelogenin, das die Orientierung der Schmelzkristalle unterstützt, sowie Ameloblastin und Enamelin, die an der Schmelzbildung beteiligt sind und einigen Proteasen. *„Fast die gesamte Dicke und das gesamte Volumen des Zahnschmelzes werden während der sekretorischen Phase abgelagert."*[91, S. 942] Die Wechselwirkung der verschiedenen Proteine der Schmelzmatrix wird gesteuert *„durch ein transientes kollaborierendes Netzwerk."*[92, S. 395], das von den Ameloblasten koordiniert wird und eine präzise Kontrolle über die Schmelzstruktur gewährleistet.

4.1.3 Amelogenin

Den Hauptbestandteil der Schmelzmatrix bilden die Amelogenine, die neben anderen Proteinen und Proteinasen etwa 90 % der Matrix ausmachen. Bekannt geworden sind diese Eiweißmoleküle nicht nur als wichtige Akteure im Zahnschmelzaufbau, sondern auch in der Geschlechtsbestimmung, Pränataldiagnostik und Forensik. Das menschliche Amelogenin ist ein Glykoprotein mit etwa 178 Aminosäuren, das in zahlreichen Isoformen vorkommt. Das AMELX-Gen auf dem X-Chromosom kodiert für die Isoform Amelogenin-X, während das AMELY-Gen auf dem Y-Chromosom die etwas kürzere Amelogenin-Y-Variante bildet. Aufgrund der unterschiedlichen Längen und Sequenzen der Amelogenin-Isoformen auf den X- und Y-Chromosomen sowie der Tatsache, dass *„die X- und Y- Kopien des Amelogenin-Gens keiner homologen Rekombination unterliegen"*[92, S. 395–399] liefert die Amelogenin-Analyse geschlechtsspezifische genetische Informationen. Da keine Neuanordnung des genetischen Materials und kein Austausch von Genvarianten zwischen den Chromosomen stattfindet, bleiben die Gene auf dem jeweiligen Chromosom unverändert. Der Zahnschmelz hinterlässt somit einen genetischen Fingerabdruck, der persönliche Informationen liefern kann.

Amelogenine besitzen Eigenschaften, die sie besonders geeignet machen, zentrale Aufgaben in der Amelogenese zu übernehmen. Ihre Population im sich entwickelnden Zahnschmelz ist aufgrund verschiedener Isoformen, die durch alternatives Spleißen und proteolytische Prozesse entstehen, stark heterogen.[93] Diese Vielfalt ermöglicht ihnen eine funktionelle Flexibilität bei der Organisation und Regulation des Schmelzaufbaus. Amelogenine gehören zur Familie der intrinsisch ungeordneten Proteine, die im Gegensatz zu klassischen Eiweißmolekülen keine stabile dreidimensionale Struktur besitzen. Diese strukturelle Flexibilität erlaubt es ihnen, sich dynamisch an ihre

Umgebung sowie an verschiedene Interaktionspartner anzupassen, zusätzlich zu einer ausgeprägten Hydrophobie, die es ihnen ermöglicht, supramolekulare Strukturen zu bilden. Durch diese Eigenschaft können sie sich zu selbstorganisierenden Einheiten zusammenschließen und gleichzeitig Bindungen mit anderen Proteinen sowie Mineralionen eingehen.

Wie bei allen Proteinen besteht die Grundstruktur der Amelogenine aus drei charakteristischen Bereichen. In der Darstellung der Primärstruktur als lineare Abfolge der Aminosäuren lassen sich die einzelnen Domänen gut voneinander abgrenzen. *„Amelogenin ist ein relativ hydrophobes Protein, das aus drei Domänen besteht: einer N-terminalen Tyrosin-reichen Domäne (TRAP), die die einzige phosphorylierte Stelle im Molekül enthält, einer großen zentralen hydrophoben Domäne und einem geladenen hydrophilen C-Terminus.“*[94]

Für eine differenzierte Analyse der Aufgaben und strukturellen Veränderungen der Amelogenine während der Amelogenese ist eine präzise Darstellung der Segmentaufteilung in vier Domänen angebracht: *„das N-terminale Tyrosin- und Prolin-reiche TRAP-Molekül (Maus AA 1–45), die Intermediär-Coil-Domäne, die durch markante Histidinreste gekennzeichnet ist (Maus AA 46–117), die Polyprolin-Tripeptid-Wiederholungsregion (Maus AA 118–164) und das mit Glutaminsäure angereicherte und hydrophile C-Terminus (Maus AA 165–180).“*[95]

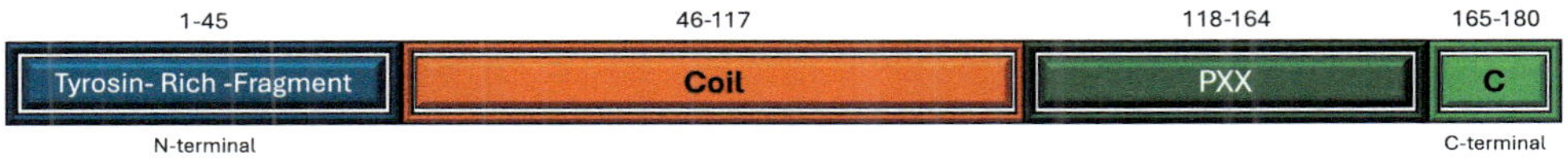

Abb. 26: Struktur des murinen Amelogenin

Die N-terminale TRAP-Domäne des Amelogenins weist zwei zentrale Merkmale auf. Zum einen enthält sie eine auffällige Häufung von Tyrosinresten, die auf ihre Fähigkeit zu Protein-Protein-Wechselwirkungen hinweisen. Zum anderen wird sie durch die einzige verfügbare Phosphorylierungsstelle des Amelogenins charakterisiert. In mehreren Studien – insbesondere in der wegweisenden Arbeit von Le Norcy et al.[94] – wurde aufgezeigt, dass die N-terminale TRAP-Domäne durch diese Phosphorylierungsstelle *„in der Lage ist, mit Calciumphosphatmineralien zu interagieren, um kristalline Strukturen zu erzeugen,* “[96, S. 10 von 18] Das Serin an Position 16 des Amelogenins nimmt hierbei eine Schlüsselrolle ein. Dieses Serin kann in einem posttranslationalen Prozess eine Phosphatgruppe aufnehmen, wodurch es dem Amelogenin ermöglicht wird, mit Apatit und dessen Vorstufen zu interagieren. Weitere Untersuchungen bestätigen diese Erkenntnisse und betonen zusammenfassend, dass die: *„Phosphatgruppe an Serin-16 in der N-terminalen Domäne nativer Amelogenine einen signifikanten Einfluss auf die Mineralisierung hat.“*[94]

Die B-Domäne in der Grundstruktur des Amelogenins besteht aus einem Coil-Bereich, der vor allem strukturelle Flexibilität bietet und daher als relativ funktionsarm gilt, sowie einem PXX-Abschnitt mit spezialisierten Eigenschaften. Die Abkürzung PXX weist darauf hin, dass dieser Abschnitt Prolin (P) und zwei beliebige Aminosäuren (XX) enthält. Durch seine zyklische Struktur, bei der die Seitenkette mit der Aminogruppe verbunden ist, erzeugt Prolin Unregelmäßigkeiten in der Peptidkette. Diese Besonderheit beeinflusst die Faltung von Proteinen und führt häufig zu einem ungeordneten Aufbau.

Die hohe Prolindichte in Amelogenin begünstigt nicht nur diese strukturelle Unordnung, sondern ermöglicht zugleich die Ausbildung von PPII-Motiven (Prolin-Prolin-Isoleucin-Isoleucin), die eine gesteuerte Selbstassemblierung fördern.[97]

Das Amelogeninmonomer wird durch das hydrophile C-terminale Segment vervollständigt, das mit 13–15 Aminosäuren relativ kurz ist. Das Carboxyterminal ist stark negativ geladen und zeigt eine hohe Bindungsaffinität zu Hydroxylapatit, vor allem durch elektrostatische Wechselwirkungen. Zusätzlich können die Carboxylgruppen direkt an die Calciumionen des Hydroxylapatits binden, während Wasserstoffbrückenbindungen die Seitenketten des Telopeptids mit der Kristalloberfläche vernetzen.

Schon in den 1990 er Jahren hat A.G. Fincham die Bedeutung des C-Segmentes in seinen Untersuchungen hervorgehoben und erklärt, dass es *„offensichtlich ist, dass die Entfernung des Amelogenin-Carboxylterminus dessen Bindungsaffinität für Hydroxylapatit und auch dessen Löslichkeit verringert.“*[98, S. 289]

In den Arbeitsgruppen von Fincham wurde in einigen In-vitro-Untersuchungen weiter festgestellt, dass die Spaltung des Telopeptids zur Zusammenlagerung der Monomere in Form sogenannter Nanokügelchen führt. Diese These wurde auch von anderen Studien weiterverfolgt und zusammenfassend festgehalten, dass vollständige Peptide mit der C-terminalen Domäne kettenartige Strukturen mit Einzelsegmenten bilden, während die durch Abspaltung entstandene Variante Nanokugeln mit einem Durchmesser von etwa 20 nm hervorbrachte.

Somit weist das C-terminale Segment zwei zentrale Merkmale auf: Es beeinflusst maßgeblich die räumliche Anordnung des Proteins und zeigt die stärkste Affinität aller Segmente des Amelogenins zu Hydroxylapatit.

4.1.4 Non-Amelogenin-Proteine

Auch wenn Amelogenine den Hauptbestandteil der Schmelzmatrix ausmachen, übernehmen die sogenannten **Non-Amelogenine** ebenfalls wichtige regulative und strukturelle Funktionen während der Amelogenese. Enamelin ist an der Kristallbildung beteiligt, während Ameloblastin die Zelladhäsion der Ameloblasten unterstützt.

Tuftelin wird vor allem in frühen Entwicklungsphasen exprimiert und könnte an der initialen Mineralisation, insbesondere an der Schmelz-Dentin-Grenze, beteiligt sein.

Während die Non-Amelogenine vor allem an der Organisation der Schmelzmatrix beteiligt sind, übernehmen bestimmte Proteinasen eine essenzielle Rolle in der Schmelzreifung.

4.1.5 Proteinasen in der Amelogenese

Eine besonders wichtige Funktion während der Amelogenese übernehmen die in der extrazellulären Schmelzmatrix identifizierten Proteinasen. Diese Enzyme regulieren den Abbau und Umbau der Schmelzmatrixproteine und steuern damit die Reifung des Schmelzes. Zu den wichtigsten Proteinasen gehören die Matrix-Metalloproteinase-20 (MMP-20, auch bekannt als Enamelysin) und die Schmelzmatrix-Serinprotease 1 (EMSP1, auch bekannt als Kallikrein-4, KLK-4).

Die Expression von MMP-20 hat zu Beginn der Amelogenese während der Sekretionsphase von Amelogenin ihren Höhepunkt. „*Die Hauptfunktion von Enamelysin scheint die allmähliche Entfernung des Amelogenin-C-Terminus zu sein, wodurch die physikochemischen Eigenschaften dieses Proteins verändert werden.*“[99] Uskoković belegte die Bedeutung von MMP-20 in einer Studie, die zeigte, dass „*die Kopplung der Proteolyse mit MMP-20 an das Apatitwachstum in Gegenwart von Amelogenin die gleiche Wirkung auf die Erhöhung der Kristallbildungsgeschwindigkeit hat wie eine Vervierfachung der Amelogeninkonzentration*“.[88, S. 244]

Am Ende des Sekretionsstadiums tritt KLK-4 in Aktion und markiert den Übergang in die nächste Phase der Amelogenese. Es baut die von MMP-20 bereits gespaltenen Amelogenin-Fragmente weiter ab und zersetzt sie in kleinere Segmente. Diese Spaltprodukte spielen eine zentrale Rolle in der finalen Schmelzbildung, da sie das Kristallwachstum steuern und die Mineralisation weiter vorantreiben.

Proteinasen sind somit essenziell für den gesamten Verlauf der Amelogenese. Durch ihre gezielte Spaltung der Amelogenine entstehen zahlreiche Zwischenprodukte, die spezifische Aufgaben erfüllen und zur strukturierten Schmelzentwicklung beitragen.

4.1.6 Mineralionen

Die Mineralionen sind im frühen Stadium der Schmelzbildung die kongenialen Partner der Proteine, um deren Platz während des Verlaufs der Amelogenese einzunehmen. Ihre Präsenz in der Schmelzmatrix ist eine Voraussetzung dafür, dass sich der komplexe Prozess der Amelogenese in der geordneten Bildung von Apatit entfaltet. Als seine biologische Variante bildet als Hydroxylapatit mit etwa 95 % den Hauptbestandteil des fertigen Zahnschmelzes und stellt somit das gewünschte Endprodukt der Amelogenese dar. Die verbleibenden 5 % bestehen größtenteils aus Fluorapatit sowie weiteren, in geringeren Mengen vorkommenden Varianten. Weitere markante Eigenschaften des Hydoxylapatits sind die strukturelle Flexibilität, die eine *„moderate Substitution seiner dominanten Ionen* Ca^{2+} *und* PO_4^{3-} *ermöglicht.*"[88, S. 239] und seine geringe Wasserlöslichkeit, sodass Ca^{2+} und PO_4^{3-} *„schon bei relativ geringen Konzentrationen als kristalliner oder amorpher Feststoff ausfallen.*"[91, S. 943]

4.1.6.1 Calcium

Calcium ist mit einem Gewichtsanteil von fast 40 % neben Phosphor der wichtigste und mengenmäßig größte Bestandteil des Hydroxylapatits. Der Calciumplasmaspiegel spielt eine entscheidende Rolle bei der Bildung des Zahnschmelzes. *„Veränderungen des systemischen* Ca^{2+} *können sich direkt auf den Zahnschmelz auswirken.*"[100, S. 3018] Daher ist es essenziell, dass kontrollierbare Transportsysteme den Calciumfluss zur Mineralisierungsfront regulieren. Calcium wird entweder verhüllt oder in Systeme eingebunden, um dann verfügbar zu sein. Die Zellen des Schmelzorgans haben dabei großen Einfluss auf die Amelogenese. Über ihre membrangebundenen Transportsysteme können sie die Kristallbildung kontrollieren *„Es wird davon ausgegangen, dass der Transport von* Ca^{2+} *weitgehend über einen transzellulären Weg und nicht über einen parazellulären oder passiven Weg abläuft, da Ameloblasten im Sekretions- und Reifungsstadium enge Zellkohorten bilden, die durch Verbindungskomplexe gebunden sind.*"[91, S. 961] Die Arbeitsgruppe von Nurbaeva et al. hat sich intensiv mit den aktiven $Ca2^{+}$-Transportsystemen durch das Schmelzorgan beschäftigt. Diese Transportsysteme sind *„den meisten Zellen gemeinsam, einschließlich intrazellulärer Calciumspeicher, Freisetzungskanäle, die einen moderaten Anstieg von Calciumionen und einen Calciumeinstrom in das System ermöglichen.*"[100, S. 3019] Dabei werden speichergesteuerte Calciumeintrittsmechanismen vorrangig durch spezifische Kanäle vermittelt. Die sogenannten Calcium-Released-Activated-Calcium (CRAC) Kanäle könnten sogar beeinflussen, *„dass erhöhte* Ca^{2+} *-Spiegel (...) eine direkte Wirkung auf die Expression von Schmelzgenen haben, obwohl unbekannt ist, wie dieser Prozess moduliert wird.*"[100, S. 3038]

4.1.6.2 Phosphor

Neben Calcium ist Phosphor mit etwa 17 % des Trockengewichts das häufigste Mineralion im Zahnschmelz.[101, S. 307] Während der Calciumplasmaspiegel eine entscheidende Rolle bei der Schmelzentwicklung spielt, hat ein niedriger Phosphatspiegel weniger Einfluss. *„Wenn andererseits das Plasmaphosphat niedrig ist, wird hauptsächlich die Bildung von Dentin (und Knochen) beeinträchtigt.*"[102, S. 207]

Phosphatverbindungen dienen als Energieträger in zahlreichen physiologischen Prozessen. Membranpumpen sind auf Phosphate angewiesen, da ihre Funktion von der ATPase abhängt, und enzymatische Reaktionen werden durch Phosphorylierung reguliert. Zudem sind Phospholipide essenzielle Bestandteile zellulärer Membranen und Vesikel, die für Transport und Speicherung verantwortlich sind. Die zentrale Rolle des Phosphors in der Amelogenese wird durch in-vitro-Versuche gestützt. Dabei zeigte sich, dass *„hohe Anfangskonzentrationen von* $H_xPO_4^{x-3}$ [= Phosphationen in unterschiedlichen Protonierungsstufen] *in Amelogeninsuspensionen zusammen mit dem Fehlen von* Ca^{2+} *vor Beginn der Titration, die ihre Konzentration im System allmählich erhöht, für das kontrollierte Oberflächenwachstum von Apatitfasern am besten bewährt haben.“*[88, S. 248/249]

Zu Beginn der Amelogenese erhöht sich das Phosphorangebot dank der alkalischen Phosphatase, einem Enzym, dessen Aktivität mit den Zellen des Stratum intermediums verbunden ist. Dies deutet darauf hin, *„dass die Hauptfunktion der alkalischen Phosphatase im Stratum Intermedium darin besteht, Phosphat oder Nährstoffe aus Blutgefäßen in der Nähe des Stratum Intermedium in das Schmelzorgan zu transportieren.“*[102, Abstract]

Die alkalische Phosphatase stimuliert die Mineralisierung nicht nur indirekt, indem sie Phosphat bereitstellt, sondern entfernt auch Mineralisierungsinhibitoren, die in der extrazellulären Gewebeflüssigkeit vorhanden sind. Da sekretorische Ameloblasten keine alkalische Phosphatase enthalten, erfolgt der Phosphortransport über natriumabhängige Phosphat-Transporter der Solute Carrier (SLC)-Klasse, eine Gruppe von Transmembranproteinen. Diese Carrier wurden während der Sekretionsphase in leicht erhöhter Menge nachgewiesen, während ihre Expression beim Übergang in die Reifungsphase stark zunahm – ein Hinweis auf ihre zentrale Rolle beim transzellulären Phosphortransport. Ein weiterer intrazellulärer Transportweg führt über die Mitochondrien, von wo aus Polyphosphate in *„spezialisierten sekretorischen Vesikeln zur Plasmamembran transportiert werden, um nach Bedarf an die extrazelluläre Matrix abgegeben zu werden.“*[91, S. 965] In der Schmelzmatrix integriert sich Phosphor stabil in das Apatitgefüge.

4.2 Prozesse der Amelogenese

Die Amelogenese verläuft in mehreren Phasen. Eine Einteilung kann entweder aufgrund morphologischer Veränderungen der Ameloblasten oder anhand der Zuordnung physikalisch-chemischer Prozesse erfolgen. In den meisten Studien wird jedoch eine Dreiteilung bevorzugt. In der Sekretionsphase synthetisieren die Ameloblasten Strukturproteine und bilden die Schmelzmatrix. Die darauffolgende Reifungsphase ist durch hohe proteolytische Aktivität und zahlreiche Umbauvorgänge gekennzeichnet. Schließlich lässt sich eine Mineralisationsphase definieren, in der die Apatitkristalle endgültig zu Zahnschmelz verfestigt werden.

Der Ablauf der Amelogenese wird in unterschiedlichen Modellen dargestellt, die stark vom Design und den technischen Möglichkeiten der jeweiligen Studien abhängig sind. In den späten Achtzigerjahren lag der Schwerpunkt auf den sogenannten In-vitro-Verfahren, in denen die Prozesse in analysierbare und überschaubare Einzelsegmente zerlegt wurden. Neuere Studien hingegen konnten mithilfe extrem hochauflösender mikroskopischer Instrumente Ablaufdetails präziser darstellen. Daher wird mittlerweile zwischen klassischen In-vitro-Modellen und nicht-klassischen In-vivo-Modellen unterschieden.

4.2.1 Stadium der Sekretion

Wenn die Ameloblasten zunehmend größer werden und den typischen Tomes'schen Fortsatz ausbilden, scheiden sie Strukturproteine, Mineralionen und bereits einige Enzyme aus. In der entstehenden Schmelzmatrix beginnen die Moleküle miteinander zu interagieren.

4.2.1.1 Molekulare Komplementarität

Simmer et al. erklärten in den 1990er Jahren die Interaktion von Strukturproteinen und Mineralionen durch das Prinzip der molekularen Komplementarität. Dieses beschreibt ein sich ergänzendes und wechselseitiges Zusammenwirken von Eiweißmolekülen und Mineralionen. Sie führten aus: „*Die dreidimensionale Anordnung von Ladungen auf der Oberfläche eines biologischen Makromoleküls kann theoretisch komplementär zu einer Kristalloberfläche sein. Es kann daher als Matrize für die Initiierung der Kristallbildung dienen.*"[90, S. 100] Die Autoren übertrugen diese grundlegenden energetischen Prozesse der Keimbildung auf die Funktion der Amelogenine. „*Ein biologisch synthetisiertes Makromolekül* [Amelogenin] *kann mithilfe von Stoffwechselenergie* [ATP] *eine hochenergetische Oberfläche erzeugen. Keimbildung auf einer bestehenden Oberfläche senkt die Aktivierungsenergie zur Bildung eines kritischen Clusters*"[90, S. 100] Als kritischer Cluster wird der kleinste stabile Kristallkern definiert, der nicht mehr zerfällt und weiterwächst. Vor Erreichen dieser Größe bleibt der Cluster instabil und kann sich wieder auflösen. In der Amelogenese senken Proteine wie Amelogenin diese Schwelle, sodass Apatitkristalle leichter wachsen können.

4.2.1.2 Klassisches Modell

Veis et al. fassten 2003 die bis dahin vorliegenden Untersuchungsergebnisse zusammen, in denen das Verhalten der Amelogenine unter künstlich hergestellten Bedingungen analysiert wurde: „*Die Amelogenine zeigten eine temperatur- und pH-Wert-abhängige Selbstassoziation zur Bildung von Kugeleinheiten, die als ‚Nanokugeln' bezeichnet werden und einen Durchmesser von etwa 20 nm haben. Die Nanokugeln aggregierten zu einem ausgedehnten gelartigen Netzwerk, innerhalb dessen die Schmelzapatitkristalle wachsen, um letztendlich den gesamten Raum auszufüllen.*"[103, S. 279] Die Nanokugeln dienen als Gerüst, das die Ausrichtung der sich bildenden Kristalle steuert. Darüber hinaus verhindern die Amelogeninoligomere ein unkontrolliertes Fusionieren der Apatitfasern, indem sie das Wachstum der Flächen verlangsamen, an denen sie anhaften.

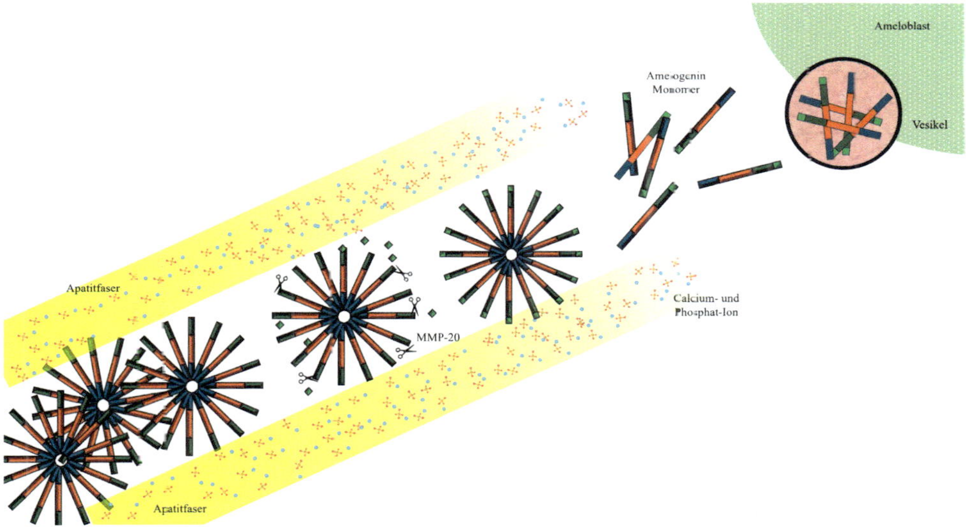

Abb. 27: Sekretion in vitro (Kugelmodell)

4.2.1.3 Nicht klassisches Modell

Gegen das klassische Modell von Fincham et al. wird eingewandt, dass die künstlich erzeugte Lösung ein Milieu geschaffen habe, das eine unnatürliche Reaktion der Amelogenine hervorgerufen habe, bei der diese sich zu großen Komplexen zusammenschlossen. Eine Arbeitsgruppe unter der Leitung von Uskoković stellte 2015 ein Alternativmodell vor. Dieses beschreibt, dass sich die Amelogenine zwar ebenfalls zu Nanokügelchen zusammenballen, diese jedoch weiteres Wachstum initiieren und kleine Inseln mit Kristallclustern entstehen lassen. Die Autoren erklärten: „*Man kann also sagen, dass Amelogenin nicht als Inhibitor des Kristallwachstums wirkt, sondern als Brücke zwischen den ionischen gelösten Stoffen oder halbfesten Komplexen und der kristallinen Oberfläche, an der sie verankert sind*"[88, S. 241] Die Nanokügelchen aus Amelogenin werden mit Calcium und Phosphat beladen werden und lösen die Apatitkristallkernbildung aus. Die Frage, ob die Amelogeninaggregate das seitliche Kristallwachstum selektiv hemmen, um dessen Verlängerung zu ermöglichen, oder ob sie die Kristallkeime umschließen und ernähren, markiert einen entscheidenden Paradigmenwechsel in der Forschung.

Unstrittig bleibt bei beiden Modellen, dass sich die Amelogenine unmittelbar nach Exkretion aus den Ameloblastenvesikeln zu oligomeren Strukturen zusammenlagern Anschließend werden die hydrophilen c-Telopeptide durch die Metallomatrixproteinase Enamylesin abgespalten.

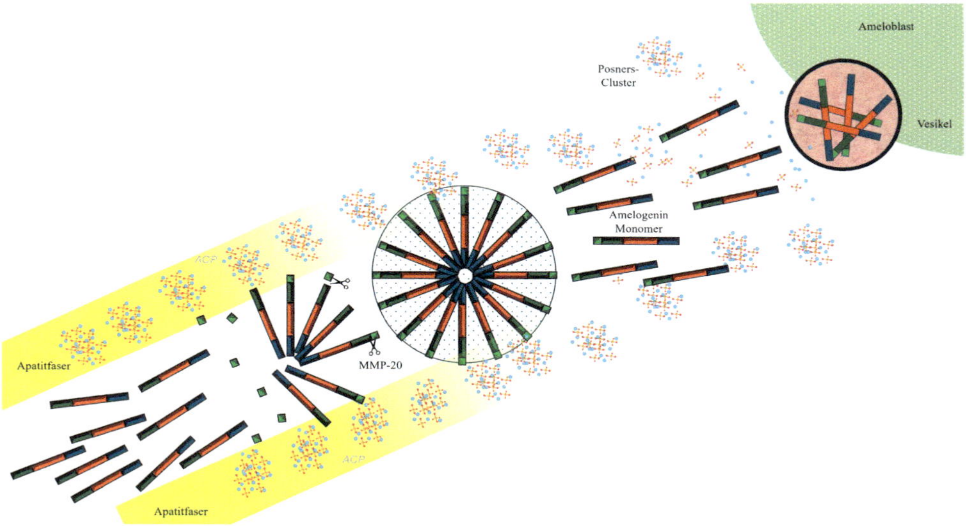

Abb. 28: Sekretion in vivo (Bändermodell)

Verschiedene Studien belegen, dass Proteinasen im Sekretionsstadium das Amelogeninmolekül in kleinere Peptide spalten, die als Abbauprodukte einen spezifischen Einfluss auf die Formation der Amelogenine ausüben. „*Nachdem die Orientierung der Kristalle erreicht ist, beginnt das Amelogenin-Protein an seinem C-Terminus verarbeitet zu werden*"[92, S.395–399]

Hier tritt ein weiterer wesentlicher Unterschied zwischen den beiden Modellen auf. Im klassischen Modell führt die Abspaltung der C-Termini von Amelogeninen zur Bildung einer stabilen supramolekularen kugeligen Ultrastruktur, die vermutlich durch hydrophobe Wechselwirkungen der Moleküle zusammengehalten wird. Im nicht-klassischen Modell hingegen kommt es zur Auflösung der Nanokügelchen, und die Amelogeninmonomere ordnen sich zu bandartigen Formationen um, die eine andere molekulare Organisation aufweisen.

Allerdings werden in verschiedenen Studien auch alternative, nichtklassische Modelle vorgestellt, in denen das Verhalten der Amelogenine kurz nach dem Austritt der Amelogeninmonomere aus den Vesikeln kontrovers diskutiert wird. Pandya et al. beschreiben das Verhalten der Amelogenine nach der Abspaltung des hydrophilen C-terminus als eine *„Reorganisation der Strukturkonfiguration der organischen Schmelzmatrix in ein 20 nm Untereinheitsmuster."*[104, S. 2] Im Unterschied dazu erläutern Lacruz et al. in ihrem Review aus dem Jahre 2017 ein Nanoband-gesteuertes Kristallwachstum, das eine zwischenzeitliche Nanokugelbildung ausschließt: *„Amelogenin wird aus Vesikeln ausgeschieden, möglicherweise in Form antiparalleler Dimere. Der Aufbau von Nanobändern wird durch die Bildung von Ionenbrücken über Dimere mit* Ca^{2+} *und* PO_4^{3-} *ausgelöst. Dimere werden zu den vorhandenen Amelogeninbändern hinzugefügt, sobald sie exozytiert werden, und verlängern so die Bänder, wenn die Ameloblasten von der Mineralisierungsfront wegwandern."*[91, S. 950 Fig. 9]

Diese Unterschiede lassen sich wahrscheinlich durch die spezifische Zusammensetzung der Lösung und unterschiedliche Studiendesigns erklären. In vitro könnten konstante hydrophobe Eigenschaften der Lösung die Stabilität der kugeligen Ultrastruktur fördern, während das Fehlen solcher Bedingungen die Bildung alternativer Strukturen ermöglicht.

4.2.2 Stadium der Reifung

In der Reifungsphase wird das jugendliche kristalline Gefüge verdichtet, gehärtet und zu eng aneinander liegenden Prismen ausgeformt. *„Das Stadium der Reifung umfasst die geordnete Abfolge von Kristallwachstum, proteolytischer Verdauung durch verschiedene Enzyme und Absorption von Proteinrückständen."*[105] Die Serinprotease Kallikrein-4 wird vermehrt nachweisbar. Sie übernimmt die Aufgabe, die Proteine der Schmelzmatrix weiter aufzuspalten, eine Funktion, die zuvor vorrangig von der im Sekretionsstadium aktiven Metalloproteinase MMP20 ausgeführt wurde. Kallikrein-4 kann somit ebenfalls als Indikator für den Übergang von der aufbauenden zur umbauenden Phase der Amelogenese dienen.

Durch den Abbau organischer Komplexe wird die Rückresorption der organischen Schmelzmatrix gesteigert und ein geregelter Abtransport der Spaltprodukte muss gewährleistet sein, um Platz für die Kristalle zu schaffen. Daher wird auch das morphologische Merkmal des Übergangs verständlich, wenn sich die beiden Epithelschichten Stratum intermedium und Stratum reticulare zur Papillarschicht reorganisieren. *„Die Papillarschicht ist vaskularisiert und nimmt während der Reifungsphase am Ionentransport* *teil, wodurch sie die Bewegung von Ionen aus dem Blutkreislauf zu den Ameloblasten unterstützt".*[91, S. 941]

4.2.2.1 Modulation der Ameloblasten

Während der kurzen Übergangsphase von der Sekretions- zur Reifungsphase verlieren die Ameloblasten deutlich an Höhe, geben ihren Tomes'schen Fortsatz auf und stellen die Sekretion der Schmelzmatrix entweder vollständig ein oder reduzieren sie auf kaum noch nachweisbare Mengen. Ihre Hauptaufgaben umfassen nun den Ionentransport, die Aufrechterhaltung des Säure-Basen-Gleichgewichts sowie die Entfernung von Rückständen extrazellulärer Proteinreste. Die Ameloblasten verwandeln sich in abgeflachte, resorbierende Zellen, deren basales Ende zwischen einer glatten und einer gekräuselten, sogenannten rüschenendigen Plasmamembran moduliert *„Rüschenendende Ameloblasten sind typischerweise an ihren Spitzen [apikal] durch Verbindungskomplexe fest verbunden und zeigen beträchtliche Mengen endozytotischer Aktivität. Andererseits zeigen Ameloblasten mit glattem Ende eine geringe endozytotische Aktivität und haben keine apikalen engen Verbindungen, wodurch sie für kleine Proteine und Moleküle durchlässig werden."*[91]

Die Veränderungen der Plasmamembran folgen einem zyklischen Rhythmus, bei dem sich zwei Drittel der Ameloblasten in der „gekräuselten" und ein Drittel in der „glatten" Form befinden. Der Unterschied besteht also darin, dass die rüschenendenden Zellen die Verbindungsstellen am apikalen Pol tragen, ihre apikalen Plasmamembranen durch die Kräuselung eine erhebliche Oberflächenvergrößerung erfuhren und die endozytotische Aktivität beträchtlich erhöht ist. Daraus ergibt sich, dass die rüschenendenden Zellen besonders effizient beim Transport von Ionen in die Schmelzmatrix sind und Proteinreste durch Endozytose entfernen. Die glattendenden Zellen lassen kleine Proteine und Moleküle passieren und fördern die interzellulären Flüssigkeitsbewegungen, die eine Neutralisierung des pH-Wertes in der Schmelzmatrix ermöglichen.

Smith hatte bereits 1998 Unterschiede in den beiden Phasen der Ameloblastenmodulation aufgrund von Calciumbewegungen herausgearbeitet und erläutert, dass *„die für aktives Kristallwachstum erforderlichen Calciumionen durch die dicht verschlossenen Ameloblasten mit gekräuselten Enden hindurchgehen, aber um die undichten Ameloblasten mit glatten Enden herum."*[106, S. 145]

4.2.2.2 Klassisches Modell

Auch in der Reifungsphase wird die in der Sekretionsphase begonnene Differenzierung zwischen den Ergebnissen einer klassischen und nichtklassischen Modellvariante fortgesetzt.

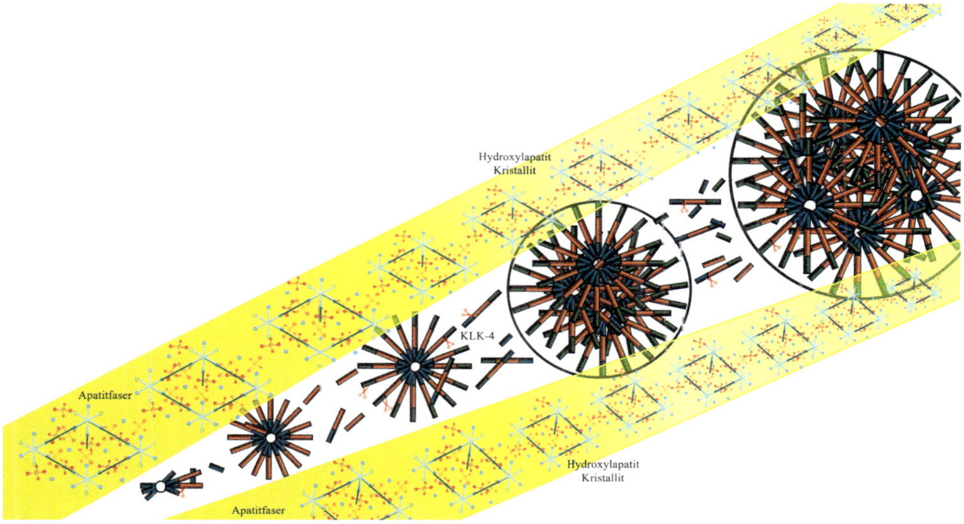

Abb. 29: Reifung in vitro. Zwischen den beiden Apatitfasern werden die großvolumigen Nanokugeln durch die Proteinase Kallikrein 4 abgebaut.

Im Mittelpunkt der Hypothesen steht die spontane Selbstassemblierung der Amelogeninen zu *quasispärischen quaternären Strukturen* (...) *die das spezifische Wachstum und die Ausrichtung von Zahnschmelzmineralien erleichtern.*“[107, S. 51] Diese Nanosphären wurden im Transmissionselektronenmikroskop (TEM) als Nanokugeln in perlenartigen Reihen dargestellt, „*die in einer Linie mit den anfänglichen Mineralbändern angeordnet sind.*“[107, S. 52] Die beobachteten kugelförmigen Amelogeninanordnungen schienen, „*die Mikrostruktur der Matrix zu organisieren, die anfänglichen Kristallite in Abständen von etwa 20 nm anzuordnen und frühe laterale Kristall-Kristall-Fusionen zu verhindern.*“[98, S. 285] Sehr bald werden in der Reifungsphase diese Strukturen durch die KLK-4-Proteinasen mehr und mehr abgebaut, sodass das Kristallwachstum auch in der Breite möglich wird.

4.2.2.3 Nicht klassisches Modell

Im Unterschied zum klassischen Modell wird in neueren Studien der Ansatz unterstützt, dass sich die Amelogeninfragmente zwischen und um die Apatitfasern legen und das Längenwachstum kontrollieren. Nach der Abspaltung des hydrophilen C-Teleopeptids verändert sich das Verhalten der Amelogenine in der Reifungsphase weiter, nachdem sich die Amelogenine in der Sekretionsphase zu Dimeren oder Oligomeren zusammengelagert haben und die KLK-4 Proteinase angefangen haben die Ameloginstrukturen aufzutrennen. *„Schmelzproteinfragmente kleiden die länglichen Schmelzkristalle aus und bilden eine dichte Proteinhülle um den Apatitkristallkern.“ Diese Proteinhülle stabilisiert die Integration einzelner Apatitkristalle und fördert die weitere Kristalldehnung in Richtung der C-Achse.“*[104, S. 4] Auch hier wird ein Alternativmodell vorgeschlagen, das die Nanokugeln als zentrale Ausgangsform in der Reifungsphase definiert. *„In der Reifungsphase der Amelogenese fördern leicht saure Umgebungen und die positiv geladene Oberfläche von Apatiten die Protonierung von Histidin und die Dissoziation von Amelogenin-Nanokugeln, wodurch sich Amelogenin-Nanokugeln zu einer oligomeren Struktur zusammenfügen.“*[108, S. 4]

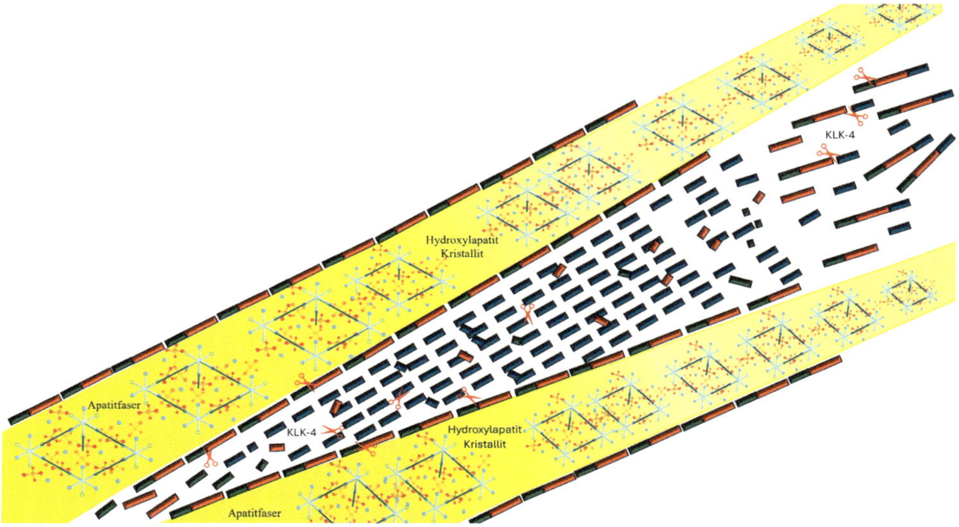

Abb. 30: Reifung in vivo

4.2.2.4 pH-Wert

Der pH-Wert in der reifenden Schmelzmatrix spielt eine zentrale Rolle, da er ein Milieu schafft, in dem die Amelogenine abgebaut werden können und die Kristallisation fortschreiten kann. Sein großer Einfluss auf die Struktur der Amelogenine zeigt sich in seiner Bandbreite: *„Bei einem pH-Wert von 3,5 ordnen sich positiv geladene Amelogeninmoleküle durch elektrostatische Kräfte zu einer monomeren Struktur an. (...) Bei einem pH-Wert von 5,5 führt die N-terminale Protein-Protein-Interaktion zur Aggregation von Amelogeninmonomeren (...). Bei einem pH-Wert von 8 werden die Histidinreste deprotoniert, was zum Erlöschen der elektrostatischen Kräfte und zum Überwiegen der hydrophoben Kräfte führt.“*[108, S. 4]

Bereits in der Sekretionsphase beginnt das Verkalkungsniveau des Zahnschmelzes den extrazellulären pH-Wert zu beeinflussen. Dieser Prozess setzt sich auch während der Reifung fort, da *„die Bindung von Calciumionen an die Proteinmatrix erhöht den pH-Wert. Dieser hohe pH-Wert ermöglicht eine Akkumulation von PO_4^{3-} und OH^--Ionen auf Werte, die die Initiierung der Kristallkeimbildung ermöglichen.*[89]

Während der Reifephase verändert sich der pH-Wert durch den forcierten Umbau der Amelogenine von neutral zu sauer, *„was hohe Anforderungen an die Ameloblasten stellt, um das saure Milieu um die wachsenden Hydroxyapatit-Kristalle herum zu regulieren“.*[109]

Die Aufrechterhaltung der pH-Homöostase in allen Stadien der Zahnschmelzbildung ist essenziell für die Entwicklung eines gesunden Zahnschmelzes. Es ist zudem denkbar, dass die Ameloblasten die Schmelzbildung aktiv über die Regulation des pH-Wertes steuern und nicht ausschließlich das durch die Kristallbildung entstandene saure Milieu passiv ausgleichen.

Die Amelogenine dienen dabei vermutlich als Werkzeug, da ihr relativ hoher Histidingehalt sie befähigt, *„Wasserstoffionen zu absorbieren und dadurch die Schmelzflüssigkeit zu puffern,“*[92, S. 395–399] wodurch sie zur Stabilisierung des pH-Wertes beitragen.

Zusätzlich nutzen die Ameloblasten verschiedene Säure-Basen-Transportmechanismen, um den pH-Wert in der Schmelzmatrix präzise zu regulieren. Es wird angenommen, dass aktive H^+-Ionenpumpen in der gekräuselten Membran der Ameloblasten Wasserstoffionen aus der Matrix transportieren. Zudem könnte die Sekretion von Bikarbonat eine zentrale Rolle bei der Aufrechterhaltung des Säure-Basen-Gleichgewichts spielen. Die präzise Regulation des pH-Wertes bleibt von entscheidender Bedeutung für die Schmelzbildung und stellt eine komplexe Herausforderung dar, deren genaue Mechanismen weiter erforscht werden müssen.

4.2.3 Stadium der Mineralisation

Nach Abschluss der Reifungsphase, in der die organische Matrix abgebaut und die endgültige Mineralzusammensetzung des Zahnschmelzes etabliert wurde, folgt kein weiterer zellulärer Prozess. Das Stadium der Mineralisation lässt sich daher am präzisesten bestimmen, wenn der Werdegang der Ameloblasten betrachtet wird. Diese durchlaufen zunächst die Sekretionsphase als längliche, sekretorisch aktive Zellen, verändern in der Reifungsphase zyklisch ihre Form und gehen schließlich entweder in einen unspezifischen Zustand über oder werden durch Apoptose eliminiert. Die Mineralisation ist demnach eng mit dem Abbau und der Rückbildung der Ameloblasten verknüpft. Diese Sichtweise vertreten auch Jävelik et al., die die Ameloblastenaktivität in drei Phasen unterteilen: Sekretion, Reifung und Regression. Sie definieren die

Mineralisation als eine dritte, eigenständige Phase der Regression, die durch den Rückbildungsprozess der Ameloblasten charakterisiert ist.[9, S. 286]

Allerdings ist die Mineralisation im strengen Sinne keine eigenständige Phase im Sinne eines aktiven biologischen Vorgangs, sondern vielmehr der Endzustand des voll mineralisierten Zahnschmelzes. Ab diesem Punkt sind keine Ameloblasten mehr aktiv, und sämtliche Veränderungen des Schmelzes – wie Remineralisation oder Demineralisation – beruhen ausschließlich auf chemisch-physikalischen Modifikationen durch äußere Einflüsse.

Die Prozesse der Amelogenese münden in die Mineralisation und finden hier ihren Abschluss: Die finale Härtung und Verdichtung des Zahnschmelzes ist erreicht, die Kristalle haben ihre maximale Dichte und Größe entwickelt, und der Schmelz besitzt nun seinen nahezu vollständigen Mineralgehalt von etwa 96 % Hydroxylapatit.

4.3 Formprozesse

Ein tieferes Verständnis der Amelogenese lässt sich gewinnen, wenn man die bereits im vorherigen Kapitel erläuterten Formprozesse der Menschenbildung weiterverfolgt und sie als ordnendes Prinzip auch in die Betrachtung der Amelogenese einbezieht. In den Anfangsstadien der Odontogenese beschreiben die ersten vier Formprozesse aufeinanderfolgende Entwicklungsstufen, die durch äußere und innere Gestaltungskräfte geprägt werden.

Parallel dazu zeigt die Zahnkeimentwicklung in ihren ersten Entwicklungsstadien eine linear ablaufende Differenzierung. Aus anthroposophischer Sicht stehen diesen Phasen die von außen wirkenden Formprozesse gegenüber, die als Ausdruck eines übergeordneten geistigen Prinzips verstanden werden. In diesem Kapitel soll untersucht werden, inwieweit sich diese formbildenden Kräfte auch in der Amelogenese nachweisen oder interpretieren lassen. Die Schmelzentwicklung vollzieht sich innerhalb eines geschützten Innenraums, der vom Schmelzorgan umgeben ist. Diese abgeschlossene Umgebung prädestiniert sie geradezu für eine Zuordnung zu den drei Formprozessen, die Rudolf Steiner dem Menscheninneren zuweist.

4.3.1 Ausfüllen

Rudolf Steiner beschrieb den fünften Formprozess folgendermaßen: *„Im fünften (Formprozess) müssen wir dasjenige suchen, was nun schon innerlich ist, was uns ausfüllt, was uns durchwellt und durchwebt. [...] Das Ausfüllende, das uns durchwellt und durchwebt.“*[14, S. 66–67]

Diese Beschreibung lässt sich mit der Dynamik der Sekretionsphase der Amelogenese in Verbindung bringen. In diesem Stadium dringen Proteine in einen sich öffnenden

Raum ein, verbinden und trennen sich in einem fortlaufenden Wechselspiel und bilden so die strukturelle Grundlage für den Zahnschmelz. Die wellenförmige Rückwärtsbewegung der Ameloblasten, die sich in der Prismenform der Kristallite manifestiert, kann als physisches Abbild des von Steiner beschriebenen „Durchwellens" und „Durchwebens" verstanden werden. Damit stellt dieser erste Abschnitt der Hartgewebsbildung eine dynamische Aufbauphase dar, die von vielen Impulsen geprägt ist und die Grundstruktur des entstehenden Schmelzes vorbereitet.

Unter dem grundlegenden Urprinzip des anthroposophischen Denkens, das den Organismus in drei Gliederungen unterteilt, lässt sich die erste Phase des Aufbauens – die Sekretion, das Ausfüllen – mit dem Stoffwechsel-Gliedmaßen-System vergleichen. Auch hier dominiert das Wachstum: So wie die Ameloblasten in die Höhe schießen und sich mit Eiweißen anreichern, um ihre maximale Sekretionsleistung zu erbringen, entfaltet sich auch in diesem Systems des Organismus eine dynamische Aufbaukraft.

4.3.2 Reifen

Das Tierkreiszeichen der Jungfrau wird in Bildern oft so dargestellt, dass eine junge Frau eine Ähre in der Hand hält. Dies veranlasste Rudolf Steiner dazu, den sechsten Formprozess als Reifung zu beschreiben: *„Indem wir nun (...) so in uns selber hereingekommen sind, beginnt auch schon das, was nun die Form auflöst, was die Form wiederum zurückbildet; was den Menschen nicht nur innerlich erfüllt, sondern ihn so macht, nun, sagen wir, wie eine Frucht, wenn sie reif wird. Verfolgen wir die Frucht bis zu dem Punkte, wo sie gerade eben an der Kippe steht, reif zu werden; überspringt sie diese Kippe, dann dorrt sie ab, dann beginnt sie abzudorren. Wir dürfen also hier sechstens sagen: Reifung."*[14, S. 67]

Rudolf Steiner sieht das Reifen und Verdorren einer Frucht als Sinnbild eines formauflösenden Prozesses, der sich in der Natur unendlich oft wiederholt. Darin spiegelt sich ein Rhythmus wider, der dem Wechsel von Werden und Vergehen zugrunde liegt und sich im Zyklus einer Frucht in einem typischen zeitlichen Muster zeigt. Reifung und Rhythmus steuern die Substanzbildung im Spannungsfeld von Entstehen und Vergehen.

Reifung ist ein Transformationsprozess, in dem sich Strukturen und Substanzen wandeln und eine neue Qualität erhalten. Rhythmus ist das ordnende Prinzip, das diesen Prozess durch wiederkehrende Intervalle reguliert. Diese Intervalle steuern Aufbau und Abbau, gliedern Phasen der Verdichtung und Auflösung und ermöglichen dadurch die Entwicklung der Substanz.

Die Reifung einer Frucht, die Bildung schmelzbildender Zellen und der gesamte Schmelzbildungsprozess weisen aus geisteswissenschaftlicher Sicht einige Gemeinsamkeiten auf. Die Ameloblasten verändern den basalen Anteil ihrer Plasmamembran in einem charakteristischen Muster – von einer gekräuselten zu einer glatten Form – und bestimmen damit den Rhythmus von Endozytose und Exozytose, von Aufbau und Abbau. Die zyklische Veränderung der Zellmorphologie, der Rücktransport von Proteinfragmenten und die Einspeisung von Mineralionen in die Matrix sind eng miteinander verwoben.

Auch die Amelogenese als komplexer substanzbildender Prozess erreicht ihre Kulmination in der Auflösung der Eiweiße einerseits und der Ausbreitung der Mineralionen andererseits. Dieses polare Prinzip von Auflösung und Ausbreitung, Vergehen und Werden liegt in einem Zwischenfeld, in dem Rhythmus und Reifung die Umwandlung orchestrieren.

Die rhythmische Veränderung vom glatter zu gekräuselter Zellmembranen als Grenzlinie zwischen Zentrum und Peripherie, zwischen intrazellulärem und extrazelluärem Raum, wird als bildlich sichtbarer Reifungsprozess verständlich.

Diese beiden Pole – Aufbau und Abbau – sowie die ausgleichende Instanz entsprechen dem Leitgedanken der anthroposophischen Medizin: der Dreigliederung des menschlichen Organismus. Das Stoffwechsel-Gliedmaßensystem unterliegt dem aufbauenden Prinzip, wie die Sekretionsphase der Schmelzbildung. Die Mineralisation in der Amelogenese entspricht dem abbauenden Prinzip im Nerven-Sinnessystem. Das Gleichgewicht wird durch das rhythmische System geschaffen, das sich im Blutkreislauf und in der Atmung manifestiert – und ebenso in der Reifungsphase des Zahnschmelzes.

Diese Dreigliederung spiegelt sich in den drei Formprozessen, die die Amelogenese dirigieren: Ausfüllen, Reifung und Mineralisation. Die Reifung als Prozess und der Rhythmus als ordnendes Prinzip stehen zwischen Werden und Vergehen und sind zugleich die Urheber des Neuen – zentrale Motoren der Amelogenese und Ausdruck kosmischer Formgesetze.

4.3.3 Einordnung in die unorganische Welt

Die Mineralisierung stellt das physische Korrelat zum siebten Formprozess unter dem Tierkreiszeichen der Waage dar. Rudolf Steiner bezeichnete diesen Formprozess als „Einordnung in die unorganische Welt“. Diese Einordnung in die leblose Materie setzt Auflösung und Zerfall an der Schwelle des Übergangs von der Reifung zur Mineralisation voraus: „*Wir beginnen gewissermaßen, indem wir reif werden, innerlich wieder zu zerfallen. (...) Wir werden mineralisch. Wir ordnen uns damit wieder in die Außenwelt ein.*“[14, S. 67]

Hier beschreibt Rudolf Steiner den innerlichen Zerfall, dem auch die Eiweiße in der Schmelzmatrix unterliegen, als einen essenziellen Prozess der Menschwerdung – als Voraussetzung dafür, überhaupt in der Welt existieren zu können. Der Mensch braucht das Mineralische, er muss geradezu mineralisch werden, um den äußeren Naturkräften standhalten zu können.

Rudolf Steiner formuliert es so: *„Ich habe es einmal beschrieben, wie der Mensch eigentlich, wenn wir ihn wiegen, wenn er herumgeht, wie er da wie ein Mineral sich verhält. Wir kommen da an bei diesem Sich-Einordnen in die äußeren Naturkräfte. Wir könnten auch sagen: Dieses Einordnen in die äußeren Naturkräfte – denken Sie nur einmal, indem Sie gehen, ordnen Sie sich selber in die äußeren Naturkräfte ein; wenn Sie nicht ordentlich gehen, fallen Sie um.“*[14, S. 67] Nur so kann der Mensch auf dieser Welt existieren. Er muss sich einerseits den kosmischen Formprozessen und andererseits den physikalischen Gesetzen öffnen, um seine Gestalt nach ihnen aufzubauen und ein Teil der Erde zu werden. Mehr noch: Er muss das Irdische, die Erde, in sich aufnehmen.

Während der Mensch das Mineralische in sich aufnimmt, gibt es auch Lebewesen, die das Mineralische nach außen abgeben. Ein Beispiel dafür ist die Auster. Rudolf Steiner führt das Wechselspiel zwischen Eiweiß und Mineralien am Beispiel der Austernschalenbildung fort und betont damit die überragende Bedeutung der Mineralisation: *„Die Gestaltung des Organismus ist im Wesentlichen eine solche Verwandlung der Eiweiß Substanz, durch die diese zum Zusammenwirken mit mineralisierenden Kräften kommt.“* Sowohl in der Schalenbildung als auch in der Schmelzbildung wirken mineralisierende Kräfte – jedoch mit völlig gegensätzlichen Auswirkungen auf den Organismus der Auster und den des Menschen. *„Die Auster muss sich desjenigen, was in der Schalenbildung vorliegt, entledigen, um die Eiweißsubstanz in ihrer Eigenart zu behalten.“*[29, S. 87/88] Sie *„treibt ihr kohlensaures Kalkgehäuse eben von innen nach außen. ... dasjenige, was der Mensch in sich als sein Denken trägt, wird von ihr abgesondert.“* Die Auster leitet die mineralisierenden Kräfte nach außen. Würde sie das nicht tun sondern *„sich mit ihrem organischen Wachstum verbinden, würde das die Auster sehr gescheit machen.“*[28, S. 105] Da der Mensch genau das tut, wird er – im Gegensatz zur Auster – tatsächlich gescheit.

4.3.3.1 Denken und Bewusstsein

Die konventionelle Biologie und Medizin versteht unter Mineralisation die Umwandlung und den Abbau organischer Stoffe zu anorganischen Substanzen. In diesem naturwissenschaftlichen Verständnis markiert Mineralisation einen Endzustand, in dem lebendige Materie in leblose Substanz übergeht. Diese Sichtweise beruht auf einer dualistischen Trennung zwischen belebter Natur und unbelebter Materie.

Aus anthroposophischer Perspektive hingegen wird Mineralisierung nicht als Abschluss, sondern als ein dynamischer Prozess der Verdichtung verstanden – ein Vorgang, der nicht nur in der äußeren Natur, sondern auch in der menschlichen

Entwicklung eine Rolle spielt. So führt die Mineralisierung im Inneren des Menschen in das Denken und die Bildung von Bewusstsein hinein. Rudolf Steiner beschreibt diesen Zusammenhang folgendermaßen: „*Es ist durchaus eine Art Mineralisierungsprozess in uns, während wir denken.*"[14, S. 35]

Die plastizierenden Kräfte, die in der Wandlung vom Organischen ins Unorganische aufgebracht wurden, versiegen nicht, sondern arbeiten weiter in uns. Rudolf Steiner stellte dar, dass die formbildenden Kräfte, die aus der Substanz heraus Gestalt entstehen lassen, dieselben sind, die der Mensch aus der Materie herauszieht, um das Denken, Fühlen und Wollen zu vollbringen.

Während niedrigere Organismen diese Kräfte ausschließlich für den Aufbau ihrer Organe nutzen, verfügt der Mensch über eine besondere Fähigkeit: Er kann diese Kräfte aus seinen Organen herauslösen und sie als Denkkräfte einsetzen. In diesem Vorgang zeigt sich ein grundlegender Unterschied zwischen reinem Leben und bewusstem Denken. „*Wenn ich denke oder fühle, so denke ich und fühle ich mit denselben Kräften, die da in dem niederen Tier oder in der Pflanzenwelt plastisch tätig sind. Ich könnte eben nicht denken, wenn ich nicht mit denselben Kräften, die ich aus der Materie herausgezogen habe, das Denken und das Fühlen und das Wollen vollziehen würde.*"[28, S. 66]

Durch diesen Prozess der Herauslösung aus der Materie hebt sich der Mensch über die bloß organische Existenz hinaus und entwickelt sein bewusstes Denken. Die Mineralisierung erweist sich somit nicht nur als ein physischer Vorgang, sondern auch als eine innere Metamorphose, die das Wesen des menschlichen Geistes prägt.

Kapitel 5

Pathogenese

Mineralisationsdefekte können in verschiedenen Phasen der Schmelzentwicklung entstehen und haben vielfältige Ursachen.

In den letzten Jahren wurden unter zunehmend verbesserten Studienbedingungen neue Erkenntnisse zu Störungen der Schmelzentwicklung gewonnen. Dabei wurden verschiedene Formen der Amelogenesis imperfecta, Intoxikationen durch Mineralien sowie andere durch künstliche Eingriffe hervorgerufene Einflüsse analysiert. Dies führte zur Identifikation von Schmelzproteinen und deren Verhalten, wodurch umfassende Einblicke in die Physiologie der Amelogenese und die Pathophysiologie der Schmelzbildung ermöglicht wurden.

Sowohl genetische Defekte als auch toxische Einwirkungen können die Biosyntheseleistung der Ameloblasten beeinträchtigen, wodurch sowohl die schmelzmatrixbildenden Proteine als auch die matrixabbauenden Proteasen betroffen sind. Ihnen allen ist gemeinsam, dass sie irreversible Spuren hinterlassen, da – wie bereits mehrfach erwähnt – die Ameloblasten nach Abschluss der Schmelzbildung absterben, sodass eine Neubildung oder spätere Reparatur des Zahnschmelzes nicht möglich ist. Darüber hinaus kann auch der Extrazellulärraum kontaminiert werden und den gesunden Verlauf der Schmelzbildung beeinträchtigen.

Der erkrankte Schmelz wird anhand der Qualität und Quantität seiner Struktur beurteilt. Tritt die Störung sehr früh in der Schmelzentwicklung auf, kommt es zu einer Hypoplasie. Erfolgt sie während der mittleren Phase der Schmelzbildung, kann eine Hypomaturation oder Hypomineralisation entstehen. Ist am Ende der Mineralisation die Nährstoffzufuhr eingeschränkt, resultiert daraus eine Hypokalzifikation.

Die Einteilung der Defekte erfolgt nicht nur anhand des Zustands des erkrankten Zahnschmelzes, sondern auch in Abhängigkeit von der jeweiligen Defektursache.

Wesentliche Kriterien für eine pathophysiologische Klassifizierung sind sowohl genetische Mutationen als auch Störungen im Mineralhaushalt sowie Kontaminationen der Schmelzmatrix oder des Extrazellulärraums.

5.1 Genetische Defekte

Die genetisch bedingte Amelogenesis imperfecta ist ein guter Indikator, um Ort und Zeiträume von Funktionsstörungen innerhalb der Amelogenese zu bestimmen. Die mangelhafte oder fehlende Codierung für aufbauende Schmelzmatrixproteine, für abbauende Proteinasen und für Proteine, die Transportwege beeinflussen, führen zu klinisch gut differenzierbaren Phänotypen. Durch die Ergebnisse vieler Studien *„und das Wissen über die Rolle [der Gene und Mutationen bei der Amelogenese], wobei [...] Erkenntnisse aus menschlichen Phänotypen, Vererbungsmustern, Mausmodellen und In-vitro-Studien kombiniert wurden.„*[110, S. 2] können die Ausfälle einer regelgerechten Genexpression exakt zugeordnet werden. Aus den diagnostizierten Schmelzdefekten lassen sich die unterschiedlichen Zeiträume des Auftretens der Funktionseinschränkungen den klinischen Anzeichen zuordnen. Die im Sekretionsstadium versursachte hypoplastische Form von Schmelzdefekten erscheint als *„dünner, aber mineralisierter Zahnschmelz"*. Dabei sind hauptsächlich die Amelogenine, aber auch die quantitativ unbedeutenderen, jedoch deutlich öfter defekten Enameline und Ameloblastine von den genetischen Mutationen betroffen. Aus ihrem Fehlen, ihrer Dysfunktion oder eingeschränkten Verfügbarkeit resultiert eine unvollständige und nicht ausreichend raumfüllende Schmelzmatrix. Gleichzeitig sind aber auch weitere Störungen im Funktionsumfang der Ameloblasten zu erkennen mit unstrukturierten Zusammenschlüssen der Ameloblasten und abnormaler Verteilung der Schmelzmatrix.[111, S. 1864] Dieses Fehlverhalten ist nicht ausschließlich auf eine monokausale Beziehung zwischen Gendefekt und Ausfall des nicht exprimierten Proteins zurückzuführen, sondern auf eine Proteinopathie, die mit der *„mit der Fehlfaltung von Proteinen im Sekretionsweg zusammenhängt"*[111, S. 1869] Das als „Unfolded Protein Response" bezeichnete Phänomen führt zusätzlich zu einer Schädigung der Ameloblasten durch eine Ansammlung ungefalteter Proteine und in einigen Fällen final zur Apoptose. Gerade die sehr guten Forschungsergebnisse zur Amelogenesis imperfecta haben dazu beigetragen, dass die Korrelation von Genotyp und Phänotyp entscheidende Hinweise auf die drei anzutreffenden Defektmuster der Schmelzsubstanz geben können. Das teilweise oder auch vollständige Fehlen von Zahnschmelz tritt auf, wenn die Anzahl der Schmelzproteine in der Sekretionsphase reduziert ist oder sie ganz fehlen. Die im Reifestadium entstandene hypomineralisierte Variante zeigt sich klinisch als *„Zahnschmelz in voller Dicke, jedoch schwach und frühzeitig versagend"*[110, S. 3] und ist durch eine Funktionseinschränkung oder Fehlen von Proteinasen ausgelöst, sodass der Schmelz hypomaturiert und spröde ist. Wird Ca^{2+} unzureichend eingebaut, wird dieser Mangel als Hypocalzifikation mit weichem Zahnschmelz bezeichnet.

5.2 Dysmineralämien

Dysmineralämien sind Störungen im Mineralstoffhaushalt des Körper, die durch eine unausgewogene Aufnahme, Verteilung oder Ausscheidung von essenzieller Mineralien entstehen. Solche Ungleichgewichte können während der Zahnentwicklung zu unterschiedlichen Schmelzstörungen führen.

5.2.1 Hyper- und Hypomagnesiämie

Als anorganischer Nährstoff steht das stoffliche Magnesium im Gegensatz zu Fluor nicht weit oben auf der Liste der möglichen Ursachen für Zahnschmelzdefekte. Eine Hypermagnesiämie als Auslöser solcher Defekte bleibt eine theoretische Möglichkeit, da Magnesium mit Calcium um Absorptionsplätze auf der Kristallitoberfläche sowie um Positionen im Apatitgitter konkurriert. Dies kann *„das Kristallwachstum von Hydroxylapatit hemmen und seine Kristallinität verringern."*[90, S. 90] Ein Magnesiummangel hingegen kann den ordentlichen Schmelzbildungsprozess durchaus verschlechtern.

Allerdings wird nicht immer zwischen dem stofflichen Magnesium und seinen Kräften unterschieden. So stellte auch Werner Abendroth, der sich aus anthroposophischer Perspektive mit den Effekten von Fluor und Magnesium beschäftigte, begrifflich nicht ganz eindeutig fest, dass ein *„absoluter Magnesiummangel (...) auch bei ausreichender Fluormenge die Kariesentstehung"*[112, S. 155] ermöglicht und dass *„bei einem Zuwenig an Magnesium-Angebot ... das Schmelzepithel geschädigt wird"* und die Ameloblasten zugrunde gehen.

Lacruz et al. beschrieben Zusammenhänge zwischen Hypomagnesiämie und hypoplastischen Zahndefekten, die auf eine Genmutation eines Transportsystems für zweiwertige Ionen – also Calcium- und Magnesiumionen – zurückzuführen sind. Die gleiche Publikation berichtet, *dass sich Patienten mit Hypomagnesiämie auch mit Zahndefekten (Hypoplasien) vorstellen, was die Bedeutung von Mg^{2+} bei der Schmelzbildung verstärkt."*[91, S. 968]

Es wurden bisher nur vereinzelte Fälle untersucht, sodass unklar bleibt, ob ein systemischer Magnesiummangel tatsächlich ursächlich ist oder ob genetische Defekte und fehlende Enzyme die Transportwege im Schmelzorgan und an der Ameloblastenmembran beeinträchtigen. Insgesamt bleibt festzuhalten, dass eine Schmelzdystrophie infolge einer Über- oder Unterversorgung mit Magnesium aus naturwissenschaftlicher Sicht äußerst selten ist.

5.2.2 Kalzium- und Phosphatstoffwechsel

Dagegen können Dysmineralämien der essenziellen Mineralstoffe Calcium und Phosphat, die als Stoffpaar eine zentrale Rolle in der Hartgewebsbildung spielen, weitreichende Folgen haben und zu rachitischen Zähnen führen. Hypoplastischer Zahnschmelz ist hier eine Folge der Hypokalzämie, selten auch einer Hypophosphatämie. Die häufigste Ursache für eine Calciummangelrachitis ist ein Vitamin-D-Mangel, der seit einiger Zeit auch mit der Entstehung von Kreidezähnen in Verbindung gebracht wird. Studien zeigen, *„dass eine vorgeburtliche, hochdosierte Vitamin-D-Gabe mit einer signifikant niedrigeren Häufigkeitsrate von MIH im Alter von 6 Jahren einherging.“*[113, S. 924–930] Der zugrunde liegende Pathomechanismus dieser Beobachtung ist jedoch bis heute nicht geklärt.

5.2.3 Fluorose

Eine weitverbreitete Form der Schmelzdysplasie ist die Fluorose. Im Gegensatz zur Amelogenesis imperfecta, die auf einem genetischen Defekt beruht, handelt es sich hierbei um eine durch Fluorid toxisch bedingte Störung der Zahnschmelzbildung in einem zuvor physiologisch funktionierenden System. Es sind zwar allgemeingültige Grenzwerte definiert, aber trotzdem ist eine pathogene Reaktion des Organismus auf Fluoride auch bei Unterschreitung des Grenzwertes nicht auszuschließen. Daher ist die eindeutige Korrelation von Exposition und Erkrankung im Gegensatz zur genetischen Ursächlichkeit nicht gegeben, obwohl die Überschreitung der Grenzwerte mit sehr hoher Wahrscheinlichkeit Schmelzdefekte zur Folge hat. Die Ursache der Amelogenesis imperfecta ist ein genetischer Defekt, die Fluorose dagegen ist das Ergebnis einer Intoxikation durch eine natürlich vorkommende Substanz. Während bei der Amelogenesis imperfecta die Kausalität von Gendefekt und klinischem Merkmal mit hoher Signifikanz korreliert, ist das Ursache–Wirkungsprinzip bei der Fluorose multifaktoriell und in starker Abhängigkeit von Zeitraum und Intensität der Fluorexposition und der Disposition des Organismus.

Die toxischen Einflüsse der Fluoride bewirken im Reifestadium der Amelogenese, dass *„auf molekularer Ebene (...) die Zahnfluorose eine Folge der verzögerten Entfernung von Proteinen aus der extrazellulären Matrix, hauptsächlich während der Zahnschmelzreifung ist.“*[105, S. 413] Aber auch bereits im Sekretionsstadium *„verändert Fluorid den [regulären] vesikulären Transport und induziert den intrazellulären Abbau von Proteinen in der Matrix.“*[105, S. 413]

In einer Studie von Bronckers et al.[114] wird ausdrücklich auf den durch Fluoride geförderten **intra**zellulären Abbau von Amelogeninen im Sekretionsstadium verwiesen, während eine Beeinträchtigung der **extra**zellulären Proteolyse in dieser Phase nicht festgestellt werden konnte. Weitere Untersuchungen bestätigten Störungen intrazellulärer Transportwege durch Fluoride, die sowohl für die Synthese und Ausscheidung von Amelogeninen wie auch für die Umverteilungen von Kalzium[115, S. 470] zwischen intrazellulären und interzellulären Räumen zuständig sind.[116]

Einen wesentlichen Einfluss auf den Pathomechanismus der Fluorose hat die Konstanz des pH-Wertes, der physiologisch nur innerhalb einer geringen Schwankungsbreite bei den bidirektionalen Übergängen von glattendenden und rüschenendenden Ameloblasten variieren darf. Man muss also die Aufmerksamkeit auf den Säure-Basen Haushalt der Schmelzmatrix richten, den die Ameloblasten im Sekretionsstadium vorrangig über die Ausschüttung der Amelogenine und im Reifestadium über Transportsysteme für Bikarbonate regulieren. *„Im gleichen Reifungsstadium, in dem die Ameloblasten den pH-Wert regulieren, indem sie Bikarbonat absondern und Protonen aus der Matrix über Ionentransporter aufnehmen, wird die große Anzahl an Protonen (H^+) freigesetzt, die durch die hohe Ausfällungsrate von Schmelzkristallen entstehenden Schwankungen des pH-Wertes (von neutral zu sauer) hervorrufen.“*[117, S. 413]

Ist der Zahnkeim bereits im Sekretionsstadium erhöhten Fluorkonzentrationen ausgesetzt ist, werden die Puffersysteme schon sehr früh sehr stark beansprucht, wenn durch Fluoride initial die Kristallisation beschleunigt und damit die Protonenkonzentration erhöht wird. Im nächsten Schritt verbinden sich Fluorionen mit Wasserstoffionen zu Flusssäure und gelangen in dieser Synthese in das Zellinnere der Ameloblasten, wo die Säure wieder dissoziiert. Im Zellinneren irritiert das Fluor viele Stoffwechselvorgänge und verursacht Stress im Zytoplasma und im endoplasmatischen Retikulum. Das Ergebnis ist nicht nur eine reduzierte Synthese von Amelogeninen, sondern auch potentiell das Absterben der Zelle. Durch den Funktionsausfall von Ameloblasten resultiert eine weitere Erhöhung des pH-Wertes auch durch den Wegfall neutralisierender Amelogenine. Diese Effekte verschärfen sich im Reifestadium, da durch die wachsenden Kristallisationsgefüge der extrazelluläre Raum weiter angesäuert wird und die bereits auf Hochtouren arbeitenden Puffersysteme überfordert sind. Als Phänomen kommt jetzt hinzu, dass die verletzten und vergifteten Ameloblasten auch die Synthese von Proteinasen wie MMP-20 und KLK4 einstellen, sodass eine notwendige Abspaltung der Amelogenine vom Apatitgerüst nicht stattfindet, zumal die Amelogenine eine deutlich stärkere Bindung zu fluoridiertem als zu nicht fluoridiertem Schmelz haben.[118] Ana Gil-Bona kommt in ihren Studien zu dem Ergebnis, *dass eine erhöhte Aufnahme von Fluorid eher die Mechanismen hemmen könnte, die an der Proteinentfernung als an der Proteinsekretion beteiligt sind.“*[2, S. 10]

Eine bereits seit Langem bekannte Kontamination der Schmelzmatrix – also des extrazellulären Raumes während der Zahnentwicklung – wird durch Tetracycline verursacht, die eine typische gelblich-bräunliche Verfärbung der Zähne hervorrufen. Ihr Pathomechanismus ist gut nachvollziehbar, da Tetracycline eine hohe Affinität zu

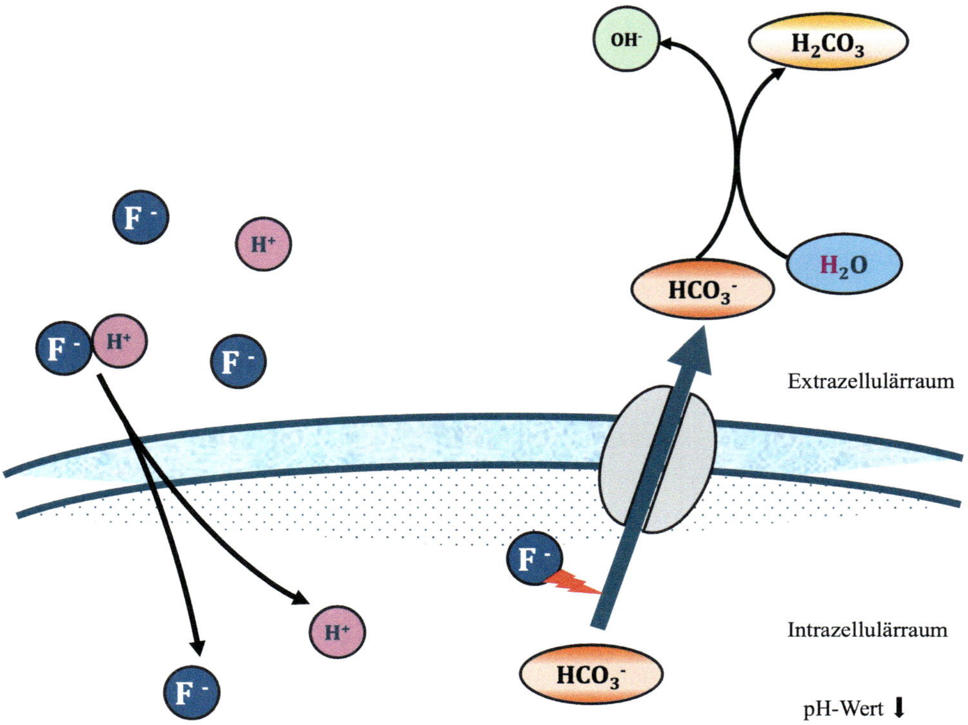

Abb. 31: Pathomechanismus der Fluorose. F^- stimuliert extrazellulär die Freisetzung von Protonen, verbindet sich mit H^+ zu HF und kann so die Zellmembran passieren. Im Zellinneren dissoziiert der Fluorwasserstoff wieder zu H^+ und F^-, die Bikarbonattransporter stimulieren. Durch den Austritt von HCO_3^- fällt der intrazelluläre pH-Wert weiter ab. Die Ameloblasten können weder Amelogenine noch proteolytische Enzyme synthetisieren, sodass eine abnorme Kristallbildung resultiert.[118]

Calcium besitzen. Sie werden in den Schmelz eingelagert und können dort nicht mehr abgebaut werden.

Eine deutlich komplexere Kausalität liegt der Molaren-Inzisiven-Hypomineralisation zugrunde. Bis zum Jahr 2001 wurde die Hypomineralisation offiziell nicht als eigenständiges Krankheitsbild anerkannt, sondern lediglich als klinische Manifestation von Störungen in einer bestimmten Phase der Schmelzbildung betrachtet. Hypomineralisierter Schmelz ist nicht nur charakteristisch für Kreidezähne, sondern tritt auch bei bestimmten Phänotypen der Amelogenesis imperfecta sowie bei Fluorose auf.

Die Hypomineralisation entsteht, wenn die organische Matrix nicht vollständig abgebaut wird und Proteinreste zwischen den Schmelzkristallen verbleiben. Die Ursachen sind vielfältig und reichen von fehlenden Proteinasen aufgrund genetischer

Defekte über dysfunktionale Ameloblasten bis hin zur idiopathischen Retention von Proteinresten.

5.3 Molaren-Inzisiven-Hypomineralisation

Aus pathophysiologischer Sicht präzisiert der Begriff ‚Kreidezähne' die Terminologie der unter dem Namen Molaren-Inzisiven-Hypomineralisation (MIH) geführten Mineralisationsstörung. Da MIH sich ausschließlich auf die bleibenden Molaren und Inzisiven bezieht, wird diese Bezeichnung durch das zusätzliche Auftreten der Molaren Milchmolaren-Hypomineralisation (MMH) zunehmend unpräzise. Die Bezeichnung ‚Kreidezähne' hingegen beruht auf der Zustandsbeschreibung des erkrankten Schmelzes und lässt eine Einordnung unabhängig von der betroffenen Zahngruppe zu.

Ein grob eingrenzendes Zeitfenster für die Schmelzmineralisierung der bleibenden Molaren und Inzisiven umfasst beim Menschen die letzten drei Schwangerschaftsmonate sowie die ersten drei Lebensjahre. Bezieht man die Milchmolaren mit ein, verschiebt sich dieses Fenster deutlich nach vorne und beginnt bereits im fünften Schwangerschaftsmonat.

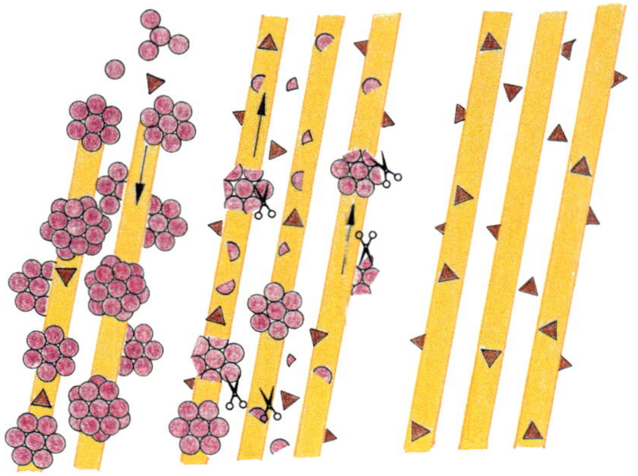

Abb. 32: Pathomechanismus der MIH (klassisches Kugelmodell)

Amelogenine: ● Serumalbumine: ◄ Proteasen: ✂

- In der Sekretionsphase gelangen sowohl Amelogenine (lila Kügelchen) als auch Serumalbumine (braune Dreiecke) in die Schmelzmatrix und binden an die wachsenden Schmelzspindeln (gelb).
- In der Reifungsphase werden ausschließlich die Amelogenine abgebaut, während die Serumalbumine bestehen bleiben und das Breitenwachstum der Kristallite beeinträchtigen können.
- Die Mineralisationsphase ist schließlich durch eine unvollständige Ausreifung des Schmelzes geprägt.

Die vulnerable Phase der Schmelzreifung der am häufigsten betroffenen ersten bleibenden Molaren liegt wenige Wochen vor der Geburt und erstreckt sich über mehrere Monate postnatal. Um die Mechanismen hinter diesen Schmelzdefekten zu verstehen, müssen die Krankheitsursachen innerhalb dieser vulnerablen Phase untersucht werden. Dies bedeutet, dass spätere Ereignisse, wie etwa ein fieberhafter

Infekt im zweiten Lebensjahr, nicht als primäre Ursache der Hypomineralisation infrage kommen können.

Die Hypothesen zum Pathomechanismus des kreidigen Schmelzes konzentrieren sich auf persistierende Serumalbumine, die fest an Apatitkristalle gebunden sind und eine hohe proteolytische Stabilität aufweisen. Frühere Studien betrachteten ihre Anwesenheit entweder als artefaktische Kontamination oder tolerierten sie, da Serumalbumine auch im gesunden Schmelz vorkommen. Bereits in den 1990er Jahren wiesen jedoch Robinson et al.[119] kritisch auf eine pathogene Rolle von Serumalbuminen hin. Später berichteten auch von Mangum et al., *„dass hypomineralisierter Schmelz einen 3- bis 15-fach höheren Proteingehalt als normal, aber einen nahezu normalen Gehalt an restlichen Amelogeninen aufweist."*[120, S. 1160]

Tab. 1: Tabelle zum Proteingehalt im Zahnschmelz (Daten basieren auf[2])

Schmelzzustand	Amelogenine	Albumine (*)
Gesunder Schmelz	unter 1%	unter 1%
MIH	unter 1%	**bis zu 20-fach erhöht**
Fluorose	2-3-fach erhöht	unter 1%
Amelogenesis imperfecta	große Schwankungsbreite	unter 1%

(*) u. a. Ameloblastin, Alpha-1-antitrypsin, Antithrombin, Type I collagen
Die Gewichtsanteile der Amelogenine im erkrankten Schmelz wie im gesunden Schmelz liegen unter einem Prozent, während sie bei der Fluorose zwei- bis dreifach und bei der Amelogenesis imperfecta (AI) in großer Schwankungsbreite von null bis dreißigfach erhöht sind. Im kreidigen Schmelz (MIH) ist die Menge der Amelogenine unverändert gegenüber dem gesunden Schmelz, die Anzahl der gefundenen Serumalbumine ist dagegen um den bis zu 20-fachen Wert erhöht.

Zehn Jahre später fassten die Autoren Gil-Bona et al. die Ergebnisse verschiedener Studien zur Proteinverteilung in der erkrankten Schmelzmatrix zusammen: *„Interessanterweise zeichnet sich der MIH-Schmelz durch hohen Gehalt an Serumalbumin, Hämoglobin, Alpha-1-Antitrypsin, Antithrombin III und Serpin B3 aus."*[2, S. 13]

Im gleichen Review wurde gleichzeitig versucht, die Rolle der Albumine besser zu verstehen. Man vermutet, *„dass Amelogenin das Kristallwachstum regulieren könnte, indem es die Bindung von Albumin an Kristalloberflächen verhindert."*[2, S. 13] Umgekehrt könnte die Funktion der Albumine darin bestehen, in der frühen Reifungsphase regulierend einzuwirken und ein zu schnelles Wachstum der Kristallite zu hemmen. *„Diese Perspektive wird durch Hinweise auf einen proteolytischen Abbau sowohl von Amelogenin als auch von Albumin während der Reifungsphase gestützt, um* *das Kristallwachstum zu ermöglichen*"[2, S. 13] Diese Hypothese geht also davon aus, dass Serumalbumine natürlicherweise in der physiologischen Schmelzmatrix vorkommen. Das pathologische Geschehen wäre demnach ein proteolytisches Versagen im Reifungsstadium.

Die Erkenntnisse über eine unphysiologische Kontamination der Schmelzmatrix mit Serumalbuminen haben sich In den letzten Jahren konkretisiert. Daher stellt sich nicht mehr die Frage, ob eine Verunreinigung durch Proteine stattfindet, sondern woher diese unerwünschten Substanzen stammen und warum sie nicht abgebaut werden können.

Im Jahr 2014 bestätigte Colin Robinson erneut seine Untersuchungsergebnisse zu Albuminen im Schmelz von Kreidezähnen und schrieb in einem Review, „*dass das Austreten von Albumin in den reifenden Zahnschmelz, wo die Kristalle nicht mehr durch endogene Matrixproteine geschützt sind, eine verzögerte Reifung verursacht.*"[121, S. 4] Auch er verortet den zentralen pathologischen Prozess in die Reifephase der Schmelzbildung und unterstützt damit die Hypothese, dass der Abbau der Albumine vorrangig in dieser Phase gestört ist. Darüber hinaus vermutet er, dass Albumine gerade in diesem Stadium in den Schmelz eindringen können. Dies könnte auf eine erhöhte Porosität im Reifestadium zurückzuführen sein, die durch den Wechsel zwischen rüschenendenden und glattendenden Ameloblasten mit seitlicher Diffusion sowie die unmittelbare Nähe gefensterter Kapillaren des Stratum intermediums begünstigt wird.

Die Arbeitsgruppe um den australischen Forscher Mike Hubbard hat dann nochmal die Untersuchungen zur Pathogenese der Molaren-Inzisiven-Hypomineralisation (MIH) maßgeblich vorangetrieben. Sie unterscheiden zwischen lokalen und systemischen Störungen.[122, S. 5–6] Der lokale Pathomechanismus ist direkt für die Ausbildung des kreidigen Zahnschmelzes verantwortlich und wird durch fehlgeleitete Albumine ausgelöst, während der systemische Pathomechanismus auf einer Fehlleitung von Proteinen durch den Eintritt in ein defektes und durchlässiges Kompartiment beruht.

Ihre Erklärung favorisiert die Hypothese, dass bereits das Auftreten der Albumine in der Schmelzmatrix kritisch zu hinterfragen ist. Albumine hätten demnach erst gar nicht in den Innenraum gelangen dürfen, zumindest nicht in einer Menge, die proteolytische Systeme überfordert. Zusammenfassend beschreiben sie den Pathomechanismus der MIH als „*lokale Exposition des unreifen Zahnschmelzes gegenüber Serumalbumin. Albumin bindet an Schmelzmineralkristalle und blockiert deren Wachstum.*"[3]

Hubbard et al. haben zudem in ihrem Arbeitsmodell bestätigt, dass Albumine – im Gegensatz zu Amelogeninen, die physiologischerweise an Kristalliten binden – resistent gegenüber proteolytischen Angriffen der Schmelzprotease Kallikrein-4 sind. „*Folglich überlebt Albumin im härtenden Zahnschmelz durch eine Kombination aus proteolytischer Stabilität und fester Bindung an Zahnschmelzkristalle.*"[3, S. 6] Die Autoren präzisieren ihr Arbeitsmodell durch den Hinweis, dass „*Albumin im unterirdischen Zahnschmelz den Angriff durch Kallikrein-4 überlebt, an der Zahnschmelzoberfläche andere Proteasen existieren, die tatsächlich Albumin abbauen können*"[3, S. 7] Dies erklärt das charakteristische Erscheinungsbild des kreidigen Zahnschmelzes: Unter einer intakten Oberfläche verursachen eingelagerte Albumine Eintrübungen im darunterliegenden Schmelz.

Die Frage, welche ursächlichen Faktoren den Albuminüberschuss begünstigen – etwa eine mögliche Verdrängung von Amelogeninen, die Besetzung freiwerdender Positionen an den Kristalliten nach der Proteolyse der Amelogenine oder die proteolytische Resistenz der Albumine – bleibt bislang unbeantwortet. Erklärungsansätze auf Basis physikalisch-biologischer Kausalität konzentrieren sich auf eine pathologische Permeabilität von Epithelbarrieren, die normalerweise als Schutzschichten fungieren, in diesem Fall jedoch durchlässiger sind als gewöhnlich. Dies führt zu einer erhöhten Kapillardurchlässigkeit im Rahmen eines möglichen Entzündungsgeschehens. Damit rückt das Entzündungsgeschehen zunehmend in den Fokus als möglicher ätiologischer Faktor für die pathologische Einlagerung von Serumalbuminen in den Zahnschmelz.

5.4 Integrative Betrachtung der Kreidezähne

Die Hypomineralisation der Kreidezähne wird in der konventionellen Forschung bislang primär als spezifischer Hartgewebsdefekt betrachtet. Diese Sichtweise konzentriert sich auf strukturelle und biochemische Faktoren, ohne eine tiefere systemische Einbettung der Erkrankung in den kindlichen Entwicklungsprozess zu berücksichtigen. Eine anthroposophische Betrachtung kann jedoch eine neue Perspektive eröffnen, indem sie untersucht, inwieweit die Kreidezahnkrankheit Ausdruck einer grundlegenden Entwicklungsdynamik ist.

Ein monokausales Erklärungsmodell für die Entstehung der Kreidezähne auf molekularbiologischer Ebene konnte bisher nicht abschließend formuliert werden. Ebenso bleibt die Zusammenstellung unterschiedlicher Hypothesen zu sogenannten Umwelteinflüssen spekulativ und bietet keine abschließende Begründung für die Pathogenese der Erkrankung.

Eine interessante Spur in der Betrachtung der Kreidezähne ergibt sich im Zusammenhang mit dem Begriff „**Gift**". Dieser wird von Hubbard et al. benutzt, um den Pathomechanismus der MIH zusammenzufassen, den er als „*Mineralisierungsvergiftung*"[3, Abstract] im Extrazellulärraum bezeichnet. In biochemischen Prozessen kann Gift als Störung von Regulationsmechanismen verstanden werden – ein Prinzip, das sich auch in der anthroposophischen Medizin wiederfindet. So verweist Rudolf Steiner auf das allgegenwärtige Giftpotenzial der stofflichen Nahrung: „*Im Grunde genommen ist alles, was wir essen, ein bisschen giftig.*“[40]

5.4.1 Sklerose und Entzündung

Wenn toxische Substanzen in die schmelzbildenden Zellen eindringen, führt die intrazelluläre Fluorintoxikation zur Fluorose. Dabei schädigt Fluor als toxische Substanz die innere Struktur der Ameloblasten irreversibel. Die Fluorose ist damit ein typisches Beispiel für eine sklerotische Veränderung, da sie mit einer strukturellen Verhärtung und Funktionsstörung der betroffenen Zellen einhergeht.

Wenn falsch platzierte Serumalbumine den Extrazellulärraum vergiften, führt dies zur Kreidezahnkrankheit. Diese zeigt Merkmale einer nicht-klassischen Entzündungsreaktion, die jedoch nicht primär auf eine Immunzellinfiltration, sondern auf eine gestörte Proteinhomöostase im Gewebe zurückzuführen ist. Im weiteren Sinne kann sie daher als eine besondere Form der Entzündungsreaktion betrachtet werden.

Obwohl die klinische Unterscheidung zwischen fluorotischem und kreidigem Schmelz nicht immer eindeutig ist, unterscheiden sich die Pathogenesen der beiden Krankheitsbilder grundlegend. Die Fluorose führt zu einer Verdichtung und Verhärtung der Zahnstruktur – ein Prozess, der mit Begriffen wie Nekrose, Apoptose und Sklerose assoziiert werden kann. Die Kreidezahnkrankheit hingegen scheint eine gegenläufige Tendenz aufzuweisen: eine unvollständige Mineralisation, die auf eine Auflösung und Instabilität des Gewebes hinweist. Eine klassische akute Entzündung mit Rötung und Schwellung liegt nicht vor, eine subklinische, nicht-exsudative Entzündungsreaktion könnte jedoch trotzdem eine Rolle spielen.

In der anthroposophischen Medizin ist die Gegenüberstellung von Sklerose und Entzündung ein wesentliches Grundprinzip von Krankheit. Denn der menschliche Entwicklungsprozess wird als ein Gleichgewicht zwischen formgebenden (sklerosierenden) und auflösenden (entzündlichen) Kräften verstanden. Während eine übermäßige Tendenz zur Sklerose mit Verdichtung und Verfestigung einhergeht, kennzeichnet die Entzündung ein dynamisches Auflösungsprinzip.

Der Zusammenhang zwischen einer periapikalen Ostitis des Vorgängermilchzahnes und Verfärbungen des nachfolgenden bleibenden Zahnes – sogenannte Turnerzähne – haben ein entzündliches Spektrum.

Auch dadurch eröffnet sich die Fragestellung, ob die erhöhte Infektanfälligkeit vieler Kinder mit Kreidezähnen lediglich eine Begleiterscheinung oder Ausdruck einer tieferliegenden Disposition ist, die sowohl die Infektanfälligkeit als auch die Zahnentwicklungsstörung beeinflusst. Statt ausschließlich davon auszugehen, dass häufige Infekte die Entstehung von Kreidezähnen begünstigen, könnte auch die umgekehrte Hypothese betrachtet werden: Kinder mit einer bestimmten konstitutionellen Veranlagung zeigen sowohl eine erhöhte Infektanfälligkeit als auch eine unvollständige Zahnmineralisation.

Die Vermutung, dass ein nicht-klassisches entzündliches Geschehen im Extrazellulärraum das pathologische Prinzip der Kreidezähne ist, zieht die Konsequenz nach sich, die Ordnungsprinzipien zu betrachten, die ein Rolle spielen.

In der anthroposophischen Medizin ist der Extrazellulärraum nicht nur ein passiver Raum, sondern ein lebendiges Milieu, ein Wirkraum des Ätherleibs, in dem Flüssigkeiten und Substanzen miteinander in lebendiger Verbindung stehen. Die Schmelzmatrix ist eine vorübergehende extrazelluläre Struktur und damit funktionell Teil des Extrazellulärraums, in dem das pathogene Geschehen abläuft und in dem der Ätherleib die Fäden zieht.

5.4.2 Gestörte Substanzbildung

Der Ätherleib steuert die Amelogenese und bestimmt deren physiologischen oder pathologischen Verlauf. Grundsätzlich ist er für das Wachstum sowie für die Organisation der Stoffe, ihrer Prozesse und ihres Zusammenwirkens verantwortlich. Er vermittelt zwischen den ätherischen Bildekräften aus dem Umkreis und den physischen Stoffen sowie deren Prozessen im Inneren des Organismus. Während ihm die Formkräfte übergeordnet sind, wirken die Bildekräfte in ihm. Diese übertragen die Formkräfte aus dem Tierkreis und stehen in Komplementarität zu den irdischen Befestigungskräften, die Eiweiße und Mineralien in das stoffliche Prinzip integrieren.

Treffen die sterngeborenen Bildeprozesse auf die irdischen, stoffimmanenten Kräfte, können die formbildenden Impulse des Ausfüllens, Reifens und Mineralisierens durch die Eigendynamik der Stoffprozesse abgeschwächt, verändert oder gar destabilisiert werden. Dies führt zu einer Disharmonie zwischen Prozess und Stofflichkeit. Eine gesunde, voll funktionsfähige Substanz erfordert jedoch eine ungestörte Beziehung zwischen kosmischer Formgebung und irdischen Kräften.

Daraus ergibt sich, dass nicht nur die stofflichen Elemente, sondern auch die übergeordneten Kräfte und ursprünglichen Formprinzipien in die Pathogenese eingebunden sind: die Eiweiße und Mineralien auf der untersten Ebene, der Ätherleib und die Bildekräfte im Übersinnlichen sowie die Tierkreiskräfte und der Formprozess auf der geistig-kosmischen Ebene.

Störungen und krankhafte Prozesse werden zwar lokal sichtbar, haben ihren Ursprung jedoch auf einer höheren Ebene. Auch wenn die Formprozesse und ätherischen Bildekräfte für uns unantastbar bleiben, können wir den Ätherleib durchaus krank machen oder gesund erhalten. Noch intensiver jedoch können wir in die Pathogenität der im Körper befindlichen Substanzen – wie der Eiweiße – eingreifen.

Die toxische Wirkung bestimmter Nährstoffe, die Pathogenität der Fremdeiweiße und die unvollständige Mineralisation des Zahnschmelzes sind aus ganzheitlicher Sicht das Resultat einer gestörten Substanzbildung. Diese Zusammenhänge verdeutlichen, dass unzureichend mineralisierter Zahnschmelz nicht isoliert betrachtet werden kann, sondern seine tiefere Ursache in der Verletzung kosmischer Gesetzmäßigkeiten und Ordnungsprinzipien hat.

5.4.3 Eigendynamik der Eiweiße

Bevor die Wechselwirkungen der Eiweiße betrachtet werden können, ist es notwendig, zunächst ihre grundlegenden Eigenschaften und Funktionen zu analysieren. Dazu gehört sowohl ihre strukturelle als auch ihre dynamische Rolle im Organismus. Die Eiweiße sind nicht nur am Aufbau der Schmelzmatrix beteiligt, sondern auch an deren Abbau – und möglicherweise an krankhaften Prozessen. Sowohl in der naturwissenschaftlichen als auch in der alternativmedizinischen Forschung zur Kreidezahnkrankheit stehen sie im Mittelpunkt der Analyse.

Aus pathophysiologischer Perspektive gibt es während der Amelogenese zwei Gruppen von Eiweißen: lokale Struktureiweiße mit ihren Proteinasen sowie Serumalbumine als Fremdeiweiße. Die erste Gruppe ist essenziell, wird von ortsständigen Ameloblasten synthetisiert und auf kurzen vesikulären Wegen in die Schmelzmatrix sezerniert. Serumalbumine hingegen, die ebenfalls in der Matrix vorkommen, sind eingewanderte Eiweiße. Sie können die eine vorzeitige und verfrühte Mineralisierung verhindern und sind als irreguläre Fremdstoffe zu betrachten. Das pathologische Geschehen entwickelt sich somit aus der Wechselwirkung zwischen den lokal synthetisierten Struktureiweißen und den global im Serum zirkulierenden Albuminen.

Neben der biochemischen Betrachtung spielen in der anthroposophischen Medizin auch übergeordnete Formkräfte eine zentrale Rolle. Hier gelten Eiweiße als Substanzen, deren Form durch ätherische Bildekräfte geprägt wird und die sich diesen in einem gesunden Organismus unterordnen. Sie setzen sich aus Einzelstoffen zusammen, die als verdichtete Kräfte kosmischen Ursprungs betrachtet werden und in der Polarität von Bildekraft und Form sowie Prozess und Stoff existieren.

Doch Eiweiße weisen zwei Seiten auf: Einerseits sind sie essenziell für den Aufbau tierischer und menschlicher lebendiger Strukturen, andererseits bergen sie eine gefährliche Eigendynamik, indem sie unorganische Prozesse aus fremder Herkunft in sich tragen. „*Das Eiweiß ist also Träger des Lebens, aber potenziell ruht in ihm die Möglichkeit, höchsttoxische Substanzen zu bilden.*“[63, S. 212]

Diese Ambivalenz zeigt sich auch in ihrer biologischen Funktion: Einerseits sind sie lebensnotwendig, andererseits müssen sie reguliert werden, um nicht schädlich zu wirken. Die Eiweiße übernehmen eine dienende Funktion im Organismus, indem sie am

Aufbau und Umbau des physischen Leibes mitwirken. Damit sie diese Aufgabe erfüllen können, müssen sie zuvor einen Umwandlungsprozess durchlaufen, den Rudolf Steiner als nach innen *„geistbefreiende Tätigkeit"*[25, S. 102] bezeichnete. Gerhard Schmidt interpretierte dieses Phänomen als das unverstandene Eiweißproblem. Wie er betont: *„Ernährung und speziell Eiweißnahrung erschöpft sich nicht als Stoffwechseltätigkeit, (...) sondern sie muss (...) die neugebildete Substanz, das eigene Eiweiß, zugleich der Seelen- und Geistorganisation einfügen, um es zum menschlichen Eigentum zu machen."*[123, S. 16] Damit wird deutlich, dass die Rolle der Eiweiße weit über ihre biochemische Funktion hinausgeht – sie stehen an der Schnittstelle zwischen Stofflichkeit und formenden Kräften.

5.4.3.1 Albuminisierende Kräfte

Gelangen Eiweiße in den Organismus, bringen sie ihre eigene Substantialität mit, die außerhalb des Individuums gebildet wurde und zunächst fremd ist. Sie transportieren albuminisierende Kräfte, die *„man [...] sich als quellend, schwellend vorstellen muss. Es sind gestaltbildende und wiederauflösende Kräfte"*[124, S. 198] die *„so organisierend wirken, dass sie die Bildung des Eiweißes fördern."*[28, S. 355] Rudolf Steiner erklärt im weiteren Verlauf seines neunzehnten Vortrags im ersten Ärztekurs die albuminisierenden Prozesse als *„diejenigen Prozesse, durch welche alles Plastische, alles Gestaltende in der Natur dem menschlichen und auch dem tierischen Organismus für seine Substanzbildung einverleibt wird."*[28, S. 356] Diese Prozesse und Kräfte gelangen auch ins Schmelzorgan – vermittelt durch die Amelogenine und Non-Amelogenine als Schmelzeiweiße sowie die Albumine als Serumeiweiße. Ihre Pathogenität unterscheidet sich jedoch deutlich: Die ortsansässigen Ameloblasten synthetisieren Eiweiße, die sich in die Organstruktur einfügen, während die von außen eintreffenden Serumeiweiße wesentlich schwerer integrierbar sind.

Die albuminisierenden Kräfte dürfen sich nicht verselbständigen und benötigen ein Korrektiv. Entgegengesetzt zu ihnen wirken die antimonisierenden Kräfte, *„welche gewissermaßen von außen hereinwirkend die plastischen Künstler sind, die der organbildenden Substanz die Form geben. So haben zu den inneren organisierenden Kräften der Organe die Antimonkräfte eine gewisse Beziehung."*[28, S. 356]

Rudolf Steiner erklärt die Polarität dieser Kräfte am Beispiel der Hämophilie und fasst zusammen: *„Denn wiederum dasjenige, was das Blut am Gerinnen verhindert, sind die eiweißbildenden Kräfte."*[28, S. 356] Diese Aussage verweist auf die Eigenmächtigkeit der Eiweißkräfte, die die Abgrenzung des Blutsystems nicht respektieren. Sie sind dadurch in der Lage, den physiologisch notwendigen Verschluss möglicher Mikrotraumen zu verhindern und in extrazelluläre Räume sowie in die schmelzbildende Matrix einzuwandern.

Haben sie erst einmal die Grenzen des Blutorgans und die Barrieren des Hüllenorgans überwunden, muss spätestens dann eine regulierende Kraft eingreifen, um sie in die Entwicklungsgesetze des betroffenen Organs einzufügen. Der albuminisierenden, substanzgebundenen Kraft muss die antimonisierende Kraft entgegentreten, die *„im Menschen auch regulierend wirkt, aber so, dass der Mensch diese antimonisierende Kraft in seinem Normalzustand vom Außerirdischen her bezieht.“*[28, S. 354] Die Albumine überschreiten Organgrenzen, wenn sich albuminisierende Kräfte gegen antimonisierende Kräfte durchsetzen und sie durch Epithelbarrieren nicht mehr aufzuhalten sind. Daher ist es notwendig, die mit der Nahrung aufgenommenen Eiweiße vor ihrem Eintritt in den Organismus kritisch zu prüfen und bereits vorgeschädigte Exemplare zu meiden.

5.4.3.2 Nahrungseiweiße

Die Aufnahme der Eiweiße in den menschlichen Organismus geschieht bei jeder Nahrungsaufnahme. Dabei treten die Eiweiße als *„etwas dem menschlichen Organismus anfangs Fremdes in ein dem Organismus am Ende Eigenes“*[29, S. 55] über. Dafür müssen sie einen initialen Entvitalisierungsprozess durchlaufen, gefolgt von einer Wiederbelebung. Sobald die Eiweiße über die Nahrung in den Körper gelangen, setzt sich eine enzymatische Kaskade ein, die bereits im Speichel der Mundhöhle beginnt. Bei *„der Begegnung mit dem Trypsin des Bauchspeichels“*[29, S. 56] werden die Eiweiße für einen Moment ins Leblose überführt. Idealerweise sollten sie die Bereitschaft zeigen, sich den Notwendigkeiten des Organismus anzupassen und ihm zu dienen.

„Das Eiweiß ist diejenige Substanz des lebenden Körpers, die von seinen Bildekräften in der mannigfaltigsten Art umgewandelt werden kann, so dass, was sich aus der umgeformten Eiweißsubstanz ergibt, in den Formen der Organe und des ganzen Organismus erscheint.“[29, S. 54] Die Eiweiße sind Bestandteil des Nahrungsangebotes, das sich stets den aktuellen Lebensverhältnissen anpasst. Ihre Umwandlungsmöglichkeiten hängen daher auch von den verfügbaren Nahrungsquellen ab, die sich im Laufe der Zeit wandeln.

In der heutigen Zeit sind viele Nährstoffe industriell hoch verarbeitet, in Kunststoffen versiegelt, aromatisiert und konserviert. Sie sind nicht nur resistent gegen Mikroorganismen, sondern isolieren sich auch generell gegenüber lebendigen Strukturen. Pflanzliche Stoffe stammen häufig aus vorbelasteten Monokulturen, tierische Lebensmittel aus nicht artgerechter Tierhaltung. Diese Entwicklungen in der Lebensmittelindustrie der letzten Jahrzehnte stellen zweifellos eine Herausforderung für das physische Verdauungssystem des Menschen und das analytische Stoffwechsel-Gliedmaßensystem dar.

Nach anthroposophischer Sichtweise ist die Nahrungsverwertung – und insbesondere der Eiweißstoffwechsel, der im Zusammenhang mit Kreidezähnen besonders bedeutsam ist – nicht nur eine Abfolge enzymatischer Prozesse. Vielmehr ist sie abhängig vom Eingreifen koordinierender lebendiger, seelisch-geistiger Kräfte. Diese stehen in Wechselwirkung mit den Kräften, die in den Nahrungsmitteln selbst wirken:

„So dass wir sagen können, wenn im Menschen die Kräfte wirken, die in den Substanzen seiner Nahrungsmittel liegen, die Kräfte, die also, sagen wir, in den Vegetabilien oder sonstigen Nahrungsmitteln liegen, so wirken diese Kräfte in ihm durch sich selbst. Sie wirken da als Erdenkräfte.“[39, S. 225]

Doch sind diese lebendigen Kräfte auch heute noch in der Lage, Eiweiße zu entvitalisieren und sie als gereinigte Stoffe dem Organismus zur Verfügung zu stellen? Können sie hochverarbeitete, industriell synthetisierte Substanzen so weit auflösen, dass nur noch mineralische, salinische Fragmente übrigbleiben?

„Die Eiweiße sind unendlich formbar und dem Willen der Bildekräfte offen.“[63, S. 200] *„Diese Bildekräfte sind an den ätherischen Leib gebunden.“*[29, S. 54]

Die Eiweiße gelangen als Nährstoffe zuerst in den Sulfurpol des unteren Menschen. Dort werden sie von den Bildekräften des Ätherleibs ergriffen, abgebaut und entsprechend ihren sulfurischen und salinischen Neigungen für den Organismus eingesetzt. Sie können entweder bis in imponderable Quantitäten aufgelöst oder verfestigt und von den ätherischen Kräften abgelöst werden. Allerdings erschwert sich die Verbindung mit den Kräften des Ätherleibs, wenn die Eiweiße als Bestandteile industriell verarbeiteter Lebensmittel künstlich verkapselt und mit synthetischen Substanzen kombiniert sind.

„Das Eiweiß ist immer auf dem Sprung, entweder in die Tätigkeit des ätherischen Leibes aufgenommen zu werden oder aus diesem herauszufallen.“[29, S. 54] Die Nahrungsverwertung ist längst nicht mehr nur ein Prozess der Entvitalisierung natürlicher Substanzen, sondern ein Aufbrechen hochkomplexer künstlicher Systeme. Der menschliche Gesamtorganismus wird zunehmend durch technisch entfremdete Stoffe belastet, die als Nahrungsmittel in das System eindringen.

5.4.4 Fluor- und Magnesiumkräfte

Neben den Eiweißen haben die Mineralionen im Schmelzsegment eine Schlüsselrolle. Während Calcium und Phosphate, die in ihren Gewichtsanteilen dominieren, kaum pathologische Auffälligkeiten im Zusammenhang mit der Kreidezahnerkrankung zeigen, sollte das Augenmerk auf zwei andere wichtige Akteure gerichtet werden: Fluor und Magnesium. Beide sind mengenmäßig zwar in nahezu vernachlässigbarer Größenordnung vorhanden, treten jedoch umso deutlicher durch die Polarität ihrer physisch-stofflichen und ihrer feinstofflich-prozessualen Wirkkräfte in Erscheinung.

Während die Eiweiße beim Eintritt in den Körper unter die ordnende Kraft des Ätherleibs gestellt werden müssen und sich nach dem Austritt aus der Zelle in den extrazellulären Raum den stofflichen und ätherischen Kraftverhältnissen anpassen, wirken Fluor und Magnesium im Schmelzbildungsprozess als Träger spezifischer Kräftewirkungen.

Die Bildekräfte erfassen einerseits die Elemente Fluor und Magnesium und leiten sie, durchdringen sie mit Lebendigkeit und binden sie in die Formprozesse ein. Andererseits wirken die stofflichen Kräfte selbst auf den Ätherleib ein und lösen seine lebendigen Kräfte aus dem Stoffzusammenhang. Diese Komplementarität von Stoff und Ätherkraft führt zu Auflösungen und Verfestigungen und ist durch rhythmischen Reifungsprozessen substanzbildend, die Aufbau und Abbau koordinieren.

Fluor und Magnesium in ihrer stofflichen und in ihrer prozessualen Eigenschaft besetzen antagonistische Pole. Sie schwingen zwischen dem Salpol im oberen Menschen und dem Sulfurpol im unteren Menschen.[125, S. 113] Genauso pendelt ihr Wirken zwischen ihrem Dasein als Stoff und ihrem bis zur Auflösung verdünnten Zustand, der in ihnen ihre immanenten Kräfte freisetzt. *„Fluor und Magnesium spielen in ihrer, ich möchte sagen, Verdünnung, in der sie im menschlichen Organismus vorkommen, gerade in diesem kindlichen Prozess bis zum Zahnwechsel hin eine ganz hervorragende Rolle.“*[28, S. 241]

Dieses feine Zusammenwirken zeigt sich bis in die molekularen Prozesse der Amelogenese, wo Eiweiße als Verschalungen dienen, die das Wachstum der Kristallkeime lenken. Diese Verschalungen als Grundstruktur der Schmelzbildung zeigen sich als ein in die Länge wachsender Prismenverlauf. Auf der molekularen Ebene werden dadurch die charakteristischen Magnesiumwirkungen abgebildet, die *„strahlend wirken, die Faserbündel und dergleichen organisieren, damit sich dann die Kalksubstanz dahinein organisieren kann.*[28, S. 241]

5.4.4.1 Magnesium

Es stellt sich aufgrund dieser Aussage Rudolf Steiners die Hypothese auf, inwieweit die Magnesiumkräfte die Selbstassemblierung der Amelogenine steuern und strukturieren. Dabei ist hervorzuheben, dass die von Rudolf Steiner beschriebenen Magnesiumwirkungen nicht rein stofflicher Natur sind, sondern Kräfte, die im Feinstofflichen wirksam werden. Das anthroposophische Verständnis der Polarität von Stoff und Prozess legt nahe, dass stoffliches Magnesium das Wachstum hemmt, während feinstoffliche Magnesiumkräfte eine konsolidierende Wirkung entfalten. Auch rein naturwissenschaftlich basierte Studienergebnisse bestätigen die Bedeutung des stofflichen Magnesiums und dessen hemmende Wirkung auf das Kristallwachstum.[90, S. 90]

Diese doppelte Wirksamkeit – sowohl auf stofflicher als auch auf feinstofflicher Ebene – wird besonders deutlich bei der Betrachtung der molekularen Mechanismen während der Schmelzbildung. Hier zeigt sich, wie Magnesiumkräfte direkt auf die komplexen Strukturen und Prozesse der Amelogenine einwirken und deren Selbstorganisation beeinflussen.

Auf molekularer Ebene haben die strahlenden Magnesiumkräfte einen entscheidenden Anteil an der geordneten Sekretionsphase der Schmelzbildung, die sich durch Ausdehnung und Erweiterung auszeichnet. Je nach Milieu bilden die Amelogenine nach ihrem Eintritt in die Schmelzmatrix entweder passive Nanokugeln oder aktive Nanobänder. Dieser Unterschied ist wesentlich, da er zwischen einer blockierenden und einer schützenden Funktion unterscheidet (s. Kap. 4.2.1 S. 88). Für die Bildung der gewünschten Nanobänder müssen die Amelogenine auseinandergefaltet werden, wodurch die Entstehung linearer Oligomere begünstigt wird. Erst durch die Exposition hydrophober Kerndomänen wird eine gerichtete Anlagerung über hydrophobe Wechselwirkungen und Wasserstoffbrücken ermöglicht (s. Kap. 4.1.3 S. 82). Auch das Aufklappen der Tertiärstruktur ist ein integraler Bestandteil dieses Prozesses zum Aufbau einer homogenen bandförmigen Aufstellung.

Wird die Wirkung der konsolidierenden Magnesiumkräfte gehemmt, ergibt sich eine Kausalkette: Ein Überschuss an stofflichem Magnesium unterdrückt die feinstofflichen Magnesiumkräfte, wodurch sich die wabenförmige Struktur der Schmelzprismen destabilisiert. Dies führt zur Bildung kugeliger, lückenhafter Prismenstrukturen, die eine stabile Apatitfaserarchitektur verhindern. Infolgedessen entstehen vermehrt Andockstellen für invasive Serumalbumine, die sich an den wachsenden Kristallgerüsten anlagern können, sobald die ortsansässigen Amelogenine ihre Platzhalterfunktion verlieren.

Auch die Streckung der Ameloblasten in der Sekretionsphase ist ein morphologischer Effekt der strahlenden Magnesiumwirkung. Dieser zelluläre Prozess, verbunden mit der Ausbildung des Tomes'schen Fortsatzes, markiert den Beginn der typischen Schmelzstruktur.

5.4.4.2 Fluor

Während die konsolidierenden, strahlenden Magnesiumkräfte die frühe Phase der Amelogenese prägen, tritt im weiteren Verlauf das Element Fluor hinzu. Im Gegensatz zum Magnesium, *„wo man nur noch die Kräfte hat, wo man den Stoff gar nicht hat“*[25, S. 152] muss Fluor abwechselnd durch seine ätherischen und seine physisch-stofflichen Kräfte den Schmelz in die Mineralisation führen.

In der initialen Reifung unterstützt das feinstoffliche Fluor mithilfe von Proteinasen die organisierte Proteinspaltung. In der finalen Reifungsphase wirkt Fluor mit seiner gesamten stofflichen Präsenz, um die ätherischen Kräfte aus dem Mineralgerüst zu verdrängen und den endgültigen Mineralisationsprozess zu stabilisieren.

Unter normalen Bedingungen erfolgt der Übergang von der Sekretions- zur Reifungsphase harmonisch, wobei die feinstoffliche Magnesiumkraft zugunsten der feinstofflichen Fluorkraft zurückgezogen wird. [5]

Im pathologischen Fall der Kreidezähne ist hingegen anzunehmen, dass die feinstofflichen Fluorkräfte überhandnehmen und aktiv die Schmelzstrukturen aufweichen. Für diese Dominanz dieser Fluorkräfte kommen zwei Ursachen in Betracht:

- Ein Übermaß an stofflichem Magnesium, das – nach dem Prinzip des Waagebalkens – die ätherischen Fluorkräfte verstärkt.
- Eine Störung im Ätherleib, die verhindert, dass sich die ätherischen Kräfte regulär zurückziehen.

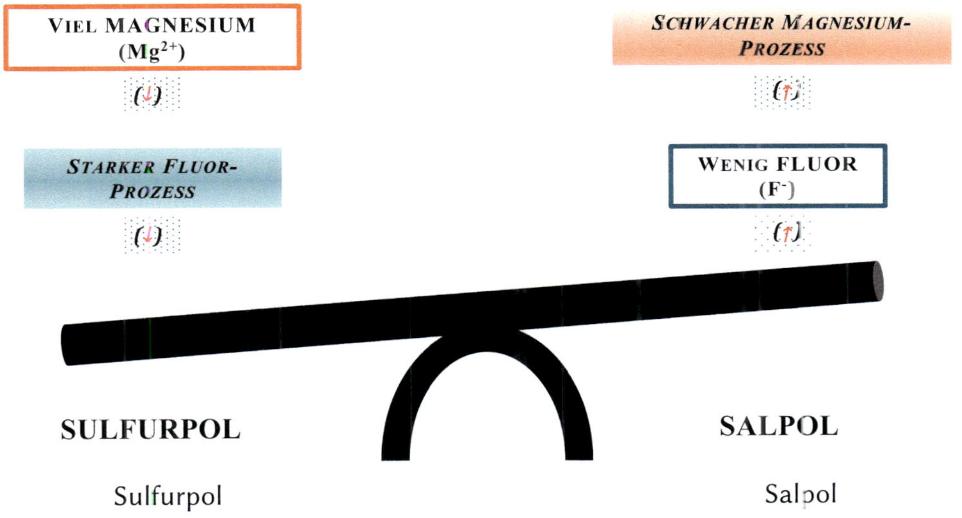

Abb. 33: Der Waagebalken.
Viel stoffliches Magnesium – wenig feinstoffliches Magnesium
Viel feinstoffliches Fluor – wenig stoffliches Fluor

Die richtige Einstellung des Waagebalkens ist für Rudolf Steiner von größter Bedeutung *„… für das erste Kindesalter zwischen der Zufuhr von Magnesium und der Zufuhr von Fluor.“* Zwar bezieht Rudolf Steiner diese Aussage vorrangig auf die Zerstörung bereits entwickelter Zähne wenn er weiter ausführt: *„und Sie werden es*

[5] Die Begriffe *„ätherische Fluorkraft“* und *„feinstoffliche Fluorkraft“* werden synonym verwendet, da beide die prozessuale, nicht-stoffliche Wirkkraft des Fluors bezeichnen

immer erleben, dass die Zähne früh schadhaft werden müssen, wenn dieser Waagebalken nicht ordentlich gestellt ist.“

Doch dieser Zerstörungsprozess ist nicht ausschließlich auf die Zeit nach dem Zahndurchbruch beschränkt. Vielmehr spielt er bereits in der Entwicklungsphase der Zähne eine zentrale Rolle – insbesondere in jenem sensiblen Zeitraum, in dem Fluor und Magnesium aktiv aufeinandertreffen. Gerade in dieser Phase entscheidet das feine Gleichgewicht zwischen den Kräften beider Elemente über die Stabilität oder Anfälligkeit der Zahnschmelzstruktur.

Aus Sicht der anthroposophischen Zahnmedizin ist ein nicht ausbalancierter Waagebalken maßgeblich für die Zerstörung von Zahnsubstanz verantwortlich und wird somit zu einem primären ätiologischen Faktor bei der Entstehung der Kreidezähne. Ein gestörtes Gleichgewicht zwischen den feinstofflichen und stofflichen Kräften von Magnesium und Fluor kann daher bereits während der Zahnentwicklung irreversible strukturelle Schwächen hervorrufen.

Diese Dysbalance zwischen Magnesium und Fluor drückt sich in verschiedenen Merkmalen aus, die direkten Einfluss auf die Struktur und Stabilität des Zahnschmelzes nehmen:

- Ein Überwiegen des stoffliches Magnesium:
  - Verhindert die Ausbildung einer stabilen Faserstruktur.
  - Verdrängt die konsolidierende Wirkung der feinstofflichen Magnesiumkraft.
- Ein Überwiegen der feinstofflicher Fluorkräfte:
  - begünstigen den verfrühten Abbau der Amelogenoligomere
  - destabilisieren Schmelzstrukturen
  - verhindert das Ausbalancieren mit stofflichem Fluor

Dringt man mit Hilfe einer anthroposophisch basierten Pathogenese tiefer in dieses Szenario ein, so wird man recht schnell die ätherischen Bildekräfte für die Statik des Waagebalkens ausmachen.

Die mangelnde Anpassung und das fehlende Zurückweichen ätherischer Bildekräfte in einem steifen und unbeweglichen Ätherleib begünstigt die ätherische Fluorkraft und verhindert den Einfluss des stofflichen Fluors auf die Amelogenese.

5.5 Der kranke Ätherleib

Der gesunde Ätherleib wirkt als vermittelnde Instanz zwischen den Formprozessen kosmischen Ursprungs und den Verfestigungskräften des Irdischen. Er reguliert, wann auflösende Kräfte zurücktreten und wann mineralisierende Prozesse einsetzen. Als jenes Wesensglied, das im Flüssigkeitsorganismus tätig ist, entfaltet er seine Wirkung insbesondere im Extrazellulärraum sowie im extrazellulären Funktionsraum, in dem der Zahnschmelz gebildet wird. Dabei spielen der pH-Wert und die Temperatur eine zentrale Rolle als Medium, über das der Ätherleib Stoffe und Substanzen gezielt lenken kann.

Um seine Aufgaben in Stoffwechsel, Regeneration und Wachstum zu erfüllen, muss der Ätherleib lebendig und beweglich bleiben. Dabei ist es entscheidend, dass er in einem gesunden Rhythmus arbeitet, sensibel auf die inneren und äußeren Rhythmen des Organismus reagiert und die Lebensfunktionen im Gleichgewicht hält.

Von einem erkrankten Ätherleib spricht man, wenn seine Lebenskraft blockiert oder gestört ist. Dies äußert sich in einem Verlust seines natürlichen Rhythmus; er wird unbeweglich und starr. In diesem Zustand ist er nicht mehr in der Lage, Stoffe zwischen den Polen endgültiger Verfestigung und unendlicher Auflösung flexibel zu bewegen. Auch gelingt es ihm kaum oder gar nicht, komplexe Substanzen wie Eiweiße aus ihrer Struktur zu lösen und in ihre Einzelbestandteile zu zerlegen.

Diese Dysfunktion hat direkte Auswirkungen auf die Amelogenese und ihre einzelnen Stadien: Die regulierende Kraft des Ätherleibs wird geschwächt, wodurch destruktive Prozesse überwiegen. Er verliert seine aufbauende Funktion und wirkt eher zersetzend als gestaltend.

Konkret zeigt sich dies in folgenden Störungen:

- Die konsolidierenden Magnesiumkräfte können keine stabile Prismenstruktur aufbauen.
- Die auflösenden Fluorkräfte zerstören schützende Amelogeninstrukturen.
- Das plastizierende, stoffliche Fluorprinzip wird blockiert, wodurch Fluor den Ätherleib nicht mehr vom physischen Leib lösen kann.

5.5.1 Belastungspotenzial der Fremdeiweiße

Im Fall der Kreidezähne sind die lebendigen Kräfte des Ätherleibs offenbar in der Lage, die spezifischen Amelogenine funktionsgerecht zu nutzen. Der Zugang zu den autarken Serumalbuminen hingegen ist erschwert. Ortsansässige Eiweiße lassen sich leichter kontrollieren als Fremdeiweiße, deren Eigenständigkeit dem Einfluss des Ätherleibs stärker entgegenwirkt.

Dies muss jedoch nicht zwangsläufig auf eine grundsätzliche Schwäche des Ätherleibs hinweisen. Vielmehr liegt die Ursache häufig in den Eigenschaften der Fremdeiweiße selbst. Diese können sich perfekt tarnen und so dem Zugriff des Ätherleibs entziehen. Erst der ständige Kontakt und der chronische Konflikt mit komplexen, hochverarbeiteten Nahrungsmitteln, die dem Organismus immer wieder begegnen, führen zu einer Überlastung des Ätherleibs. „*Es muss der Mensch schon bei der allerersten Nahrungsaufnahme den physischen Nahrungsstoffen eine innere Kraftwirkung entgegenstellen können.*“[126, S. 152]

Diese Warnung trifft besonders auf Eiweiße zu, die sich früh dem Zugriff des Ätherleibs entziehen, ihre Komplexität nicht aufgeben, nicht in ihre Einzelstoffe zerlegt werden und ihre externen ätherischen sowie astralischen Belastungen nicht ablegen. Solche Eiweiße bleiben fremd, unzugänglich und vagabundieren im Organismus. Sie stellen eine noch größere Gefahr dar, wenn sie zwar in die *„Tätigkeit des ätherischen Leibes“*[29, S. 54] übernommen, aber nicht weiterverarbeitet werden und dadurch den Ätherleib belasten und versteifen.

Gerät der Ätherleib durch solche Fremdeiweiße dauerhaft unter Druck, verliert er nicht nur seine ordnende Kraft, sondern auch seine rhythmische Beweglichkeit – jene essenzielle Fähigkeit, die zwischen Aufbau und Abbau, Verfestigung und Auflösung vermittelt.

5.5.2 Belastungspotenzial des Alltags

Die Unbeweglichkeit des Ätherleibs ist nicht allein das Ergebnis einer kräftezehrenden Auseinandersetzung mit fremdartigen Substanzen. Sie entsteht ebenso, wenn der Nerven-Sinnes-Bereich durch übermäßig geforderte Denkkräfte überbeansprucht wird und dem Stoffwechsel-Gliedmaßensystem die notwendige Lebendigkeit fehlt. In der Folge verliert der Ätherleib seinen natürlichen Fluss – es entsteht eine *„träge gewordene Wirkung“*[28, S. 248] bei der seine Schwingungen und der ausgleichende Rhythmus zunehmend ausbleiben.

Nicht nur eine häufig überbetonte Intellektualisierung und fehlende körperliche Lebendigkeit sind typische Symptome des modernen Alltagslebens, sondern auch die Schwierigkeit einen *„Rhythmus, in dem wir uns ernähren, der Rhythmus von Essen und Trinken,“*[126, S. 59] besonders im urbanen Umfeld, einzuhalten. Dabei wäre dies ein Rhythmus, den jeder Mensch individuell gestalten könnte und der *„durch die Selbsterziehung der Menschen immer regelmäßiger und regelmäßiger würde.“*[126, S. 59]

Gerade im Zusammenhang mit der Ernährung wird ein fehlender Rhythmus zu einem weiteren Prädilektionsfaktor für die chronisch werdende Kraftlosigkeit des Ätherleibs. Wenn er zwischen Unterforderung und Überforderung schwankt, verliert er seine Flexibilität und verhärtet sich zunehmend. Der Kräfteschwund des Ätherleibs ist dabei nicht das Ergebnis eines einzelnen Auslösers, sondern entsteht aus der Wechselwirkung zwischen der Belastung durch unlösliche Substanzen, der fehlenden Einbindung in gesundmachende Alltagsrhythmen und dem Ungleichgewicht zwischen kognitiver Aktivität und lebendiger Körperlichkeit.

Diese Schwäche des Ätherleibs zeigt sich weniger als eine messbare Kraftlosigkeit des physischen Leibes, sondern vielmehr als Verlust seiner zeitlichen Flexibilität. Er verliert die Fähigkeit, sich vom physischen Leib zu lösen und sich bei Bedarf wieder mit ihm zu verbinden – eine grundlegende Eigenschaft, die ihn als Rhythmusorganismus auszeichnet. Geht diese Beweglichkeit verloren, erstarrt der Ätherleib in seiner Funktion und wird anfällig für Störungen. Der Ätherleib ist erkrankt.

5.5.3 Einfluss der oberen Wesensglieder

Der Ätherleib steht im Organismus nicht isoliert den Stoffen und Substanzen gegenüber. Er ist Teil der Hierarchie der Wesensglieder, wird von der ICH-Organisation geführt und befindet sich in einer ständigen, konkurrierenden Wechselwirkung mit dem Astralleib. Diese Ordnung ist grundlegend für die Auseinandersetzung des Organismus mit kritischen Fremdstoffen.

Rita Leroi fasst die dadurch gestörte Beziehung der oberen Wesensglieder zum Ätherleib prägnant zusammen: *„Andererseits kann die Vielzahl chemischer Einflüsse und krebserregender äußerer Ursachen bestimmter Teile unseres Ätherleibes den ordnenden Einflüssen der oberen Wesensglieder entfremden.“*[127, S. 6]

Exemplarisch für die Verarbeitung der Fremdstoffe beschreibt Rudolf Steiner in einigen Ausführungen das Aufeinandertreffen von Ich-Organisation, Astralleib, Ätherleib und Eiweißen. Es liegt nahe, die Eiweiße in diesem Zusammenhang als Repräsentanten des physischen Leibes – dem vierten Wesensglied – zu verstehen und damit die strukturelle Einbindung der Wesensglieder innerhalb ihrer Hierarchie nochmals hervorzuheben.

5.5.3.1 Die übergeordnete ICH Organisation

Ita Wegmann und Rudolf Steiner betonen, dass die Eiweiße nicht aus dem Einflussbereich der übersinnlichen Wesensglieder und der Führungsrolle der ICH-Kräfte herausfallen dürfen. *„Der Mensch muss, um das Nahrungs-Eiweiß gesund zu verdauen, eine so starke ICH-Organisation haben, dass alles für den menschlichen Organismus notwendige Eiweiß in den Bereich des menschlichen Ätherleibes übergehen kann.“*[29, S. 56] An anderer Stelle unterstreicht Rudolf Steiner dieses Prinzip nochmals: :*„Das Ich allein ist mächtig, (...) seine Fühlhörner bis hinunter zu erstrecken in die Kräfte der äußeren Substanzen.“*[25, S. 70]

Die ICH-Organisation ist die zentrale Instanz, die die Eiweiße beim Eintritt in den Organismus identifiziert und sie anschließend dem Ätherleib vorlegt. Sie übernimmt die Entscheidung darüber, welche Eiweiße in den Bereich des Ätherleibes aufgenommen werden und welche aufgrund ihrer Fremdheit ausgeschieden werden müssen. Rudolf Steiner beschreibt diese Dynamik treffend: *„Diese krankhafte Ausscheidung tritt in der Albuminurie zu Tage“*[29, S. 56]

Auch wenn diese Aussagen primär das komplexe Geschehen in den Nierenepithelien beleuchten, lassen sich aus diesen anthroposophischen Grundprinzipien im Hinblick auf die Zahnschmelzentwicklung weiterführende Überlegungen ableiten. Die Reifung während der Amelogenese ist ebenfalls ein Ausscheidungsprozess, bei dem Eiweißsubstanz entfernt wird, um Raum für die Einlagerung von Mineralionen zu schaffen. Betrachtet man die Parallelen zur Albuminurie, wird deutlich, dass auch hier die ICH-Organisation eine Schlüsselrolle übernimmt. Es ist denkbar, dass das Ich im Schmelzsegment unerwünschte Serumalbumine nicht als solche erkennt und sie nicht dem Ätherleib übergibt, sondern in der Schmelzmatrix ablegt.

Diese Überlegung verdeutlicht einen zentralen Zusammenhang: Bevor der Ätherleib überhaupt in Aktion tritt – unabhängig davon, ob er gesund oder vorerkrankt ist – muss die ICH-Organisation die Fremdeiweiße erkennen und regulierend eingreifen. Der Eiweißstoffwechsel unterliegt daher nicht primär dem Ätherleib, sondern wird initial von der ICH-Organisation als oberstem Wesensglied gesteuert. Diese übergeordnete Steuerungsfunktion zeigt zugleich, wie abhängig die Funktionsfähigkeit des Ätherleibes von der Integrität des Ich ist.

Selbst ein gesunder Ätherleib kann seine Aufgaben nur dann zuverlässig erfüllen, wenn er innerhalb der hierarchischen Ordnung der Wesensglieder eingebettet ist und die oberen Wesensglieder stark und aktiv bleiben. Kommt es zu Störungen in dieser Steuerungskette – sei es auf der Ebene der ICH-Organisation oder des Ätherleibes – können Fehlregulationen auftreten, die sowohl pathologische Prozesse als auch Entwicklungsstörungen begünstigen.

5.5.3.2 Der gegenläufige Astralleib

Während sich der Ätherleib der Ich-Organisation unterordnen muss, steht er mit dem in der Hierarchie der Wesensglieder eigentlich über ihm stehenden Astralleib in einem Spannungsverhältnis von Rivalität und Diversität. Diese Beziehung ist nicht nur hierarchisch geprägt, sondern auch von dynamischen Wechselwirkungen, die sowohl harmonisierend als auch destruktiv wirken können.

Rudolf Steiner betont diesen Zusammenhang und beschreibt die Folgen einer Schwäche des Ätherleibes: *„Durch die Schwäche des Ätherleibes tritt eine besonders starke Wirkung des Astralleibes auf den physischen Leib ein. Diese Wirkung ist eine abbauende.“*[128, S. 305] In einer Fallbesprechung mit praktizierenden Ärzten stellt Steiner eine junge Patientin vor, deren gesundheitliche Problematik exemplarisch diese Dynamik verdeutlicht. An ihrem Beispiel erklärt er die Schwäche des Ätherleibes und die daraus resultierende Dominanz des Astralleibes. Wie stark sich dieser Zusammenhang auf die Zahngesundheit auswirkt, zeigt die explizite Feststellung

Steiners, *„dass die Zähne schon im 12. Jahre die erste Plombe notwendig machten."*[128, S. 305]

Im weiteren Verlauf der Diskussion liefert Steiner eine weitere aufschlussreiche Beobachtung, die auch für das Verständnis der Schmelzhypomineralisation bedeutsam ist: *„Die Schwäche des Ätherleibes zeigt sich auch darinnen, dass im physischen Körper durch den Ätherleib nicht bewältigte Fremdprozesse sich abspielen, die im Urin als Eiweiß, vereinzelte hyaline Zylinder und Salze sich zeigen. Das sind die Abbauprodukte, die sich durch die Hypertrophie des Astralleibes bilden."*[128, S. 305]

Hier wird deutlich, dass die Schwächung des Ätherleibes zur Verstärkung der astralischen Kräfte führt, was nicht nur zu einer gesteigerten abbauenden Aktivität im Organismus beiträgt, sondern auch zu einer verstärkten Ausscheidung von Fremdsubstanzen. Während diese Ausscheidung in offenen Systemen wie den Nieren als Entgiftungsprozess verstanden werden kann, birgt sie in geschlossenen Kompartimenten wie dem Schmelzorgan Risiken. Hier kann die Ablagerung von Eiweißresten zu einer Art „innerer Vergiftung" führen, die die Mineralisierung des Zahnschmelzes stört.

Auf molekularer Ebene spiegelt sich die Komplementarität von Ätherleib und Astralleib im antagonistischen Verhältnis von Magnesium und Calcium wider. Während der Ätherleib bevorzugt auf Magnesium zugreift, wirken die seelischen Kräfte des Astralleibes über das Calcium in die Amelogenese hinein. Diese Wechselwirkung prägt den Zahnschmelz nicht nur strukturell, sondern hinterlässt auch individuelle Spuren – gleichsam einen seelischen Abdruck. Der Zahnschmelz wird so zu einem Träger einzigartiger Persönlichkeitsmerkmale, die besonders bei den bleibenden Zähnen deutlich werden. Während die Milchzähne noch vorwiegend vom Vererbungsstrom und den mütterlichen Seelenkräften geprägt sind und daher eine eher uniforme Erscheinung zeigen, spiegeln die bleibenden Zähne die individuelle Seelenkraft des Kindes wider.

Die gegenläufige Wirkung von Ätherleib und Astralleib greift ebenso in den Eiweißstoffwechsel ein wie die übergeordnete Rolle der Ich-Organisation. Sowohl der gesunde als auch der geschwächte Ätherleib ist dabei auf ein gewisses Maß an „Entgegenkommen" des Astralleibes angewiesen. Diese wechselseitige Abhängigkeit wird besonders deutlich, wenn man die komplexen Prozesse der Schmelzbildung betrachtet. Auch wenn die oberen Wesensglieder nicht direkt in die Amelogenese eingreifen, sind sie mindestens indirekt an der Entstehung der Kreidezahnerkrankung beteiligt – durch ihren Einfluss auf die Funktionalität des Ätherleibes.

Wie intensiv der seelische Zustand der Mutter in die Amelogenese eingreifen kann, zeigt sich an der Neonatallinie. Sie ist ein verbreiterter Retziusstreifen, *„der in Folge der neonatalen Hypokalzämie im Schmelz und Dentin aller Milchzähne und des ersten unteren Molaren auftritt. Sie ist als deutliche Demarkationslinie zwischen prä- und* *postnatal gebildetem Schmelz*"[129, S. 1] in den Blickpunkt des Interesses gerückt. Bekanntermaßen kann sich mütterlicher psychosozialer Stress biologisch auf Kinder auswirken, weshalb die Neonatallinie als dentaler Biomarker dienen könnte. Sie könnte nicht nur ein Indikator für den kindlichen Stress während der Geburt, sondern auch für prä- und perinatale psychiatrische Probleme der Mutter sein. Die Ergebnisse einer Studie, die auf dem sogenannten TEETH-Modell[130, S. 502–513] basieren, haben eine „*Korrelation zwischen schwerer Depression im Laufe des Lebens und allen psychiatrischen Problemen im Laufe des Lebens*"[131, Fig. 1] der Mutter und einer verbreiteteren Neonatallinie gezeigt. „*Insbesondere hatten Kinder von Müttern, die nach eigenen Angaben im Laufe ihres Lebens an einer schweren Depression gelitten hatten, um 3,4 μm breitere Neonatallinien als Kinder, deren Mütter keiner Depression ausgesetzt waren.*"[131, Fig. 1]

Diese Aussagen bestätigen den Ansatz der anthroposophischen Medizin sowie dieser Abhandlung über die Kreidezähne, dass die Ursachen für Strukturanomalien des Zahnschmelzes in erster Linie im mütterlichen Organismus zu suchen sind und in der Zusammenarbeit der mütterlichen Wesensglieder mit den sich entwickelnden Wesensgliedern des Kindes.

5.5.4 Zentrale Einflussfaktoren

Zusammenfassend lässt sich sagen, dass der Ätherleib als dynamisches, ordnendes Prinzip im menschlichen Organismus vielfältigen Belastungen ausgesetzt ist, die seine Beweglichkeit einschränken und seine regulierende Kraft schwächen können. Wird diese Lebendigkeit gestört, verliert der Ätherleib seine Fähigkeit, sich vom physischen Leib zu lösen und seine harmonisierende Aufgabe zwischen den Polen von Aufbau und Abbau zu erfüllen. Die Folge ist eine Starre, die zu Fehlregulationen und Funktionsstörungen führen kann.

Die wesentlichen Faktoren, die den Ätherleib schwächen und seine Arbeit behindern, sind:

- Toxische Eiweißsubstanzen: Fremdeiweiße, die sich der Verarbeitung entziehen, belasten den Ätherleib und führen zu seiner Versteifung.
- Äußere Einflüsse und ein gestörter Lebensrhythmus: Eine Überforderung des Nerven-Sinnes-Systems, fehlende körperliche Aktivität sowie unregelmäßige Ernährungsrhythmen mindern die Flexibilität des Ätherleibes.
- Schwache Ich-Kräfte: Die Ich-Organisation spielt eine Schlüsselrolle bei der Steuerung des Stoffwechsels. Mangelt es ihr an Kraft, verliert der Ätherleib seine übergeordnete Führung.

- Ein dominanter Astralleib: Eine übermäßige Aktivität des Astralleibes führt zu verstärkten abbauenden Prozessen und destabilisiert das Gleichgewicht zwischen den Wesensgliedern.

Erst die komplexe Wechselwirkung dieser Faktoren erklärt, warum der Ätherleib seine ordnende und harmonisierende Funktion verliert. Im Kontext der Amelogenese wird deutlich, wie fein abgestimmt die Prozesse sein müssen, um eine gesunde Schmelzbildung zu gewährleisten. Kommt es zu Störungen, wie sie bei der Kreidezahnerkrankung beobachtet werden, wird die zentrale Rolle des Ätherleibes besonders deutlich.

5.6 Ätherleib und Schwangerschaft

Während der Schwangerschaft trägt die mütterliche ICH-Organisation die Verantwortung für die Ätherleibstätigkeiten, die ernährenden Substanzen umzuwandeln und die Kraftströme im embryonalen Organismus zu regulieren. Die Beweglichkeit des Ätherleibs ist im lebendigen Organismus essenziell für die Verarbeitung der aufgenommenen Substanzen. Bei Veränderungen im Organismus wie bei Krankheiten oder auch der Schwangerschaft müssen die Schwingungen des Ätherleibs zwischen dem Sulfurpol und dem Salpol angepasst werden, zum Wohl des Kindes oder der eigenen Genesung.

5.6.0.1 Physiologische Beweglichkeit

Rudolf Steiner sprach im ersten Ärztekurs über die Tradition, dass jede Geburt einer Mutter angeblich einen Zahn kostet. *„Es ist eine Erscheinung, die vorkommt, dass Mädchen ganz gesunde Zähne haben: sie überstehen die erste Entbindung und sie haben nachher verdorbene Zähne.“*[28, S. 312] Wenn auch diesem etwas vereinfachten und nicht weiter spezifizierten Zusammenhang in der heutigen Zeit die schulzahnmedizinische Zustimmung fehlt, sind Veränderungen in der Mundhöhle während der Schwangerschaft bekannt. Aus Sicht von Rudolf Steiner ist die Ursache für ein vermehrtes Auftreten von Zahn- und Kieferkrankheiten in der Schwangerschaft eine Umwandlung der Ätherleibstätigkeit. Der Ätherleib löst sich im Unterleib während der Schwangerschaft und zieht sich aus dem Stoffwechselpol zurück. Er wird selbständig und zieht auf der anderen Seite, im Kopfpol, im Bereich der Kiefer als entgegengesetzte Reaktion in die Organisation hinein und wirkt dann zerstörend auf die Zähne und das Parodontium.[28, S. 316] Der Ätherleib muss sich vom physischen Leib lockern im Sinne des werdenden Menschen, denn *„nicht die Lebens- und Gestaltungskräfte der Frau sollen die Embryonalentwicklung prägen, sondern die des Kindes.“*[132, S. 121]

Armin Husemann hat diesen Gedanken Steiners aufgegriffen, weiter differenziert und dafür den Begriff der *„merkuriellen Labilität des Fluorprozesses“* gewählt, um die

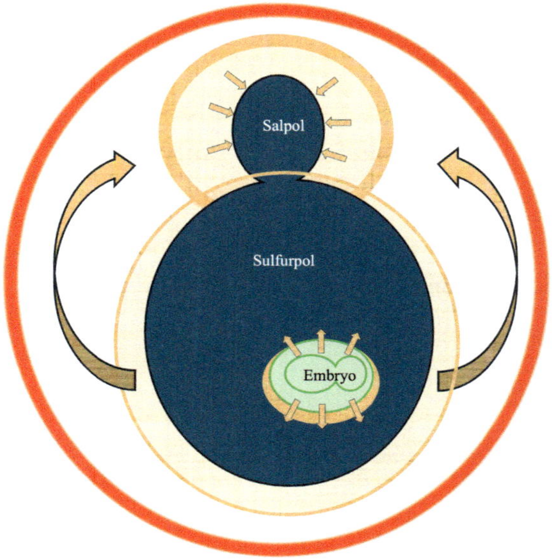

Abb. 34: Schwangerschaft und beweglicher Ätherleib. Während der Schwangerschaft verlagert sich die Tätigkeit des Ätherleibs aus dem unteren Menschen (Sulfurpol) in den oberen Menschen (Salpol), sichtbar in den großen, gekrümmten Pfeilen. Die kleinen Pfeile zeigen das Abströmen der Lebenskräfte vom Embryo, wodurch dieser sich mineralisieren kann. Im Kopfbereich verdichten sich auflösende Kräfte, die Zähne und Parodontium der Mutter schwächen können. Der leuchtend rote Ring umspannt diese Prozesse als Ausdruck der Ich-Organisation der Mutter.

Neuausrichtung der Ätherleibstätigkeit in der Schwangerschaft zu beschreiben. Er erklärt die Loslösung damit, dass sich der neue Leib des Kindes bis zur Ossifikation verdichtet. Dieser Salprozess wirkt dann im Verhältnis zum „*sulfurischen Biotop*" des Unterleibs der Mutter als Fremdkörper.[125, S. 113]

Die Bewegungen des Ätherleibs sind eng mit den merkuriellen Schwingungen von Magnesium und Fluor zwischen Aufbau und Abbau verbunden. Ihr Auftreten sowohl im stofflich-physischen als auch im prozessualen ätherischen Bereich muss aufeinander abgestimmt und im Gleichgewicht bleiben, um ein gesundes Kräfteverhältnis zu erhalten. Sulfurische Fluorprozesse ziehen sich aus dem Unterleib der Schwangeren zurück, die Magnesiumprozesse werden verstärkt und sorgen für eine Konsolidierung, zum Wohl des Embryos und des Fötus. In der antagonistischen Gegenbewegung kann dadurch auch das stoffliche Magnesium verdrängt werden, was sich immer wieder in Mangelerscheinungen während der Schwangerschaft zeigt.

5.6.0.2 Pathologische Steifigkeit

Der Ätherleib muss sich zurückziehen, damit seine sulfurischen Kräfte nicht die erforderlichen Verfestigungsprozesse im embryonalen Körper beeinträchtigen. Dafür nimmt der mütterliche Organismus in Kauf, dass sulfurische Wirkungen im eigenen Kopfpol abbauend und zerstörerisch wirken.

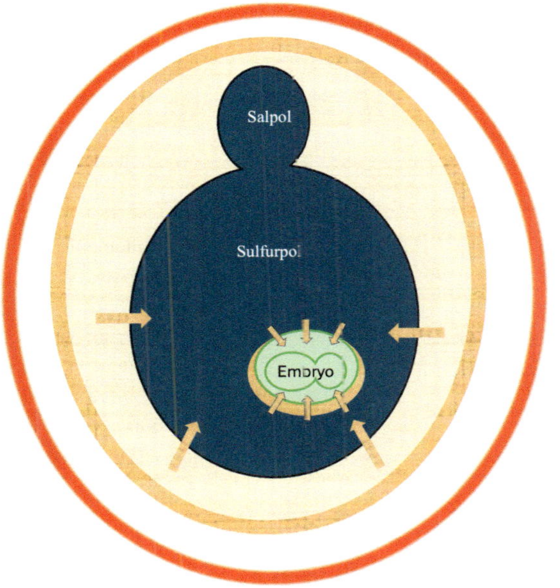

Abb. 35: Schwangerschaft und unbeweglicher Ätherleib. Die Ätherleibstätigkeit bleibt unflexibel. Sie löst sich nicht vom unteren Menschen. Die auflösenden Kräfte (marmorierte Pfeile) bedrängen das Embryo und wirken demineralisierend. Im mütterlichen Kopfpol bleibt alles unverändert.

Es ist nun aber durchaus denkbar, dass diese merkurielle Schwingung ausbleibt und sich die mütterliche Ätherleibstätigkeit nicht löst, weil ihr die nötige Resilienz fehlt, weil der Ätherleib unbeweglich, geworden ist.

Diese Stagnation kann dadurch verursacht sein, dass der mütterliche Ätherleib das Embryo oder den Fötus nicht als Salpol erkennt. Vielleicht hat er hat gelernt, salinische Prozesse im Unterleib zu tolerieren. Die bereits beschriebene Unbeweglichkeit des Ätherleibs kann auf Gewöhnungseffekten gegenüber synthetisierten Stoffen zurückzuführen sein, die gleichzeitig auch in der Lage sind, die sulfurischen Kräfte im mütterlichen Unterleib zu binden. Die Folge davon ist ein immer größer werdendes Ungleichgewicht der Kräfte unter Betonung des Sulfurischen und deren Persistenz im Unterlieb der Mutter.

Löst sich der mütterliche Ätherleib nicht aus dem unteren Pol, werden die auflösenden sulfurischen Kräfte im unteren Menschen die Hartgewebsbildung im kindlichen Salpol behindern und dort keine regelgerechte Mineralisierung des Zahnschmelzes zulassen. Die salinischen Kräfte im fetalen Schmelzorgan, werden zurückgedrängt.

Diese Ätherleibstätigkeit wird besonders im Fluorprozess wirksam, wobei Fluor im unteren Menschen seine unerwünschte auflösende Seite für die kindliche Amelogenese zeigt. Auch die Zufuhr von Fluoriden und Magnesiumsalzen während der Schwangerschaft kann das Gleichgewicht der Bildungskräfte und Befestigungskräfte für die Organentwicklung beeinträchtigen und den übergeordneten Bauplan verändern. Wenn sich die Ätherleibstätigkeit im Unterleib der Mutter nicht lockert, mag die

Anfälligkeit für Karies und Schwangerschaftsgingivitis zwar zurückgehen, aber die verstärkten sulfurischen Kräfte können demineralisierend auf den Fötus wirken und zu hypomineralisierten Milchmolaren führen.

Aus Sicht der anthroposophischen Zahnmedizin sind die Milchzähne als Modellzähne, *„ein Ergebnis der Vererbungsentwicklung.“*[26, S. 146] Das Modellhafte lässt sich gut nachempfinden an der monochromen Farbgebung und einförmigen Gestalt der Milchzähne, während die bleibenden Zähne eine erheblich größere Variationsbreite in der individuellen Charakteristik aufweisen. Die Milchzähne sind nicht vom kindlichen ICH individualisiert, sondern unterliegen den Gestaltungssystemen aus dem Vererbungsstrom, denn *„der Astralleib* [arbeitet]*erst im siebenten Monat* [am Embryo]. *Vorher arbeitet am Kinde der Ätherleib und der Astralleib der Mutter.“*[61, S. 53]

Die Amelogenese des zweiten Milchmolaren, der als Milchkreidezahn definiert wird, beginnt etwa im vierten Schwangerschaftsmonat und wird etwa im achten Lebensmonat abgeschlossen. Wenn die sogenannte vulnerable Phase zeitlich im ersten Drittel der Schmelzbildung stattfindet, müssen die Ursachen für den kreidigen Schmelz der zweiten Milchmolaren bereits im Vererbungsstrom angelegt und als Fehlentwicklung unter dem Einfluss der mütterlichen Wesensgliedern entstanden sein. Somit steht der mütterliche Ätherleib im Fokus einer an der anthroposophischen Medizin orientierten Pathogenese.

5.7 Ätherkräfte und Geburt

Mit der Geburt wird die enge körperliche Vereinigung zwischen Mutter und Kind zwar beendet, die grundlegende Verbindung jedoch nicht vollständig aufgehoben. Das Kind verlässt seine embryonalen Hüllen, in denen es bis dahin geborgen war und die seine Wesensglieder beherbergten. Da es jedoch zunächst noch nicht eigenständig lebensfähig ist, benötigt es weiterhin schützende Hüllen – für Sicherheit, Geborgenheit, Wachstum und Ernährung.

5.7.1 Verlust der Embryonalhüllen

Nach der Geburt werden diese materiellen Hüllen durch die *„Hüllen des sozialen Daseins“*[133, S. 60] ersetzt. Sie manifestieren sich in der Familie, der Gemeinschaft des Volkes und letztlich der gesamten Menschheit, die das Kind nun umgeben. Zwar werden mit der Geburt die Hüllen der oberen Wesensglieder abgeworfen, doch ihre Kräfte bleiben weiterhin im Kind wirksam: *„Wir tragen also während der ganzen Zeit unseres Erdenlebens in uns die Kräfte, die uns als Reste der embryonalen Entwickelung im Innern verbleiben: die Kräfte der Geburt.“*[134, S. 256]

Während der Schwangerschaft diente die Plazenta als Ort der kindlichen ICH-Kräfte. Diese wirkten zwar noch nicht als ICH-Organisation, umgaben jedoch das ungeborene Leben als *„geistige Individualität."*[67, S. 201] *„Die Derivate der Allantois, die Nabelschnur(-gefäße) und (Teile der) Harnblase"*[135, S. 180] sind dem Astralleib zugeordnet. Das Amnion hingegen entspricht dem Ätherleib, während es als lebenstragendes Hüllenorgan den heranwachsenden Embryo umgab.[135, S. 180]

Eine vorzeitige Ablösung oder Verletzung der embryonalen Hüllen kann die Mineralisation der Zähne empfindlich stören. Studien zeigen eine deutliche Korrelation zwischen Frühgeburten sowie Kaiserschnitten und der Hypomineralisation der ersten bleibenden Molaren und Frontzähne.[17] Auch wenn die genauen Ursachen bisher nicht vollständig geklärt sind, deutet vieles auf eine kausale Verbindung zu Störungen in der Hüllenorganisation hin.

Typische Symptome der Kreidezahnerkrankung – wie Asymmetrie und das singuläre Auftreten betroffener Zähne – lassen darauf schließen, dass lediglich vereinzelte Defekte oder Durchlässigkeiten in den schützenden Hüllen vorliegen. Diese lokalen Schwachstellen ermöglichen es Fremdstoffen und Fremdwirkungen, sowohl die physischen als auch die ätherischen Hüllen zu durchdringen.

Diese Überlegungen werfen weitere wichtige Fragen auf: Was passiert, *„wenn heute im Rahmen der pränatalen Diagnostik diese Hüllenbildung immer radikaler aufgehoben wird?"*[135, S. 182] Welche Folgen hat es, wenn ein Frühgeborenes seine Hüllen vorzeitig verlassen muss oder wenn diese bei einem Kaiserschnitt gewaltsam durchtrennt werden?

5.7.2 Wesensglieder im Wandel

Auch wenn die Kräfte der Geburt erhalten bleiben, bedeutet der Verlust der embryonalen Hüllen den Wegfall des kosmischen Schutzschirms. Es muss nun eine neue Verbindung zwischen den Wesensgliedern der Mutter und den noch unvollständigen Vorstufen der kindlichen Wesensglieder entstehen.

5.7.2.1 ICH-Kräfte

Solange die oberen Wesensglieder den neugeborenen Körper noch nicht vollständig durchdrungen haben, bleibt das Kind auf die mütterlichen Wesensglieder angewiesen – insbesondere auf die ICH-Organisation der Mutter als ordnende und strukturierende Kraft. Auch wenn sich die Wesensglieder der Mutter nach der Geburt allmählich in ihren vorkonzeptionellen Zustand zurückziehen und die des Kindes zunehmend Eigenständigkeit entwickeln, bleibt eine tiefe Verbindung zwischen beiden bestehen.

Die mütterlichen ICH-Kräfte müssen dabei die Stabilität und Undurchlässigkeit der Hüllen gewährleisten, die das Kind nach dem Verlust der embryonalen Hüllen umgeben. Ihre zentrale Bedeutung zeigt sich auch auf biomolekularer Ebene: Der enge Zusammenhang zwischen den ICH-Kräften und dem Phosphor, der als „Verhüllungsspezialist“ bekannt ist, verdeutlicht diese Schutzfunktion.

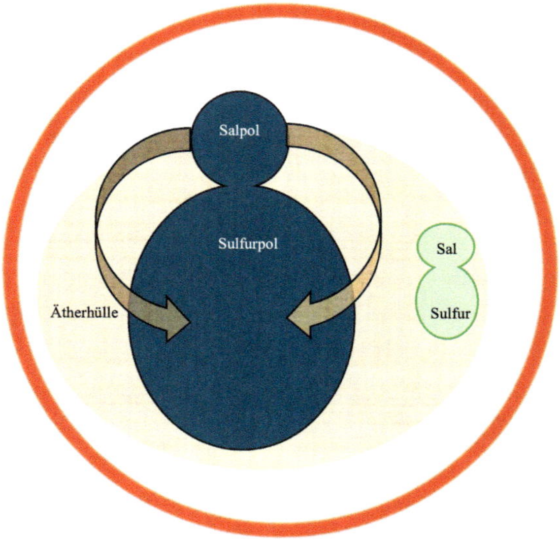

Abb. 36: Die Remission des mütterlichen Ätherleibs nach der Geburt. Nach der Geburt sollte sich die Ätherleibstätigkeit der Mutter (gebogene Pfeile) wieder normalisieren und erneut dem Sulfurpol zuwenden.
Die Wachstumskräfte des Kindes werden nun aus der gemeinsamen Ätherhülle heraus generiert und dosiert, umhüllt von der Ich-Organisation der Mutter (roter Ring).

In der neuen Konstellation der Wesensglieder übernimmt die mütterliche ICH-Organisation die Führungsrolle und leitet das kindliche Umkreis-Ich. Während die oberen Wesensglieder des Neugeborenen noch Zeit benötigen, um selbstständig wirken zu können, ist der physische Leib bereits als eigenständige Einheit wahrnehmbar. Der Ätherleib des Säuglings hingegen bleibt weiterhin in einer intensiven Wechselbeziehung zum Ätherleib der Mutter (s. Kap. 2.5.2 S. 50).

Auch nach der Geburt ist der kindliche Organismus weiterhin auf mütterliche Hilfe angewiesen, bis er selbstständig mit den Stoffen der Außenwelt umgehen kann. Rudolf Steiner beschreibt den kindlichen Leib als *„primären Leib* (=Modellleib) *der der Fremdheit der Nahrungsmittel kaum Widerstand leisten kann. Denn vor dem neunten Lebensjahr steht der fremden Nahrung noch kein individualisierendes Ich gegenüber.*“[41, S. 288]

Eine kindliche ICH-Organisation ist noch nicht entwickelt, daher wird *„die Umwandlung der fremden Nahrungssubstanz zu Eigensubstanz noch vom „Umkreis-Ich*“[41, S. 287] betrieben – mit Unterstützung durch die Mutter, die Eltern und durch das soziale Umfeld.

5.7.2.2 Ätherhülle

Während der Schwangerschaft kamen die formenden Kräfte aus dem kosmischen Umfeld – *„der menschliche Embryo ruht nur im mütterlichen Leibe."*[39, S. 224] Gleichzeitig war der mütterliche Ätherleib jedoch aktiv an der Entwicklung des Kindes beteiligt. *„Die ganze Zeit während der Keimung geht das Leben der Mutter und dasjenige des menschlichen Keimes ineinander."*[61, S. 53]

Etwa ab dem siebten Schwangerschaftsmonat beginnen sich die Kräfte des kindlichen Ätherleibs zunehmend mit dem physischen Leib zu verbinden. Mit der Geburt und dem Verlust des Amnion als materielle Hülle des Ätherleibs taucht der kindliche Ätherleib in die Ätherhülle ein, wo er in den nächsten Jahren seine eigenen Kräfte ausarbeitet.[136, S. 321]

Rudolf Steiner beschreibt diese Verbindung und nennt sie Äther-Mutterhülle: *„In der ersten Zeit vor der Geburt kann der Mensch ja nur dadurch leben, dass er allseitig von der Mutterhülle umschlossen ist. Diese physische Mutterhülle, die stößt der Mensch bei der Geburt von sich. Zunächst wird da nur der physische Leib frei, der Ätherleib (...) bleibt noch umgeben von einer Äther-Mutterhülle; er bleibt geschützt und behütet davon bis zum Zahnwechsel des physischen Leibes."*[67, S. 209]

Auch nach der Geburt besteht also eine *„leiblich wirksame ätherische Verbindung"* zwischen Mutter und Neugeborenem als eine Art *„gemeinsamer Ätherleib von Säugling und Mutter."*[137, S. 50] Diese Verbindung bleibt individuell unterschiedlich lange bestehen und dient dem Säugling als schützende Hülle.

Der mütterliche Ätherleib übernimmt die Aufgabe, die ätherischen Kräfte in der Ätherhülle zu organisieren. Ein bereits geschwächter Ätherleib der Mutter kann diese Funktion zwar noch in Kooperation mit dem kosmischen Schutzschirm erfüllen, steht jedoch nach der Geburt zunehmend allein vor dieser Aufgabe.

Er ist daher auf die Unterstützung der mütterlichen ICH-Organisation angewiesen, die nun Verantwortung für die Schutzfunktion übernehmen muss. Insbesondere muss sie kontrollieren, welche Substanzen in den kindlichen Organismus eindringen dürfen – vor allem Eiweißmoleküle, die aufgrund ihres pathogenen Potenzials eine besondere Gefahr darstellen.

5.8 Undichte Hüllensysteme

Das pathologische Geschehen der Kreidezahnkrankheit findet in einem abgeschlossenen Geweberaum statt, in den vermutlich schwer abbaubare Eiweiße in einer solchen Menge eindringen, dass körpereigene Abwehr- oder Abbauprozesse überfordert werden. Während im Inneren des Organismus unerwünschte Fremdstoffe als Hauptursache der Kreidezähne wirken, könnte dieses Szenario vermieden werden, wenn von außen die Eintrittswege rechtzeitig blockiert oder kontrolliert würden.

Daher haben die Ablösung der Embryonalhüllen und der anschließende Aufbau einer gemeinsamen Ätherhülle zwischen Mutter und Kind weitreichende Auswirkungen auf die Kreidezahnkrankheit. Während bisher der Fokus auf den inneren Prozessen lag, erhält nun die Abschirmung gegenüber äußeren Einflüssen eine neue Bedeutung.

Die Verletzlichkeit des Neugeborenen unterscheidet sich grundlegend von der des Embryos oder des Feten. Während der Fötus im Mutterleib vom kosmischen Schutzschirm und den embryonalen Hüllen umgeben ist, wird das Neugeborene nun stärker den Einflüssen der äußeren Welt ausgesetzt.

Karl König fasst die große Bedeutung der Hüllen in der embryonalen wie auch kindlichen Entwicklung zusammen, wenn er schreibt: *„O, Mensch, blick auf deine Hüllen und versuche, das eine zu verstehen, dass sie es sind, die dich bilden.“*[133, S. 60]

5.8.1 Barrieren für Fremdeiweiße

Die Hüllen haben für Karl König mehr als nur eine Schutzfunktion, sie sind lebenspendend. Daher wird auch der hohe Aufwand der organbildenden Kräfte verständlich, eine physische Sterilität während der Zahnentwicklung aufrechtzuerhalten. Das mehrschichtige, umhüllende Schmelzorgan bildet dabei einen abgeschlossenen Schutzraum, der eine ungestörte Amelogenese ermöglicht und potenziell schädliche Eiweiße fernhält.

Die Abschirmung gegenüber ätherisch belasteten Eiweißsubstanzen hängt nicht allein von den intakten Epithelschichten des Schmelzorgans ab. Entscheidend ist vielmehr das Zusammenspiel zwischen ICH-Organisation und Ätherleib. Bereits während der Schwangerschaft müssen die mütterliche ICH-Organisation und ihr Ätherleib die Eiweiße so präformieren, dass sie dem Aufbau des embryonalen Organismus dienen – idealerweise bevor unlösliche Fremdeiweiße in das embryonale System eindringen können.

Auch nach der Geburt bleibt es von größter Bedeutung, dass die Eiweiße gezielt reguliert und dem kindlichen Organismus so zugeführt werden, dass sie die Mineralisierung nicht beeinträchtigen. Die mütterlichen Wesensglieder behalten noch eine Zeitlang eine zentrale Rolle bei der Verarbeitung der Eiweiße. Besonders in den ersten Lebensmonaten trägt die Mutter die Hauptverantwortung dafür, welche Substanzen in den kindlichen Organismus gelangen. Sie bildet gewissermaßen eine schützende Barriere zwischen Außen- und Innenwelt des Säuglings.

5.8.2 Muttermilch als schützende Lebensquelle

Mit dem Geburtsvorgang tritt nicht nur eine grundlegende Veränderung in der Verantwortlichkeit der Wesensglieder ein, sondern auch in der Art und Weise, wie der Organismus Stoffe aus der Außenwelt verarbeitet. Während sich die Sauerstoffzufuhr unmittelbar und schlagartig umstellt, erfolgt die Anpassung der Nahrungsaufnahme und -verwertung in mehreren Übergangsphasen.

In der Schwangerschaft waren die mütterlichen oberen Wesensglieder maßgeblich für den reibungslosen Ablauf der Nährstoffzufuhr verantwortlich. Diese Versorgung wurde vollständig über die Plazenta gesteuert, die eine zentrale Stoffwechselfunktion übernahm. Mit der Geburt endet diese direkte Versorgung über die Plazenta. Während die Lungenfunktion sofort nach der Geburt aktiviert wird, bleibt die Ernährung zunächst eng an die Mutter gebunden. Über die Muttermilch erhält der Säugling weiterhin eine abgestimmte Nährstoffversorgung.

Die Muttermilch bildet ein bedeutendes Bindeglied zwischen der vorirdischen und der irdischen Existenz, zwischen Mutter und Kind sowie zwischen körperlichen und seelischen Kräften. Als physisches Korrelat vervollständigt sie die ätherische Hülle des Neugeborenen. und erweitert die mütterliche Ätherhülle um einen lebenswichtigen Schutzraum.

Die Muttermilch ist nicht nur Überträger rein stofflicher Nahrungsmittel, sondern hüllt sie ein in die mütterlichen Ich-Kräfte und verbindet sie mit den Kräften und Wirkungen des mütterlichen Ätherleibs. Damit wirkt sie in gewisser Weise auch als Schutzhülle.

„In der Muttermilch ist nicht bloß das, was physisch und chemisch ist, es ist etwas, was geistig verwandt ist mit dem Kinde. (...) und weil der Ätherleib des Kindes noch ungeboren ist, so verträgt er in der ersten Zeit insbesondere nur das, was schon durch einen anderen Ätherleib zubereitet ist." [138, S. 165/166]

Rudolf Steiner hebt hervor, dass die Muttermilch nicht nur physische Nährstoffe liefert, sondern auch ätherischen Kräfte überträgt.

Darüber hinaus beschreibt Steiner, wie die Mutter durch die Muttermilch ihre bildsamen Kräfte der ICH-Organisation auf das Kind überträgt. Diese Kräfte ergänzen die bereits durch die Vererbung übertragenen Gestaltungskräfte und fördern die weitere Ausformung des kindlichen Organismus: *„Die Mutter überträgt (...) ihre eigenen bildsamen Kräfte der Ich-Organisation auf das Kind und fügt damit den Gestaltungskräften, die schon durch die Vererbung übertragen worden sind, noch etwas hinzu."* [29, S. 59]

Der Vermittler dieser bildsamen Kräfte ist das Fett der Muttermilch, in dem die Mutter ihre Kräfte an das Kind weitergibt. *„Das Fett spielt bei der Erzeugung der inneren Wärme seine besondere Rolle. Diese Wärme ist aber dasjenige in dem, als im physischen Organismus, die Ich-Organisation vorzüglich lebt."* [29, S. 58]

Die Mutter überträgt ihre Kräfte somit nicht nur durch die Ätherhülle, sondern auch direkt über die Muttermilch, *„in deren Substanz die ätherischen plastizierenden Kräfte anwesend sind, die in die Ätherkräfte des Kindes hineinwirken und der Ausgestaltung des physischen Leibes dienen“*.[16, S. 218]

Die Wirkung der Muttermilch geht weit über die reine Nährstoffversorgung hinaus. Sie stärkt den kindlichen Organismus sowohl auf physischer als auch auf ätherischer Ebene und stellt gleichzeitig einen Teil der ICH-Kräfte der Mutter zur Verfügung. Auf diese Weise kompensiert sie die noch unzureichende ICH-Stärke des Neugeborenen bei der Nahrungsverwertung.

Aber auch die Übertragung der Muttermilch durch den Stillvorgang intensiviert die innige Verbindung zwischen Mutter und Kind und macht die Ätherhülle als lebendigen Schutzraum erfahrbar.

Bisher konnte keine wissenschaftliche Studie einen direkten Zusammenhang zwischen dem Stillen und der Kreidezahnerkrankung nachweisen. Dennoch darf der Einfluss der Muttermilch und des Stillvorgangs nicht unterschätzt werden. Da sie einen integralen Bestandteil der ätherischen Hülle bilden, ist ihr Einfluss zwar nicht monokausal, kann jedoch Teil krankmachender, unrhythmischer Ätherkräfte sein.

5.8.3 Die kranke Ätherhülle

Wenn das Amnion als embryonale Hülle von der Ätherhülle abgelöst wird, treten Veränderungen zwischen der intrauterinen und der postnatalen Pathogenese der Kreidezähne zutage.

Nach der Geburt existieren zwar zwei physisch voneinander getrennte Organismen – Mutter und Kind – doch die krankhaften Prozesse der Schmelzentwicklung setzen sich über die Geburt hinaus fort. Trotz der physischen Trennung wirken pränatale Belastungen also weiter und beeinflussen die Schmelzbildung auch postnatal. In der Schwangerschaft war aus anthroposophischer Sicht die Ätherleibsschwäche der Mutter Hauptverursacher der Schmelzstörung. Da der kindliche Organismus noch keinen eigenständigen Ätherleib hat, müssen also die Ätherleibskräfte der Mutter weiter die Amelogenese aus der Ätherhülle heraus bestimmen.

Die Mutter prägt die Ätherhülle mit ihren Kräften, aber auch mit den Schwächen, die sie aus präkonzeptioneller Zeit und während der Schwangerschaft mitgebracht hat. *„Die Kräfte der verschiedenen geistigen Glieder des Menschen, die in der Zeit vor der Geburt zu wirken haben, die wirken nun zunächst durch die entsprechenden Wesensglieder der Mutter hinein.“*[67, S. 209]

Die Mutter behält auch nach der Geburt ihre eigene Ätherleibsschwäche bei und überträgt sie in die mütterliche ätherische Hülle. Da auch der intrauterine kosmische Schutzschild mit den Embryonalhüllen verloren gegangen ist, treffen die sulfurischen

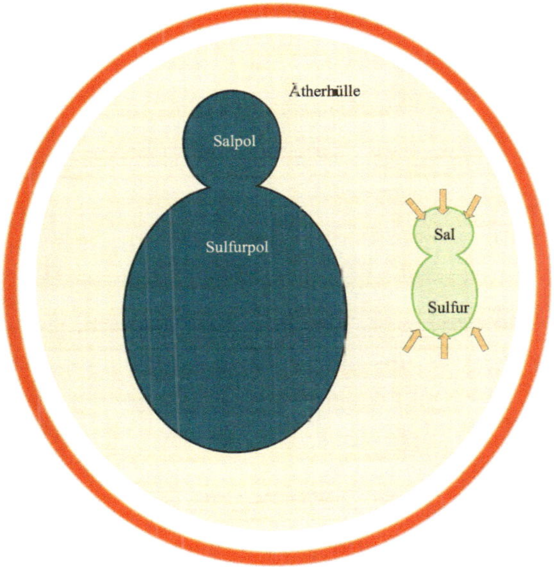

Abb. 37: Erstarrung des mütterlichen Ätherleibs nach der Geburt. Die mütterlichen Ätherkräfte bleiben unflexibel, und die sulfurischen Kräfte aus der Ätherhülle lasten schwer auf dem Kind.

Kräfte, die schon während der Schwangerschaft im Stoffwechsel-Gliedmaßen Pol, im Unterleib der Mutter, gegen den embryonalen Salpol gearbeitet haben. Sie umgeben nun in der Ätherhülle den kindlichen Organismus, verdrängen die salinischen Kräfte und behindern die Verfestigung des kindlichen Organismus. *„Wie im Leibe der Mutter der physische Leib die Kräfte empfängt, die nicht seine eigenen sind, und innerhalb der schützenden Hülle allmählich die eigenen entwickelt, so ist es mit den Kräften des Wachstums der Fall bis zum Zahnwechsel.“*[136, S. 321]

In der Ätherhülle ist die Zahnkeimbildung gestört, wenn die Steifigkeit und Polarität der Ätherkräfte die rhythmischen Prozesse der Kristallreifung behindern. Die notwendigen merkuriellen, rhythmischen Prozesse im Schmelzorgan stocken oder entfallen, solange der kindliche Organismus seine Kräfte aus einer Ätherhülle aufbaut, in der sulfurische Prozesse vorherrschen.

5.8.4 Emanzipation des Kindes von der Ätherhülle

Je mehr der kindliche Ätherleib selbst tätig für den Aufbau des physischen Leibes wird und im Laufe der ersten Lebensmonate an Autonomie gewinnt, desto seltener treten Mineralisationsstörungen auf, desto stabiler verläuft die Amelogenese. In den darauffolgenden Jahren zeigt sich daher eine deutlich geringere Anfälligkeit für Hypomineralisation während der Mineralisierungsphase der restlichen Zähne.[139, 140]

Es ist die Zeit, in der sich das Kind immer weiter aus der Ätherhülle emanzipiert und seine eigenen Ätherkräfte mobilisiert, die noch stark gezeichnet sind von seinen kosmischen Ursprüngen. Danach werden sich diese Kräfte mehr und mehr mit der umgebenden Ätherwelt vermischen, die auch schon den mütterlichen Ätherleib und die mütterlich-kindliche Ätherhülle mit geprägt haben.

Der Höhepunkt der Kreidezahnkrankheit im letzten Schwangerschaftstrimenon und dem ersten Lebensjahr deutet darauf hin, dass die Emanzipation des Kindes von den mütterlichen Ätherwirkungen und der Aufbau des eigenen Kräftesystems mit einem Rückgang der Hypomineralisation korrelieren.

Gleichzeitig ist es aufschlussreich zu beobachten, dass die übrigen Milchzähne – mit Ausnahme des zweiten Milchmolaren – keinen hypomineralisierten Schmelz aufweisen. Dies grenzt die vulnerable Phase der Zahnentwicklung weiter ein und betont den Zeitraum zwischen dem letzten Trimenon der Schwangerschaft und etwa den ersten zwölf Lebensmonaten.

Im Kontext der anthroposophischen Sichtweise untermauert diese Beobachtung die Vorstellung, dass das Kind während der ersten Schwangerschaftsmonate noch vollständig unter dem Einfluss gesunder kosmischer Ätherkräfte steht, bevor es zunehmend den irdischen und mütterlichen Einflüssen ausgesetzt wird.

5.9 Ätiologie und Formprozesse

Das Eingreifen eines übergeordneten Prinzips, das die verschiedenen Stoffe und ihre jeweiligen Prozesse koordiniert, ist aus Sicht der anthroposophischen Menschenkenntnis entscheidend für eine gesunde oder krankhafte Entwicklung. Die Formprozesse des Tierkreises und die Kräfte der Planetenwelt stehen in der hierarchischen Abfolge an oberster Stelle. Sie geben die Impulse an die ätherischen Kräfte, die wiederum in den Ätherleib eindringen.

Der Ätherleib besitzt die Fähigkeit, zwischen dem Sulfurpol und dem Alpol zu pendeln, wodurch er Stoffe und Substanzen an ihren jeweiligen Platz in der menschlichen Entwicklung und Organbildung führt. Er fungiert als Organisator vor Ort – jedoch unter der Regie der höheren Bildungsprinzipien. Ein unkontrollierter Ätherleib ist kein verlässlicher Taktgeber, um den Rhythmus der physiologischen Abläufe zu steuern oder Stoffwirkungen und Prozesse zu dirigieren.

Gerät diese Ordnung aus dem Gleichgewicht, können Störungen oder Krankheiten im Organismus entstehen. Die übersinnlichen, kosmischen Urquellen der Bildungskräfte in Frage zu stellen mag wenig zielführend sein, doch das Übertragungssystem des Ätherleibes sowie das Empfängersystem des physischen Leibes sollten einer

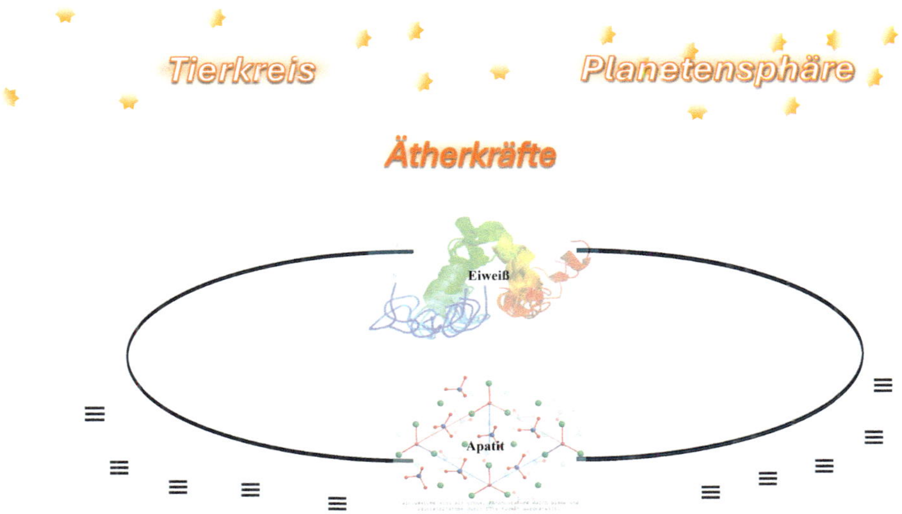

Abb. 38: Hierarchie der Ordnungsprinzipien

kritischen Analyse unterzogen werden. Dadurch eröffnen sich wertvolle Einblicke in pathologische Prozesse.

Die Formprozesse selbst liefern die Systematik der Fragestellung.

5.9.1 Äußere Formprozesse

In den ersten vier Stadien der allgemeinen Odontogenese geben die Formprozesse Impulse an die ätherischen Bildekräfte, die die äußere Form des Zahnkeims im Zusammenspiel epithelialer Zellstränge mit dem mesenchymalen Umfeld gestalten. Sie erschaffen eine Hüllenorganisation, innerhalb derer Substanz entstehen kann. Dabei stellt das Schmelzorgan das physische Korrelat dar: Seine vielschichtige zelluläre Struktur bildet eine Barriere gegenüber Stoffen und Substanzen. Die Abgrenzung gegenüber fremden Ätherkräften hingegen ist eine unsichtbare Qualität, die sich in den dynamischen Zwischenräumen manifestiert.

Betrachtet man ausschließlich die physische Ebene, wäre zu erwarten, dass die frühe Odontogenese nur selten von Fehlentwicklungen betroffen ist. Diese würden sich dann lediglich als Variationen in Form, Über- oder Unterzahl sowie Deformationen von Zähnen äußern.

Weniger offensichtlich hingegen ist die Frage, wie gut das Schmelzorgan tatsächlich abgedichtet ist – und noch weniger, in welchem Maße die ätherische Hülle intakt ist oder wie stark die Kräfte im extrazellulären Raum wirken.

Die Formprozesse gestalten diese Räume in einer perfekt abgestimmten Reihenfolge, doch das pathogene Potenzial erwächst aus dem Irdischen. Während die ätherischen Bildekräfte ohne erkennbare Störungen die äußere Form geordnet hervorgebracht haben, erweisen sich die inneren Formprozesse als weitaus komplexer.

5.9.2 Innere Formprozesse

Die Umsetzung der Vorgaben durch die Formprozesse würde bedeuten, dass ein optimal umhüllter Innenraum entsteht, der zu einem lebendigen Aktionsbereich wird. Doch bei der Kreidezahnerkrankung scheinen diese Bedingungen offensichtlich nicht erfüllt zu sein. Ohne die Defizite im Einzelnen benennen zu können, wird deutlich: Das Hüllenorgan ist nicht undurchlässig!

5.9.2.1 Störung der Sekretion

Im ersten inneren Formprozess – dem Prozess des Ausfüllens – werden in einem gesunden Verlauf die Bildekräfte so gelenkt, dass insbesondere Magnesium seine konsolidierende, strahlende Wirkung entfalten kann. Dies führt zur Bildung einer geordneten Prismenstruktur der Schmelzmatrix, die durch eine stabile Aneinanderreihung von Amelogeninen geschützt wird. Diese organisierte Hülle ermöglicht eine kontrollierte Mineralisation, die essenziell für die Härte und Widerstandsfähigkeit des Zahnschmelzes ist.

Rudolf Steiner bezeichnet diesen Formprozess als „Ausfüllen" – ein geordneter, schöpferischer Vorgang, bei dem vorbestimmte Strukturen aufgebaut und Substanzen gezielt integriert werden. Es geht nicht nur um das bloße Anfüllen eines Raumes mit Materie, sondern um eine gesetzmäßige Organisation von Stoffen durch die ätherischen Bildekräfte. Nur wenn dieser Prozess harmonisch abläuft, entsteht eine funktionale und widerstandsfähige Schmelzstruktur.

Bei der Kreidezahnerkrankung jedoch ist dieser Prozess gestört:

- Einerseits kann der Ätherleib seine auflösenden Wirkungen nicht begrenzen, wodurch die Ordnung der Schmelzbildung gestört wird.
- Andererseits bleibt das Magnesium dem Zugriff entzogen, da es nicht aus seiner stofflichen Hülle herausgelöst und in die Schmelzmatrix eingebaut werden kann.
- Zusätzlich gelangen Serumalbumine als Fremdeiweiße in die Schmelzmatrix und stören dort die normale Mineralisationsdynamik.

Diese fehlerhafte Interaktion führt zu einer weichen, porösen Schmelzstruktur, die bereits vor Abschluss der Härtung instabil ist. Anstelle einer geordneten Einlagerung von Mineralstoffen entwickelt sich eine irreguläre Schmelzbildung, die den Zahn anfällig für äußere Einflüsse macht.

Spannend ist in diesem Zusammenhang auch die Beobachtung, dass die Hüllen weiterhin eine ätiologisch bedeutende Rolle spielen. Ihre Durchlässigkeit könnte als zentraler Faktor für das Eindringen der Serumalbumine betrachtet werden, was die pathologische Entwicklung der Kreidezähne entscheidend mitbestimmt.

5.9.2.2 Fehlgeleitete Integration der Stoffe

Die Formkräfte aus dem Tierkreiszeichen der Jungfrau, dargestellt mit der Ähre in der Hand, stehen für Umbruch und Regulation. Sie wirken im Spannungsfeld zwischen Bildung und Befestigung und versetzen die Ätherkräfte in eine Pendelbewegung zwischen Aufbau und Abbau. Während dieser Prozess in einem gesunden Organismus die geordnete Differenzierung und Integration von Stoffen ermöglicht, zeigt sich bei der Kreidezahnerkrankung eine tiefgreifende Störung dieser Kräfte.

Die Ähre als Symbol beginnt als junger Getreidehalm, wächst heran und sammelt durch die Sonnenkräfte Nährstoffe. Während ein gesunder Formprozess diese Substanzen geordnet in eine stabile Struktur überführt, gerät dieser Rhythmus bei der Kreidezahnerkrankung ins Stocken.

- Die notwendige rhythmische Regulation zwischen Aufbau und Abbau ist gestört, wodurch die Differenzierung der Schmelzmatrix fehlerhaft verläuft.
- Während der Reifephase, in der sich das Zahnschmelzgewebe normalerweise verdichtet und stabilisiert, bleibt es in einem instabilen, unvollständig mineralisierten Zustand zurück.
- Anstatt einer klaren Trennung zwischen formgebenden und stabilisierenden Kräften findet eine fehlgeleitete Durchmischung von Substanzen statt.

In diesem pathologischen Prozess gelingt es den Zellen nicht, ihre Gestalt vollständig an das organbildende Gesamtkonzept anzupassen. Die Ätherkräfte, die den Stofffluss steuern, sind in ihrer ordnenden Funktion beeinträchtigt. Dadurch können sich fremde Eiweiße wie Serumalbumine in die Schmelzmatrix einlagern, bevor die eigentliche Mineralisation abgeschlossen ist. Diese unkontrollierte Integration führt zu einer porösen, brüchigen Zahnschmelzstruktur, die von Beginn an geschwächt ist.

Rudolf Steiner beschreibt diesen Prozess mit den Worten: *„Es kommt nirgends darauf an, ob der oder jener Stoff da ist, sondern darauf kommt es an, was diese Stoffe für einen Weg machen, was sie für eine Bedeutung haben an irgendeinem Orte des Organismus.“*[26, S. 50]

Genau hier liegt eine weitere pathogenetische Ursache der Kreidezahnerkrankung: Die Stoffe sind zwar anwesend, doch ihr Weg und ihre Integration verlaufen fehlerhaft. Während ein gesunder Formprozess die irdische Materie nach kosmischen Regeln in den Organismus einarbeitet, bleibt dieser Vorgang bei Kreidezähnen unvollständig und gestört.

Während in den ersten fünf konstruktiven Formprozessen eine aufbauende und ausfüllende Dynamik vorherrscht, markiert der Reifeprozess als sechster Formprozess einen Wendepunkt. Rudolf Steiner beschreibt dies drastisch, indem er sagt: *„Wir hören schon ein bisschen auf, Mensch zu werden. Wir sind Mensch, aber wir zerfallen innerlich.“*[40, S. 67] Sein Vergleich mit der Frucht *„die gerade eben an der Kippe steht,“*[40, S. 67] unterstreicht diese einschneidende Zäsur. Reifung bedeutet nicht nur, auf einen Kulminationspunkt hinzusteuern und danach abzufallen, sondern auch, ein Plateau auszubalancieren und zu rhythmisieren. Dafür ist der Ätherleib zuständig. *„Denn im Grunde genommen ist alles im ätherischen Leib Rhythmus, zyklischer Ablauf von Bewegungen.“*[49, S. 40] Auch die Amelogenese ist eine Abfolge von Rhythmen. Die Ameloblasten arbeiten in zyklischen Bewegungen, wenn sie ihre Außenmembran falten und entfalten, Enzyme sezernieren, abgespaltene Proteinreste aufnehmen, Transportwege öffnen und blockieren und sich körperlich aufbauen und durch Apoptose absterben.

5.9.2.3 Ungleichgewicht zwischen Kosmos und Materie

Der siebte Formprozess steht unter der Überschrift *„Einordnung in die unorganische Welt.“*[40, S. 67] In diesem Prozess, der unter dem Sternzeichen der Waage steht, wird der Impuls des Ausgleichs gegeben – ein Gleichgewicht zwischen der kosmisch-geistigen Ordnung und der unorganischen Welt. Rudolf Steiner beschreibt diesen Prozess als eine Suche nach Gleichgewicht, bei der sich die lebendigen Kräfte in eine feste, mineralische Struktur einfügen müssen: *„Dieses Einordnen in die äußeren Naturkräfte (...) ist also eigentlich (...) ein Suchen des Gleichgewichtes.“*[40, S. 67] Die Suche nach dem Gleichgewicht bedeutet, die kosmischen Kräfte und die irdische Substantialität miteinander zu verbinden.

Doch genau diese Einordnung ist bei der Kreidezahnerkrankung nicht gelungen – und sie wird auch nicht mehr gelingen können. Der entscheidende Faktor in der Schmelzbildung ist ihre Endgültigkeit: Während viele Gewebe des Körpers regenerieren können, bleibt ein einmal fehlerhaft gebildeter Zahnschmelz dauerhaft unvollständig. Dieser Prozess kann nicht nachträglich korrigiert oder vollendet werden.

Damit erhält der siebte Formprozess eine zentrale pathogenetische Bedeutung: Bereits in einer frühen Entwicklungsphase ist ein so großes Ungleichgewicht entstanden, dass die Verbindung zwischen kosmischer Ordnung und irdischer Substanz unterbrochen wurde.

Ein zentrales pathologisches Merkmal der Kreidezahnerkrankung ist die fehlerhafte Interaktion zwischen den materiellen und ätherischen Kräften:

- Physisch haben sich Serumalbumine als Fremdeiweiße zwischen die Apatitfasern geschoben, wodurch die geordnete Mineralisation gestört wurde.
- Ätherisch haben sie sich zwischen die übersinnlichen Kräfte gedrängt und somit das harmonische Formprinzip aus dem Gleichgewicht gebracht.

Die Stoffe konnten nicht dem übergeordneten Ziel eingegliedert werden, den Zahnschmelz aufzubauen und konnten nicht *„vom Lebensäther durchdrungen [werden], um zur Substanz des Organismus zu werden und ihren Teil zu seinem Kräftegefüge beizutragen.“*[141, S. 339]

Diese gestörte Einordnung in die unorganische Welt führt dazu, dass die von der Hypomineralisation betroffenen Zähne kein gesunder Bestandteil der menschlichen Hartgewebe werden können.

Letztlich kommt der siebte Formprozess bei den Kreidezähnen nicht mehr zur Geltung. Das Gleichgewicht kann nicht mehr eingestellt werden.

5.9.2.4 Ungeschützte Öffnung zur Außenwelt

Wie man auch immer die Formprozesse verstehen mag – als kosmische Urquelle der Bildekräfte, als Arbeitsanweisungen aus dem Tierkreis oder als Impulsgeber für die dynamischen Abläufe in der Menschenbildung – sie wirken als ordnendes Prinzip, das die Stoffe und Substanzen zu ihren jeweiligen Einsatzorten dirigiert. Der achte Formprozess, der mit dem Sternbild des Skorpions verbunden ist, fällt jedoch aus diesem Muster heraus. Während die vorherigen Prozesse auf einen Abschluss, eine Verfestigung und einen Schutz vor äußeren Einflüssen hingearbeitet haben, fordert dieser Prozess nun eine Öffnung nach außen. *„Der achte Formprozess öffnet den Organismus wieder für den Kontakt mit der Außenwelt.“*[41, S. 294]

Diese Öffnung bedeutet jedoch auch eine Verwundbarkeit. Mit ihr werden die Tore für die Träger krankmachender Kräfte geöffnet. Der Skorpion mit seinem Giftstachel steht in der Abfolge der Tierkreiszeichen fast drohend am Ende der Entwicklungsprozesse – als Warnung vor der Außenwelt. Er symbolisiert die Gefahr, die dem fertigen Organismus von außen droht. *„Indem die Außenwelt in uns eindringt, dringt eine Art von Giftstachel in uns ein.“*[40, S. 67]

Die Kreidezähne haben die Konfrontation mit dem Äußeren bereits vorzeitig nicht bestanden. Während ein gesunder Zahnschmelz durch die vorherigen Formprozesse gestärkt und gefestigt wird, bleibt der kreidige Schmelz instabil und durchlässig, noch bevor der Organismus sich mit der Außenwelt auseinandersetzen muss.

Erst wenn der Organismus sich gefestigt hat, kann er sich der Außenwelt stellen. In der Interpretation des achten Formprozesses definiert Rudolf Steiner diese krankmachende Ursache: *„Aber wir nehmen das Äußere ins Innere auf“.*[40, S. 67]

Was macht diesen achten Formprozess aus? Es ist die Konfrontation mit der Außenwelt, die in sich Gefahren, Giftstoffe und krankmachende Einflüsse trägt. Doch diese Auseinandersetzung kann der Mensch erst dann führen, wenn er sich selbst stabilisiert und gefestigt hat. Der Schutzmechanismus liegt darin, dass er die Mineralisation, also den siebten Formprozess, vollständig durchlaufen haben muss. Erst dann ist er stark genug, sich mit der Außenwelt auseinanderzusetzen – eine Auseinandersetzung, die er auch führen soll, denn genau das bedeutet Leben: *„Das Leben besteht nämlich darin, dass wir die Nahrung aufnehmen und eigentlich nicht vollständig mit uns eins werden lassen, sondern uns dagegen wehren, und in diesem Sich-Wehren, in diesem Abwehren besteht eigentlich das Leben.“*[40, S. 67]

Doch vorher muss der Organismus geschützt werden, so wie jedes einzelne im Aufbau befindlichen Organ.

Dieser Schutzmechanismus konnte dem Zahnschmelz nicht zuteilwerden. Die für ihn bestimmten Barrieren waren nicht intakt. Der Zahnschmelz trat zu früh und ungeschützt mit den Giftstoffen der Außenwelt in Kontakt – zu einem Zeitpunkt, in dem er noch nicht widerstandsfähig genug war, um sich gegen diese Einflüsse zu behaupten.

Kapitel 6

Therapiekonzept

Die anthroposophische Pathogenese begründet einen therapeutischen Ansatz, der sowohl die Mutter als auch das Kind miteinbezieht und unterschiedliche Konzepte für verschiedene Zeiträume der Zahnentwicklung und der Erkrankung vorsieht.

Die Ausführungen zur Pathogenese erfordern ein Therapiekonzept, das ätherische Kräfte stärkt und Verhärtungen im Ätherleib löst. Aus der Systematik der vier Ur-Tatsachen und Wirklichkeitsgründe heraus hat Ernst Marti vorgeschlagen, in der Polarität von Stoff und Prozess mit Heilmitteln zu behandeln und in der Polarität von Bildkraft und Form mit Heileurythmie. Diesem Leitsatz sollte man folgen, wenn man auf der Basis der anthroposophischen Medizin vorsorgen und behandeln möchte. Die Kreidezahnkrankheit hat aus anthroposophischer Sicht nicht primär ihre Ursachen in einer rein physikalisch-chemischen Fehlfunktion der Stoffverwertung, sondern in einer gestörten Kräfteverteilung, die auf die fehlenden Bildekräfte der Mutter zurückgehen. Sie ist Kraftquelle und Kontrollinstanz, die vorgeburtlich die physischen und ätherischen Abläufe leitet und in den ersten Lebensmonaten durch ihre körperliche Nähe, ihre Muttermilch, ihre Muttersprache und die mütterliche Ätherhülle den Rhythmus und die Durchlässigkeit der kindlichen Grenzen sichert. Sie soll die Voraussetzung schaffen, dass das Kind nach dem modellhaften Vorbild der Milchzähne seine eigenen Zähne aufbaut. Ein erschöpfter und instabiler mütterlicher Ätherleib dagegen, der nicht getragen wird von einer strukturierenden mütterlichen Organisation, kann das Kind beim Zahnaufbau nicht ausreichend unterstützen.

6.1 Kinderwunsch

Bereits vor der Schwangerschaft können sich die Partner auf die kommende Situation einstellen und ihre Lebensgewohnheiten entsprechend anpassen. Sowohl die Gestaltung eines natürlichen, rhythmischen Tagesablaufs als auch die Umstellung auf eine gesunde Ernährung sind dabei zentrale Aspekte.

Wenn möglich, sollten sowohl das berufliche Umfeld als auch die Freizeitaktivitäten so gestaltet werden, dass ein gesunder Schlafrhythmus sowie die Abfolge der Mahlzeiten berücksichtigt werden. Ebenso sollte die Auswahl der Nahrungsmittel im Einklang mit dem Jahreslauf stehen. Darüber hinaus kann es förderlich sein, sich an weiteren natürlichen Rhythmen zu orientieren.

Die Bedeutung der Ernährung für den Menschen kann als Schlüssel zur Salutogenese nicht hoch genug eingeschätzt werden. Besonders wichtig ist sie jedoch, wenn es darum geht, die physische, seelische und geistige Entwicklung eines heranwachsenden Kindes zu unterstützen. Die Mutter spielt dabei eine zentrale Rolle, da sie bereits vorgeburtlich, im Säuglingsalter und auch noch darüber hinaus für die Bereitstellung der Nährstoffe verantwortlich ist. Für das Kind erfolgt die Umstellung der Nahrungsaufnahme besonders intensiv in den ersten drei Lebensjahren – in einer Phase, in der sich seine Wesensglieder noch formieren.

Bereits in den 1930er-Jahren äußerte sich Karl König sehr kritisch zu Ernährungsfragen – ein Thema, das heute aktueller denn je ist. In seinem Buch über irdische und kosmische Ernährung gibt er Ratschläge zur Ernährung von Säuglingen und Kleinkindern und verdeutlicht dabei das große Schädigungspotenzial, das in manchen Nahrungsmitteln enthalten ist, sowie die Notwendigkeit einer sorgfältigen Auswahl. Schon damals forderte er, *„dass man qualitative Nahrungsbetrachtung betreiben soll."*[142, S. 86ff]

Daher sollte bereits vor der Schwangerschaft ein geeignetes Ernährungsprogramm begonnen werden, das sich durch die Schwangerschaft, die Stillzeit und die frühkindliche Phase fortsetzt und ein tragender Baustein der Salutogenese bleibt. Das zukünftige Elternpaar sollte seine Ernährungsgewohnheiten gemeinsam auf eine biologisch vollwertige Kost umstellen, in der frisches Gemüse und regionale Obstsorten oberste Priorität haben. Im Gegensatz dazu sollten insbesondere Süßigkeiten und Fertiggerichte gemieden werden, da es sich hierbei meist um hochverarbeitete Lebensmittel handelt, die häufig mit unnatürlichen Fremdstoffen versetzt und in Verpackungen mit einem hohen Mikroplastikanteil eingeschweißt sind. Diese Stoffe können sich im Organismus ablagern, ihn belasten und oft nur langsam ausgeschieden werden. Zudem stehen sie immer wieder im Verdacht, die Zahnentwicklung negativ zu beeinflussen.

Zwei Aspekte sind daher von besonderer Bedeutung: Erstens, dass sich fremdartige Stoffe nicht im Organismus festsetzen und zweitens, dass die Ätherleibstätigkeit nicht durch unlösliche Nährstoffe gebunden wird und ihre Lebendigkeit verliert.

6.2 Schwangerschaft

Während der Schwangerschaft steht das ungeborene Kind im Mittelpunkt der Familie, und das Umfeld sollte auf das Wohlergehen von Mutter und Kind ausgerichtet sein. Traditionelle Vorgaben sowie zahlreiche moderne Ratschläge zum Verhalten der Mutter führen oft zu Verunsicherung und können unnötigen Druck erzeugen. Dabei ist es vermutlich am wichtigsten, dass die Vorfreude auf das Kind von einer positiven und lebendigen Einstellung der Eltern begleitet wird und den Ätherleib positiv auf die Schwangerschaft einzustimmen. Wenn die Schwangere und ihr Partner das Gefühl haben, diese Lebendigkeit zu verlieren, können sie den Ätherleib trainieren, um die gewünschte Leichtigkeit zu behalten oder wiederzugewinnen. Ständige Müdigkeit und Erschöpfung, ein allgemeines Gefühl von Schwäche und geringer Lebensenergie, häufige Stimmungsschwankungen, Depressivität und das Gefühl der inneren Leere sowie Konzentrationsschwäche und mangelnde Kreativität sind vielleicht bis zu einem bestimmten Maße in der Schwangerschaft normal, sollten aber als Warnzeichen erkannt werden. Gerade die anthroposophische Medizin bietet dazu eine Vielzahl von prophylaktischen und therapeutischen Ansätzen, diese Missstände abzumildern. Rita Leroi[6] hat in einem Vortrag vor einigen Jahren in sehr überzeugender Weise und beeindruckend klar strukturiert, wie der Ätherleib gestärkt werden kann. Obwohl ihre Ratschläge aus einer scheinbar anderen Zeit stammen und sie vorrangig zum Aufbau eines erkrankten Organismus zusammengestellt wurden, sind sie wegen ihrer klaren Systematik auch heute noch eine Leitlinie für die Kräftigung der Schwangeren. Im Mittelpunkt ihres therapeutischen Ansatzes steht die *Pflege des Schlaflebens. „Für einen gesunden Schlaf ist die künstlerische Betätigung am Tag von besonderer Bedeutung.“ „Diese Pflege des Schlafes wird auch unterstützt durch das Plastizieren, bei dem man den Ätherleib direkt erkraftet, durch das Malen, mit dem bewussten Erleben der Farbqualitäten und durch die Farblichttherapie, bei der sich der Patient durch Schauen, Lauschen, Sprechen und Tasten, die er in rhythmischem Wechsel übt, wieder eingliedert in die Kräfte der sieben Planetensphären der Ätherwelt.“*[127] Der Ätherleib ist ein Wesensglied, das ganz vorrangig im Rhythmus lebt, woraus sich ergibt, dass auch schon vor der Schwangerschaft ein gleichmäßiger Tages- und Nachtrhythmus sowie

[6] Die Aussagen von Karl König zur Ernährung sowie die von Rita Leroi zur Stärkung des Ätherleibs scheinen zwar etwas aus der Zeit gefallen zu sein. Sie drücken jedoch in ihrer Authentizität und Nähe zu einer anthroposophischen Ursprünglichkeit die Grundideen der anthroposophischen Medizin auf beeindruckende Art und Weise aus.

regelmäßige kontrollierte Arbeitszeiten und nicht zuletzt die regelmäßige Folge der Mahlzeiten eingehalten werden sollte, um die Lockerung des Ätherleibs zu fördern.

6.2.1 Heileurythmie

Wenn die Schwangere selbst oder die sie begleitenden Therapeutinnen und Therapeuten eine Schwäche des Ätherleibs feststellen, sollten sie mit körpertherapeutischen Maßnahmen und insbesondere mit der Heileurythmie beginnen. In der Schwangerschaft müssen prophylaktische Maßnahmen und Therapieformen im Vordergrund stehen, die so wenig wie möglich invasiv sind und noch mehr als sonst auf das wirklich Notwendige abgestimmt werden. Besonders unter dem Eindruck eines geschwächten und unbeweglichen Ätherleibs sind Körpertherapien prädestiniert, das gesunde Verhältnis der Wesensglieder zu regulieren und den richtigen Rhythmus der Ätherleibstätigkeit wiederherzustellen.

In der Schwangerschaft ist Heileurythmie die Körpertherapie der Wahl, nicht jedoch die künstlerische Eurythmie. Margarete Kirchner-Bockholt betont in ihrem grundlegenden Text über die Heileurythmie, dass *„schwangere Frauen keinerlei Eurythmie machen dürfen. In der Heileurythmie ist es erlaubt, während der Schwangerschaft ruhige Übungen zu machen, wenn Störungen vorliegen."*[143, S. 31] Diese Forderung ist insofern überzeugend, als heileurythmische Übungen unter der Anleitung erfahrener Heileurythmistinnen und Heileurythmisten individuell an den Schwangerschaftsverlauf und die therapeutischen Ziele angepasst werden, während die künstlerische Eurythmie weniger spezifisch ist.

In der Heileurythmie basiert die Therapie auf dem Leitgedanken, dass sich in unserer Sprache die ätherischen Bildekräfte ausdrücken. Die Gebärden und Gesten der Tierkreiszeichen werden in Laute verwandelt, die in Bewegungen umgesetzt werden. So ist es möglich, die kosmischen Gestaltungskräfte zu aktivieren, sie therapeutisch zu nutzen und *„schadhaft gewordene Formen und Funktionen [zu] heilen, indem man die ursprünglichen kosmischen Bildekräfte anregt."*[63, S. 372]

In ihrem Beitrag zur Heileurythmie in der Schwangerschaft zeigt Mechthild Groh-Schulz einen therapeutischen Ansatz zur Konsolidierung des Ätherleibs auf und erklärt den Unterschied zwischen einer zu starken und einer zu geringen Lösung des Ätherleibs, der *„normalerweise (...) beim heutigen erwachsenen Menschen sehr eng mit dem physischen Leib verbunden"*[144, S. 388] ist. Ihren Erfahrungen entsprechend stellt sie fest, dass es bei zu starker Lösung des Ätherleibs für die Schwangere fast unmöglich ist, *„Bewegungen bewusst zu führen, Form zu geben, eine Grenze zu finden."* Wenn der Ätherleib sich dagegen nicht vom physischen Leib löst, *„bleiben die Bewegungen im Mittelpunkt, von wo sie ausgeführt werden, eng am Körper, oft mit einem zu starken*

Muskeltonus. Es fällt schwer, in eine zeitliche Gestaltung zu kommen, die Bewegungen sind unrhythmisch und ohne Atem."[144, S. 388]

Wenn fehlende Leichtigkeit durch verhärtete und unrhythmische Bewegungen ausdrückt, sollte mit der Heileurythmie begonnen werden, um die Loslösung des Ätherleibs zuzulassen. Das Selbstständigwerden des Ätherleibs und die damit verbundene veränderte Wahrnehmung der Zeit als etwas Lebendiges stehen im Mittelpunkt der Übungen. Sobald die Heileurythmistin oder der Heileurythmist ein Konzept zur Lockerung und Rhythmisierung des Ätherleibs für die Schwangeren erstellt hat, sollte dieses durch gezielte Elemente zur Unterstützung der kindlichen Zahnentwicklung ergänzt werden.

6.2.1.1 Konsonanten

Dazu gehört die Darstellung der Konsonanten »L« und »M«, um den Ätherleib zu weiten, ihn in Bewegung zu versetzen und zu rhythmisieren. Mit der Lautübung des »L« das „*die Materie überwindende Formkraft*" darstellt, greifen wir ein in „*die gestaltende schöpferische Kraft, die im Ätherleib plastiziert.*"[143, S. 109] Daher stellt das »L« eine empfehlenswerte Möglichkeit dar, um die Ätherleibsstarre zu behandeln, die sich als auffälliges pathologisches Merkmal bei Kreidezähnen zeigt. Das »M« schafft Harmonisierung und drückt die „*ausgleichenden Kräfte der Mitte*"[143, S. 145] aus. Es verbindet sich mit den das „*Gleichgewicht schaffenden Kräften im rhythmischen System*"[63, S. 385] und greift dort ein, wo ein aktiver Ausgleich der strahlenden Magnesiumkräfte und der Staukraft des Fluors in der Reifungsphase der Amelogenese gewünscht ist. Auch die Übungen mit dem Konsonanten »N« sind geeignet, um positiv den Zahnbildeprozess zu beeinflussen, denn „*im »M« wirkt die Erkenntniskraft des Herzens – im »N« die des Kopfes.*"[143, S. 152] Die Kräfte des Kopfes führen zur Zahnbildung und die Übung des »N« kann die Verknöcherungstendenz verstärken und auflösende ätherische Kräfte zurückdrängen.

Die Bedeutung der Konsonanten in der Heileurythmie liegt darin, dass in Ihnen „*die schöpferischen Kräfte aus dem Tierkreisbereich*"[63, S. 380] enthalten sind, die als ätherische Bildekräfte in den Formprozessen zum Ausdruck kommen. Die sich in den Konsonanten ausdrückenden Bewegungsimpulse plastizieren in ihrer zentrifugalen Dynamik und gestalten die Form.

So muss es Ziel der heileurythmischen Übungen sein, neben der Lockerung des Ätherleibs auch die Formkräfte zu stärken. Und hier insbesondere die Stärkung der umhüllenden Krebsgeste, den rhythmischen Ausgleich im Reifeprozess und in der Mineralisierungsphase sowie die Harmonisierung der Dissonanz zwischen Innenwelt und Außenwelt, die unkontrollierte Öffnung zur Außenwelt, die im achten Formprozess angesprochen wird. „*Die Konsonanten regulieren also das Verhältnis von Mensch zu Welt, von Welt zu Mensch. Es darf von der Außenwelt nichts in den Organismus unverändert eindringen. Das gilt vor allem für das Stoffwechselsystem, wie verschiedentlich angeführt wurde. Ein besonderes Beispiel ist die Nahrungsaufnahme; hier entfalten die Konsonanten ihre therapeutische Kraft, die Überwindung der Natur der Verdauung wird durch sie unterstützt.*"[63, S. 380]

Die fehlerhafte Reifung des Zahnschmelzes bei der Kreidezahnkrankheit wird mit einem gestörten Formimpuls aus dem Sternbild der Jungfrau assoziiert, dem der Buchstabe »B« zugeordnet ist. Das «B» soll aus dem *kosmischen Urbild der Jungfrau, die die schützenden Hülle um das Kind in ihren Armen legt*"[143, S. 140] heraus wirken, wie es in der Darstellung der Sixtinische Madonna verkörpert wird. Diese Gebärde stellt wie keine andere das Umhüllen und die Verbindung zwischen Mutter und Kind dar. *„Das «B» ist alles dasjenige, was umhüllt, was um eine Sache ist, Schutzgebärde.*"[145, S. 83] Auch im allgemeinen Sprachgebrauch vermittelt der Buchstabe «B» die Vorstellung von Schutz und Hülle, wie die Begriffe, Bauch, Berg, Bindung und Behütung verdeutlichen. Bei dieser Gebärde steht nicht nur der Rhythmus der Reifung im Vordergrund, sondern auch die Bereitschaft, der Wille und die Fähigkeit, dem Kind den nötigen Schutzraum zu gewährleisten.

Im achten Formprozess, der dem Sternzeichen des Skorpions entstammt, ist bei der Kreidezahnerkrankung der Impuls zur Öffnung gegenüber der Außenwelt gestört und kann durch das Eurythmisieren des «S»-Lautes angesprochen werden.

Margarete Kirchner-Bockholt sieht im Bild des Merkurstabes den «S»-Laut treffend wiedergegeben. Das führt zu dem *„Wesenhaften des Lautes vorzudringen, damit das «S» mit seiner großen Heilkraft wirksamer (...) werden möge.*"[143, S. 118] Ein weiterer wichtiger Aspekt des S-Lautes ist seine beruhigende Wirkung, so wie Rudolf Steiner schildert: *„Denn er kann empfunden werden als dasjenige, was in einer sicheren Weise (...) etwas beruhigt, beruhigt dadurch, dass man mit dem Impuls des S-Lautes in das Innerste eines Wesens eindringt*".[145, S. 90] Das Eindringen in das Innere grenzt die Außenwelt ab. In diesen Formprozess heilend einzugreifen, bedeutet einerseits den Organismus vor äußeren Giften zu schützen, andererseits aber auch, ihn in die Lage zu versetzen, die von außen kommenden Substanzen zu verwerten. Auch andere Konsonantenübungen können begleitend eingesetzt werden, um die Nahrungsverwertung zu unterstützen. Margarete Kirchner-Bockholt sieht einen wichtigen *„Verwendungsbereich der Konsonanten in der Verarbeitung, Ausscheidung und Verarbeitung der Nahrung.*"[143, S. 101] Die Konsonantenübungen helfen, die Kontrolle und Einordnung der Fremdstoffe aus der Außenwelt zu verbessern, denn *„im Menschen entbilden sie das, was wir als Nahrung aus der äußeren Welt aufnehmen.*"[143, S. 101] Sie wirken in dem, *„was erstens im menschlichen Organismus aus der Eigendynamik der Substanzen der Welt kommt*" und *„was in der Überwindung der Eigenvitalität, der äußeren Wesenheit im menschlichen Organismus entwickelt wird*"[37, S. 119]

Die Reihe der Konsonanten, deren Eurythmisieren die Schmelzentwicklung unterstützt, umfasst das lösende »L«, das harmonisierende »M«, das kräftigende »N«, das umhüllende »B« und den beruhigenden »S«-Laut. Diese Konsonantenübungen können angewandt werden, um den mütterlichen Organismus besser auf die Aufnahme von Substanzen aus der Umwelt vorzubereiten.

6.2.1.2 Vokale

Die Anwendung der Konsonanten birgt einen Zwiespalt, da sie einerseits Prozesse anregen, die den Ätherleib aus der Verkrampfung lösen, andererseits jedoch die Gefahr besteht, den gesamten Organismus zu stark zu vitalisieren. Da es in der Schwangerschaft für die Mutter sehr wichtig ist, *„das Eigenwesen seelisch und organisch zu kräftigen“*,[143, S. 104] wird es in den Übungen notwendig sein, einen Ausgleich zu schaffen zwischen den mehr zentrifugal wirkenden Konsonantenkräften und den mehr zentripetal wirkenden Vokalkräften. Das vokalisierende Eurythmisieren hilft dem Menschen, die eigene Orientierung zu finden und sich selbst näher zu kommen oder, wie es Rudolf Steiner ausdrückt: *„dass (...) seine eigene Aura zusammengezogen wird, in sich verdichtet wird, (...) und dass dadurch die inneren Organe angeregt werden, den Menschen zu sich zu bringen“*[37, S. 90] Diesem Ziel entspricht in erster Linie die Gebärde des »I«, mit der der Mensch zu sich selbst gebracht wird. Es ist der Laut der *„Selbstbehauptung“*,[145, S. 68] der das Selbstbewusstsein und die Individualität stärkt.

Das vokalische Eurythmisieren sollte auch berücksichtigen, dass die Impulse von »A« und «O» den Mineralisierungsprozess bei der Zahnbildung positiv beeinflussen und auch der «U»-Impuls die Hartgewebsbildung verbessert.

Sowohl die Vokal- als auch die Konsonantenübung müssen zur inneren Verfestigung beitragen, um den Ätherleib unter die Kontrolle der oberen Wesensglieder zurückzubringen. Vorrangig wird aber die Einstellung von zentripetalen und zentrifugalen Kräften sein. Wie der Zahnschmelz in der Polarität von Bildung und Befestigung entsteht, stehen sich Konsonanten und Vokale in der Gegensätzlichkeit von zentripetalen und zentrifugalen Kräften gegenüber. *„Findet im Vokal der Mensch zu sich selbst, so gliedert er sich durch den Konsonanten in das Wesen der Welt ein.“*[63, S. 380]

Auch der Hinweis von Rudolf Steiner, *„dass man die vokalisierenden Bewegungen so anwendet, dass man gerade die Kräfte, die ich (. . .) die albuminisierenden Kräfte im Menschen genannt habe, unterstützt. Während durch die konsonantierenden Kräfte vielfach die antimonisierenden Kräfte unterstützt werden.“*[146, S. 31/32] sollte in Zusammenhang mit der gestörten Kreidezahnentwicklung gesehen werden. Eine Betonung der Vokale bei den heileurythmischen Übungen birgt das Risiko, die Eigenmächtigkeit der Albumine zu unterstützen. Es ist jedoch viel wichtiger den

Aufbau antimonisierender Kräfte zu favorisieren, um die unkontrollierten Eiweißkräfte dem Gesamtorganismus unterzuordnen.

6.2.2 Rhythmische Massage

Die Rhythmische Massage ist eine weitere therapeutische Methode, die hilft, invasive Eingriffe während der Schwangerschaft zu vermeiden und gleichzeitig körperstärkende Therapien zu fördern. Um der alten medizinischen Weisheit gerecht zu werden, dass sich, die Seele durch Bewegung im Körper wohl fühlt, sollte die Rhythmische Massage als passive Variante die Heileurythmie als aktive Bewegungstherapie ergänzen. Der Name dieser Therapieform verweist bereits auf die gezielte Beeinflussung des Rhythmische Systems hin, *„in welchem die Selbstheilungskräfte verborgen sind, wenn es aus eigener Kraft gelingt, Unregelmäßigkeiten wieder zur Harmonie zu bringen.“*[63, S. 395]

Die Kreidezahnkrankheit hat ihren geistig seelischen Ursprung in der Dissonanz der Wesensglieder und dort in der eingeschränkten Führungsrolle der mütterlichen ICH-Organisation. Margarethe Hauschka beschreibt das ordnende Eingreifen rhythmischer Prozesse in das Zusammenwirken der Wesensglieder, indem sie sagt, dass einerseits *„der vom Rhythmus durchzogene Lebensleib der Vermittler der seelisch-geistigen Bildungsprinzipien an das Physische ist,“* und andererseits *„das schöpferische Prinzip, in diesem Fall das ICH sich immer rhythmischer Prozesse bedient, wenn der Stoff geformt werden soll.“*[147, S. 159]

Die Rhythmische Massage bietet einen idealen Ansatz, um mit Hilfe der ICH-Kräfte die verlorengegangene Kontrolle des Ätherleibs über die Mineralisierung wiederherzustellen und einen gesunden Rhythmus zu fördern. Dabei ist jedoch entscheidend, die grundlegende Störung eines zu tief in das Nerven-Sinnessystem vorgedrungenen Sulfurprozesses zu berücksichtigen. Die anspruchsvolle Aufgabe des Therapeuten besteht darin, einerseits die Verhärtungen des Ätherleibs zu lösen und andererseits das zu tiefe Eindringen auflösender Kräfte zu verhindern, um den Mineralisierungsprozess zu schützen. Es ist ratsam, von einem Versuch abzusehen, die inneren Formprozesse der Schmelzmineralisierung gezielt und punktgenau zu beeinflussen, da weder der Zeitpunkt noch die Intensität einer der Schmelzentwicklungsstörung in der Schwangerschaft erkennbar sind.

Ein weiteres Ziel der rhythmischen Massage ist auch, den Ätherleib direkt anzusprechen und ihn so zu unterstützen, dass er selbst in einen für ihn gesundenden Rhythmus zurückfindet. Den TherapeutInnen stehen dafür besondere Griffqualitäten, unterschiedliche, individuell abstimmbare ätherischer Öle als spezielle Heilstoffe und eine auf der anthroposophische Menschenkunde basierende Ausbildung zur Verfügung. Ein Charakteristikum der rhythmischen Massage ist die Anwendung von Griffen mit

Saugqualität, die dienen *„vor allem der Anregung der Auftriebskräfte, die in jedem lebendigen Kreislauf wirken müssen, um ihn aus der Schwere heraufzuheben. Indem der Bildekräfte- oder ätherische Leib Substanzen zum Leben aufruft, hebt er den biologischen Prozess gleichzeitig aus der Schwere, aus dem Kraftfeld der Erde heraus und öffnet ihn kosmischen Einwirkungen. Die saugende Tendenz der Griffe würde also dem Wirken des ätherischen Leibes entgegenkommen*"[147, S. 93] Diese Technik der rhythmische Massage wird in ihrer Ausführung beschrieben, als Griffqualität, mit *„fließenden Übergängen"*, *„sich wiederholenden, eintönigen, ruhig durchgeführten Bewegungsabläufen"* und endend mit einem *„bewussten Ausklingen des Griffes in der Weite,"* ausgeübt mit einer *„flächigen, leichten, gleichmäßig strömenden Handführung."*[148, S. 17] Eine sanftere in der Schwangerschaft üblichere Methode ist die rhythmische Einreibung, die sanfter, beruhigender und harmonisierender wirkt. Diese Ganzkörper-Einreibung[148, S. 120ff] wird für die Schwangere in Seitenlage durchgeführt und hat vorrangig das Ziel, den Wärmeorganismus anzuregen, Verspannungen zu lösen und ebenfalls die Wesensglieder zu lockern.

Ob diese Form der Körpertherapie – sei es in Form einer rhythmischen Massage oder einer rhythmischen Einreibung – während der Schwangerschaft angewandt werden kann, muss individuell mit den behandelnden ÄrztInnen und TherapeutInnen abgestimmt werden.

6.2.3 Ernährung

Die Einnahme von Medikamenten während der Schwangerschaft sollte auf das absolut notwendige Minimum beschränkt werden – eine Forderung, die sowohl von der konventionellen als auch von der komplementären Medizin unterstützt wird. Doch nicht nur Medikamente enthalten Stoffe, die für die Schwangere und das ungeborene Kind gefährlich sein können; auch Lebensmittel des täglichen Bedarfs sowie Nahrungsergänzungsmittel sind während der Schwangerschaft nicht grundsätzlich bedenkenlos zu konsumieren.

Liegen bei der Schwangeren keine gesundheitlichen Risiken, Essstörungen oder Einschränkungen wie eine vegane oder vegetarische Ernährung vor, bieten die Empfehlungen der Deutschen Gesellschaft für Ernährung (DGE) eine gute Orientierung. Aufgrund der Infektionsgefahr wird von rohem Fleisch und rohen Eiern abgeraten. Ein hoher Zuckergehalt sowie übermäßiger Konsum gesättigter Fettsäuren erhöhen das Risiko für Schwangerschaftsdiabetes und kardiovaskuläre Erkrankungen. Zudem fördert Zucker die Entstehung von Karies. Zu den besonders wichtigen Nährstoffen in der Schwangerschaft zählen auch, wie von der DGE empfohlen, Folsäure, Jod, Eisen sowie n-3-Fettsäuren – [149].

Liegen bei der Schwangeren keine erhöhten gesundheitlichen Risiken, Essstörungen oder Einschränkungen wie eine vegane oder vegetarische Ernährung vor, bieten die Empfehlungen der Deutschen Gesellschaft für Ernährung eine gute Orientierung. Aufgrund der Infektionsgefahr wird von rohem Fleisch und rohen Eiern abgeraten. Ein hoher Zuckergehalt sowie ein übermäßiger Konsum gesättigter Fettsäuren erhöhen das Risiko einer Schwangerschaftsdiabetes und kardiovaskulärer Erkrankungen. Zudem fördert Zucker die Entstehung von Karies. *„Nährstoffe, auf die in der Schwangerschaft besonders geachtet werden sollte, sind Folsäure, Jod, Eisen und auch n-3-Fettsäuren.“*[149]

Die Empfehlungen für eine gesunde Ernährung auf Basis der anthroposophischen Medizin, wie sie von Petra Kühne in ihrem Buch ERNÄHRUNG zusammengefasst werden, weichen grundsätzlich nicht von den Empfehlungen der Deutschen Gesellschaft für Ernährung ab. Es sollte jedoch darauf geachtet werden, den erhöhten Bedarf an Vitaminen und Mineralstoffen in erster Linie über die Nahrung und weniger durch im Handel erhältliche Fertigprodukte zu decken. *„Empfehlenswert ist der Verzehr von Vollkorngetreide wie Vollkornbrot, Flockenmüsli, Vollkornreis und anderen Getreideprodukten (Polenta, Bulgur, Hirse etc.), Hülsenfrüchten, Gemüse, Salaten und Obst.“*[150, S. 327]

Besonders während der Schwangerschaft wird eine Vielzahl von Nahrungsergänzungsmitteln und Präparaten angeboten, die eine vermeintliche Stärkung und Optimierung des Schwangerschaftsverlaufs versprechen. Auch Produkte, die als unbedenklich und frei von Nebenwirkungen angepriesen werden, haben eine Wirkung – andernfalls würden sie nicht empfohlen. Daher kann nie vollständig ausgeschlossen werden, dass diese Wirkung auch schädlich sein könnte. Die anthroposophische Medizin betont, dass das Eindringen von Nährstoffen jeglicher Art grundsätzlich eine Giftwirkung ist, die den Organismus herausfordert. Deshalb ist unbedingt darauf zu achten, dass Lebensmittel unter einem biologischen Gütesiegel hergestellt wurden. Schwangere sollten bevorzugt Demeter-zertifizierte Produkte konsumieren, um den Anforderungen einer auf anthroposophischen Prinzipien basierten Ernährungsweise gerecht zu werden. Bei einer rhythmischen Verteilung der Mahlzeiten im Tagesverlauf und einer sorgfältigen Auswahl der Lebensmittel ist eine Supplementierung in der Regel unnötig, sofern der tägliche Bedarf an Vitaminen und Mineralstoffen berücksichtigt wird.

6.2.3.1 Folsäure, Jod

Das Vitamin Folsäure ist während der Schwangerschaft besonders wichtig, da ein Mangel zu Frühgeburten oder Fehlbildungen führen kann. Ein täglicher Bedarf von 550 µg Folat wird empfohlen, der aber durch eine entsprechende Auswahl an Lebensmitteln gedeckt werden kann. Besonders hohe Folatgehalte finden sich in Weizenkeimen, Kichererbsen, Bohnen und Leber, die über 200 µg pro 100 g enthalten.[150, S. 175]

Auch der erhöhte Jodbedarf von 200 µg pro Tag (laut Empfehlung der Deutschen Gesellschaft für Ernährung) kann während der Schwangerschaft durch eine bewusste Auswahl an Lebensmitteln und geeigneten Mineralwässern gedeckt werden. Es ist jedoch dringend ratsam, die Jodzufuhr mit den behandelnden Ärztinnen und Ärzten abzusprechen, um Schilddrüsenerkrankungen oder eine übermäßige Jodzufuhr, die das Risiko einer ungünstigen Hormonbildung birgt, zu vermeiden.

Rudolf Steiner macht zum Jod eine wichtige Bemerkung, wenn er sagt, dass Jod, *„seine bestimmte Aufgabe in der Entwicklung der Menschheit hat. Es hat verursacht, dass beim Menschen, der früher in der Wasseratmosphäre lebte und dessen Ätherleib noch nicht so fest mit dem physischen Körper verbunden war, sich beide Wesensglieder, besonders am Kopf, vereinigt haben.“*[151, S. 258] Diese Aussage muss im Zusammenhang mit der Kreidezahnkrankheit kritisch betrachtet werden, da Jod als Gegenpol zu Fluor gesehen wird.[27, S. 301] Fluor trennt in der finalen Phase der Mineralisation den Ätherleib vom physischen Leib, während Jod die Vereinigung dieser beiden Wesensglieder fördert. Eine Überversorgung mit Jod könnte die Mineralisation der Zähne derart beeinflussen, dass Jod über den nicht vollständig gelösten Ätherleib in die Mineralisation eingreift.

6.2.3.2 Vitamin D

Vitamin D wird in nahezu allen gesundheitlichen Ratgebern für Menschen empfohlen, die wenig Zeit im Freien verbringen können. Besonders Schwangere sollten auf ihren Vitamin-D-Spiegel achten, da ihr Bedarf an diesem Vitamin erhöht ist. Studien zeigen, dass ein Vitamin-D-Mangel während der Schwangerschaft das Risiko erhöht, dass das Kind später an der Kreidezahnkrankheit leidet. Vitamin D spielt eine entscheidende Rolle bei der Zahnmineralisierung, da es als wesentlicher Bestandteil des Kalziumstoffwechsels den Kalziumspiegel im Blut reguliert und somit das Kalziumangebot für die Mineralisierung beeinflusst.

Es wurde nachgewiesen, dass *„pränatal hochdosierte Vitamin-D-Supplementierung als neues und ungiftiges primäres Präventionsmittel für Zahnschmelzdefekte mit einer klinisch signifikanten Risikoreduktion von etwa 50 % […] erhebliche Auswirkungen auf die Zahngesundheit“* hat.[152] Ob und wie die Verfügbarkeit von Kalzium die bereits ausführlich beschriebene unerwünschte Anwesenheit von Serumalbuminen während der Mineralisierungsphase beeinflusst, ist noch nicht abschließend geklärt. Ebenso werden weitere Forschungen notwendig sein, um eine therapeutische Wirkung von Vitamin D Gaben zu bestätigen.

6.2.3.3 Fluor und Magnesium

In der Schwangerschaft werden häufig Schüßler-Salze empfohlen, darunter auch die Nr. 7, Magnesium phosphoricum, das als Muskelrelaxans dient und den Geburtsvorgang erleichtern soll. Im Gegensatz zu nicht potenziertem Magnesium wirkt es wehenfördernd. Nicht potenziertes Magnesium, etwa in Form von Magnesiumsulfat, wird hingegen zur Tokolyse verschrieben, um den Geburtsvorgang zu verzögern.

Wie bereits im vorigen Kapitel ausführlich beschrieben, spielen Magnesium und Fluor aus anthroposophischer Sicht eine bedeutende Rolle im Zahnbildungsprozess. Selbst kleinste Verschiebungen im Gleichgewicht der Magnesium- und Fluorkräfte können tiefgreifende Konsequenzen haben, deren Auswirkungen oft erst Jahre später, besonders an den Zähnen der Kinder, sichtbar werden. Daher sollte die Anwendung von Magnesium in der Schwangerschaft nur bei dringender Notwendigkeit erfolgen, zumal eine eindeutig gesicherte therapeutische Wirkung nicht zweifelsfrei belegt ist. Wenn die Einnahme tatsächlich unvermeidbar ist, muss die Verordnung unter ärztlicher Aufsicht erfolgen.

Ähnliches gilt für die Anwendung von Fluoriden. In der Schwangerschaft wird oft empfohlen, die Zähne verstärkt zu fluoridieren – zu Hause mit Zahnpasta und fluoridhaltigen Mundspülungen sowie beim Zahnarzt durch professionelle Zahnreinigung mit Fluorlacken. Dies geschieht häufig unter dem Hinweis, dass Zähne während der Schwangerschaft kariesanfälliger sind. Doch auch hier droht das Gleichgewicht zwischen dem stofflichen Fluor und der ätherischen Fluorkraft ins Stoffliche zu kippen, was zu Verhärtungen sowohl im mütterlichen als auch im kindlichen Organismus führen kann. Den Waagebalken zwischen Fluor und Magnesium richtig einzustellen und das Gleichgewicht der Stoffe und Kräfte von außen zu beeinflussen, ist weitaus schwieriger, als die Bilde- und Lebenskräfte des Körpers zu stärken, die diesen Prozess von innen heraus individuell und flexibel steuern können. Daher sollten das persönliche Umfeld der Schwangeren und die Schwangere selbst in erster Linie darauf achten, die Leichtigkeit des Ätherleibs zu bewahren.

Das Gleichgewicht der Ätherkräfte sollte von anthroposophisch geschulten Therapeutinnen und Therapeuten wohlwollend beobachtet und gegebenenfalls angepasst werden. Anzeichen für einen gesunden Ätherleib sind Vitalität, natürliche Lebenskraft, Kreativität, Lebensfreude, emotionale Stabilität, innere Ruhe und Ausgeglichenheit. Warnsignale wie depressive Verstimmungen, Schlafstörungen, Heißhungerattacken, übermäßige Gewichtsschwankungen und häufiges Kranksein sollten hingegen Anlass geben, den Lebensstil und die äußeren Umstände zu überprüfen. So darf auch die Ernährung *„nicht ängstliche Vermeidungshaltungen fördern, sondern positiv Möglichkeiten eines gesunden Genießens eröffnen.“*[137, S. 538]

6.2.4 Zahnärztliche Begleitung

Während der Schwangerschaft bleiben zahnärztliche Eingriffe in aller Regel nur Notbehandlungen, um den Einsatz von Lokalanästhetika und Medikamenten zu vermeiden. Daher ist es umso wichtiger, die halbjährliche Vorsorgeuntersuchung einzuhalten, um Zahnschäden frühzeitig zu erkennen und invasive Behandlungen zu vermeiden Eine zu tief ins Hartgewebe vorgedrungene Karies und die oft damit verbundene Infektion des Zahnmarks birgt das Risiko einer Wurzelbehandlung, die nur ordnungsgemäß mit Röntgenaufnahmen und teils auch schmerzstillenden und desinfizierenden Einlagen im Zahninneren durchzuführen ist. Sowohl einige dabei standardgemäß eingesetzt Medikamente wie auch die Röntgenaufnahme zur Darstellung des Wurzelkanals sind in der Schwangerschaft kontraindiziert. Sehr sinnvoll als zahnärztliche Maßnahme ist die „Professionelle Zahnreinigung", die den bei vielen Schwangeren häufig auftretenden Zahnfleischentzündungen vorbeugen kann. *„Obwohl die Ätiologie nicht vollständig bekannt ist, wird angenommen, dass ein Anstieg des Sexualhormonspiegels im Plasma während der Schwangerschaft dramatische Auswirkungen auf das Parodont hat."*[153] Die Durchführung der Professionellen Zahnreinigung ist eine moderate und schonende Behandlung, die ohne Anästhesie durchgeführt werden kann. Es sollte auf eine vorsichtige Vorgehensweise geachtet werden, um den Übertritt von Bakterien aus der Zahnfleischtasche ins Blutsystem so gering wie möglich zu halten. Das Gefährdungspotenzial ist niedrig, wenn sich nicht bereits eine hochpathogene Mikroflora festgesetzt hat. Wenn eine Parodontitisbehandlung indiziert ist, muss sie unbedingt vor einer Schwangerschaft durchgeführt werden. In der Mundhöhle und unter dem Zahnfleischsaum angezüchtete Bakterienkolonien sind sehr gefährlich, da sie bei jedem Kauvorgang und jeder häuslichen Zahnreinigung ins Blut geschwemmt werden. Die bei Parodontitiden entzündeten Blutendstrombahnen sind extrem verletzlich und offen für Mikroorganismen. Viele Bakterienspezies aus der Zahnfleischtasche werden generell mit Herz- und Kreislauferkrankungen in Verbindung gebracht und dürften auch im heranwachsenden ungeborenen Organismus große Schäden hervorrufen, ohne das Ausmaß im Einzelnen genau zu kennen.

Gerne wird auch eine ausgiebige Mundspülung mit Chlorhexidin bei der „Professionellen Zahnreinigung" durchgeführt und zu einer häuslichen regelmäßigen Mundspülung mit weniger aggressiven Lösungen geraten. In der Regel enthalten diese Lösungen aber ebenfalls Fluoride und Stoffe mit einer leicht antibakteriellen Wirkung. Man sollte dabei beachten, dass die natürliche Bakterienflora verändert wird und in den allermeisten Fällen die nicht pathogene Mikroorganismen zerstört werden, sodass die unerwünschten Bakterien die natürliche Konkurrenz verlieren und sich weiter ausbreiten können. Die Verwendung von Spüllösungen zur Bekämpfung von Mundgeruch auf einer sogenannten natürlichen Basis muss ebenfalls mit Vorsicht erfolgen, da auch oft enthaltene ätherische Öle wie Salbeiöl und Thymianöl den Schwangerschaftsverlauf beeinflussen, indem sie in größeren Mengen wehenfördernd sein können. Wenn die Bekämpfung von schlechtem Atem der Grund für die Anwendung von Spüllösungen ist, sollte eine Zungenreinigung vorgezogen werden, die in den allermeisten Fällen wesentlich effektiver den Mundgeruch beseitigt. Sie kann bei der Professionellen Zahnreinigung durchgeführt und demonstriert werden, sollte aber routinemäßig zur täglichen Zahn- und Mundpflege dazugehören. Sehr häufig sind die schwefelbildenden Bakterien in oft sehr tiefen Fissuren der Zunge Hauptgrund für den schlechten Atem, die durch eine adäquate Zungenreinigung und ausreichendes Trinkverhalten reduziert werden können. Einige Zahnarztpraxen bieten Atemsprechstunden an, in der vergleichende Messungen des Schwefelgehaltes im Atemstroms durchgeführt werden. Neben Anamnesegesprächen, einer obligatorischen Untersuchung von Zahnfleisch, Zunge und der Mundhöhle, wird weitere Ursachenforschung betrieben, um die Gründe für diese Unannehmlichkeit ausfindig zu machen.

Tab. 2: Handlungsempfehlung für Schwangere

Bereich	Empfohlene Maßnahmen	Ziel und Zweck
Ernährung	Biologisch-dynamische Ernährung: vorrangig frisches Obst und Gemüse in Demeterqualität; Vermeidung von Zucker, Fertiggerichten, Mikroplastik-belasteten Lebensmitteln.	Reduziert die Schadstoffbelastung. Stärkt die Körperkräfte
Rhythmus & Lebensführung	Regelmäßiger Tages- und Schlafrhythmus; Reduktion von Stress; künstlerische Aktivitäten	Stabilisiert den Ätherleib, fördert die körperliche und seelische Balance.
Körpertherapie	Heileurythmie Rhythmische Massage	Lockert und harmonisiert die Wesensglieder.
Zahnärztliche Begleitung	Regelmäßige Kontrolluntersuchungen zur Professionelle Zahnreinigung.	Verhindert Zahnfleischentzündungen, beugt Karies vor
Psychosoziale Aspekte	Positive und entspannte Schwangerschaftsgestaltung; Unterstützung durch den Partner und das soziale Umfeld	Schafft eine positive Schwangerschaftserfahrung, stärkt die Mutter-Kind-Bindung.

Viele völlig ungefährlichen Maßnahmen, angefangen mit einer gesunden Ernährung, über gründliches und mehrmaliges tägliches Reinigen von Zähnen, Zunge und Mundraum bis zu einer Professionellen Zahnreinigung und der begleitenden Kontrolluntersuchung, bieten sinnvolle Alternativen zur Einnahme von Medikamenten und Supplementen und dem Einsatz von Mundspüllösungen, deren Wirkspektren immer mit einem nicht einschätzbaren Risiko für das ungeborene Leben verbunden sind.

Ganz besonders wichtig ist es, mit gesunden Zähnen, einem gesunden Zahnfleisch und einer gesunden Mundhöhle in die Schwangerschaft zu gehen und unbedingt in der Planungsphase der Schwangerschaft die zahnärztliche Betreuung mit einzubeziehen.

6.3 Säuglingsalter

Wenn das Kind zur Welt kommt, verliert es seine Embryonalhüllen und damit einen wichtigen physischen Schutz sowie die Heimstätte der oberen Wesensglieder. Es benötigt nun unsichtbare Hüllen, die es wärmen und nähren. Diese unsichtbaren Hüllen sollten im unmittelbaren sozialen Umfeld entstehen und idealerweise innerhalb der Familie einen gesunden Schutzraum bieten. In dieser Phase steht die Mutter nicht nur biologisch dem Kind am nächsten, sondern bleibt durch die Äther-Mutterhülle weiterhin eng mit dem Neugeborenen verbunden.

Es ist wichtig zu betonen, dass diese nachgeburtliche Phase ein entscheidendes Zeitfenster für die Amelogenese der von der Kreidezahnkrankheit am stärksten betroffenen ersten Molaren und Frontzähne der zweiten Dentition darstellt. Diese Entwicklung findet in der Äther-Mutterhülle statt, und eine gesunde Äther-Mutterhülle ist wesentlich für eine gesunde Schmelzentwicklung.

6.3.1 Äther-Mutterhülle

Rudolf Steiner erklärt, dass *„bis zum 7. Jahre der Ätherleib des Menschen noch umgeben ist mit einer Art Äther-Mutterhülle, und mit dem 7. Jahre, mit dem Zahnwechsel, diese Äther-Mutterhülle ebenso zurückgestoßen wird wie die physische Mutterhülle, wenn der physische Leib in die äußere physische Welt hineingeboren wird.“*[62, S. 39]

Das individuelle ICH, das kindliche ICH, das noch nicht als eigenständige ICH-Organisation tätig sein kann, sowie der noch von außen wirkende kindliche Astralleib und der kindliche Ätherleib sind nach der Geburt und dem Verlust der Embrayonalhüllen angewiesen auf die sozialen Hüllen, die in erster Linie von den Eltern aufrechterhalten werden müssen. Das ICH des neugeborenen Menschen muss den physischen Leib erobern, *„die menschliche Individualität [soll] den physischen Leib als Instrument gebrauchen“.*[67, S. 205] Diese Individualität arbeitet ja bereits seit der dritten Embryonalwoche an dem physischen Leib, der aber *„bleibt noch umgeben von einer Äther-Mutterhülle; er bleibt geschützt und behütet davon bis zum Zahnwechsel des physischen Leibes. Das ist ein wichtiger Punkt in der Menschheitsentwickelung, wo die mütterliche Ätherhülle abgestreift wird, und eine zweite Geburt stattfindet.“*[67, S. 209/210] Die Verwandlung des Modellleibes wird von den kindlichen ICH-Kräften getragen, aber eingebettet in der mütterlichen Ätherhülle, die wiederum von der Partnerschaft zum Vater getragen wird.

Bereits vor der Geburt spielte der mütterliche Ätherleib eine zentrale Rolle bei der Entstehung der Kreidezahnerkrankung, da er unter der Leitung der mütterlichen ICH-Kräfte die Milchzähne im Modellleib des Kindes formt. Auch nach der Geburt bleibt es die vorrangige Aufgabe der Mutter, für die Stabilität und gesunde Entwicklung der Ätherhülle zu sorgen. Die Qualität dieser Ätherhülle wird maßgeblich durch die Mutter und ihr Umfeld beeinflusst. Daher ist es wichtig, dass die Mutter weiterhin auf das Gleichgewicht ihrer eigenen Ätherkräfte achtet und durch ihr Verhalten die rhythmische Prägung des kindlichen Ätherleibs unterstützt – ähnlich wie es bereits während der Schwangerschaft empfohlen wurde. Der innere Zustand der Mutter, ihre Kraft und ihr Verhalten wirken sich direkt auf die Qualität der Muttermilch, den Ton und ihrer an das Kind gerichteten Muttersprache und die Wärmeorganisation des Kindes aus. Der Vater sollte die Mutter in diesem Prozess aktiv unterstützen und selbst Teil der wärmenden Hülle des Kindes sein und den Kontakt zum Kind so früh wie möglich aufnehmen.

6.3.2 Wärme-Atmen

Diese Ätherhülle ist auch eine Wärmehülle in der Weise, wie sich Wärme im kindlichen Wärmeorganismus darstellt. Gerade das Neugeborene, das noch in einer ganz engen Verbindung zum kosmischen Wirken steht und die Kraftimpulse für seine Entwicklung von außen empfängt, ist angewiesen auf einen Wärmeorganismus, der sich aus der physischen und der ätherischen Wärme zusammensetzt. Das Neugeborene wird nicht nur intuitiv in Decken eingehüllt und damit rein physisch warmgehalten, auch die ätherischen Bildekräfte des Wärmeäthers haben ihren maßgeblichen Anteil am Entstehen und Umbau der Stoffe. Der Wärmeorganismus steht in Verbindung mit den ICH-Kräften, die sich in den kindlichen Organismus hineinarbeiten und im mütterlichen Organismus weiterhin die höchste Kontrollstufe über die Grenzen zwischen Außen- und Innenwelt beibehalten müssen.

Möchte man die Wärmehülle und die Ätherhülle für Mutter und Kind mitgestalten, kann man sie durch die rhythmischen Einreibungen nach Wegman und Hauschka stärken. Annette Beisswenger stellt ausführlich eine Form der praktischen Anwendung als Elterninformation im *Merkurstab* unter der Überschrift *„Das Wärme-Atmen“* dar. *„Das Wärme-Atmen ist ein sanftes Hüllen mit beiden Händen um die einzustreichenden Körperpartien des Kindes, wobei sich die Hände in atmender, rhythmischer Weise zueinander hin und weg bewegen, in einer Berührungsqualität von Verdichten und Lösen.“*[154]

Mit dieser hinwendend-liebevoll ausgeführten Tätigkeit der Mutter oder des Vaters erfährt das Kind die elterliche Geborgenheit in enger körperlicher Nähe. Die Anwendung stabilisiert durch äußere Nachbildung die inneren Hüllen und damit auch das Schmelzorgan. Zusätzlich können die Eltern schon früh das Gleichgewicht zwischen Fluor und Magnesium unterstützen, indem sie Fluorwirkung durch die leichten Bewegungen von Armen und Beinen erreichen.

Die ergänzende Anwendung einer chlorophyllhaltigen Salbe unterstützt diese Prävention, indem die im Chlorophyll enthaltene Magnesiumwirkung an den Körper herangeführt wird. Rudolf Steiner hat die äußerliche Anwendung von Chlorophyll empfohlen. *„Nur müssen wir dann versuchen, das Blattgrün gewissermaßen in Äther auszuziehen, und dann haben wir nötig nun nicht eine innerliche Anwendung, sondern eine äußerliche Anwendung durch Einreiben des Unterleibes.*"[28, S. 319] Rudolf Steiner fügt einige Sätze später noch zusammenfassend hinzu, dass seine Ausführungen zum Chlorophyll *„auf Kräfte [führt], die im Wesentlichen mit ganz feinen Wachstumsprozessen, mit Wachstumsprozessen die nach der Mineralisierung hin liegen.*"[28, S. 320]

Die Betonung der lebendigen Prozesse durch die Aktivierung der Fluorkräfte und das Heranführen von Ätherkräften im Unterleib stärkt nach dem Prinzip der Polarität von oberem und unterem Menschen die Mineralisierungskräfte im oberen Bereich. Während der Schwangerschaft sollten die ätherischen Kräfte im Unterleib der Mutter, unter Berücksichtigung der Nähe zum Fötus, nicht übermäßig angeregt werden. Beim Neugeborenen hingegen ist ein gezieltes und wohldosiertes Herbeiführen von Lebenskraft im Unterleib erwünscht.

6.3.3 Muttermilch

Auch die Muttermilch leistet einen wesentlichen Beitrag zur Stärkung des Wärmeorganismus des Neugeborenen. *„Die beste Nahrung für das Neugeborene und den Säugling ist die Muttermilch, die beste Ernährungsform das Stillen*", heißt es im *Merkblatt Säuglingsernährung* der Gesellschaft Anthroposophischer Ärztinnen und Ärzte in Deutschland *(GAÄD).*[155] In den ersten sechs Monaten nach der Geburt werden Muttermilch oder flüssige Ersatznahrung, gefolgt von breiartiger Beikost empfohlen, und ab dem zweiten Lebensjahr zunehmend feste Nahrung.[150, S. 335] Für das Neugeborene ist es eine große Herausforderung, erstmals Substanzen aus der Außenwelt mit dem Mund aufzunehmen und in einen noch unvollständig ausgebildeten Verdauungstrakt zu übertragen. Durch das Stillen wird die Nähe zur Mutter gewahrt und die Muttermilch stellt in dieser Phase die optimale Nahrungsquelle dar.

Auf die mütterliche Hilfe der Nahrungsvorbereitung ist der kindliche Organismus auch nach der Stillzeit noch lange angewiesen bis er selbstständig mit den Stoffen der Außenwelt umgehen kann, weil der *„primäre Leib* (= Modellleib) *der Fremdheit der*

Nahrungsmittel kaum Widerstand leisten kann. Denn vor dem neunten Lebensjahr steht der fremden Nahrung noch kein individualisierendes Ich gegenüber."[41, S. 288] Eine kindliche ICH-Organisation ist noch nicht entwickelt, daher wird „*die Umwandlung der fremden Nahrungssubstanz zu Eigensubstanz noch vom «Umkreis-Ich»*"[41, S. 287] betrieben mit Unterstützung durch die Mutter, den Eltern und durch das soziale Umfeld.

Das bedeutsame Bindeglied zwischen vorirdischer und irdischer Existenz, zwischen Mutter und Kind, zwischen körperlichen und seelischen Kräften ist die Muttermilch, die als physisches Korrelat die ätherische Hülle, die mütterliche Ätherhülle, vervollständigt. „*In der Muttermilch ist nicht bloß das, was physisch und chemisch ist, es ist etwas, was geistig verwandt ist mit dem Kinde. (...) und weil der Ätherleib des Kindes noch ungeboren ist, so verträgt er in der ersten Zeit insbesondere nur das, was schon durch einen anderen Ätherleib zubereitet ist.*"[138, S. 165] Rudolf Steiner differenziert an anderer Stelle, wie der Ätherleib durch die Kraft der Muttermilch auf das Kind wirkt: „*Die Mutter überträgt (...) ihre eigenen bildsamen Kräfte der Ich-Organisation auf das Kind und fügt damit den Gestaltungskräften, die schon durch die Vererbung übertragen worden sind, noch etwas hinzu.*"[29, S. 59] Der Vermittler dieser bildsamen Kräfte ist das Fett der Muttermilch, in dem die ICH-Organisation der Mutter ihre Kräfte an das Kind weitergibt. „*Das rührt davon her, dass das Fett bei der Erzeugung der inneren Wärme seine besondere Rolle spielt. Diese Wärme ist aber dasjenige in dem, als im physischen Organismus, die Ich-Organisation vorzüglich lebt.*"[29, S. 58] Die Mutter gibt ihre Kräfte über die Ätherhülle und die Muttermilch weiter, *in deren Substanz die ätherischen plastizierenden Kräfte anwesend sind, die in die Ätherkräfte des Kindes hineinwirken und der Ausgestaltung des physischen Leibes dienen*"[16, S. 218] Die Muttermilch wirkt als nicht nur über die physischen Nährstoffe und über die ätherischen Lebenskräfte auf die Durchgestaltung des kindlichen Organismus, sondern vermittelt die ICH-Kräfte der Mutter und wird dadurch die noch fehlende ICH-Stärke des Neugeborenen bei der Nahrungsverwertung ersetzen. Damit muss auch hier die Beteiligung der mütterlichen Wesensglieder an der Verarbeitung von komplizierten Eiweißen mit ihrem großen pathogenen Potential betont werden. Die Mutter trägt also auch noch in den ersten Lebensmonaten die Hauptverantwortung für das, was in den kindlichen Körper gelangt. Sie steht zwischen der Außenwelt und der Innenwelt. Mutter und Kind müssen also nicht nur den richtigen zeitlichen Rhythmus für die Nahrungsaufnahme finden, sondern auch für die Verteilung der Kräfte in der Nahrung.

6.3.4 Muttersprache

Die ätherische Hülle, in der Mutter und Kind bis zum Zahnwechsel verbunden bleiben, wird nicht nur durch das Stillen und die Muttermilch gepflegt, sondern auch durch die

Muttersprache. Rudolf Steiner misst der Muttersprache besondere Bedeutung bei, wenn er sagt: *„Und die Muttersprache (...) ist der Ätherleib, die gestaltet (...) den Ätherleib ...“* [145, S. 63] Dies bedeutet, dass die Worte und Laute die ätherischen Lebenskräfte des Kindes stärken. Rudolf Steiner geht sogar so weit, die Muttersprache als den Ätherleib selbst zu bezeichnen, denn in der Sprache, in den Konsonanten und Vokalen wirken Kräfte, die über den Ätherleib auf den kindlichen Organismus einwirken.

Aufgrund dieser zentralen Rolle der Muttersprache ist es besonders wichtig, frühzeitig mit dem Kind sprachlich zu kommunizieren. Durch das Sprechen mit dem Säugling wird nicht nur menschliche Nähe aufgebaut, sondern auch die ätherischen Bildekräfte werden durch die Laute an das Neugeborene herangeführt. Der Säugling ist noch stark mit der geistigen Welt verbunden, und sanftes Sprechen oder Singen schaffen eine Brücke zur irdischen Welt. Das Ziel dabei ist nicht, kognitive Fähigkeiten frühzeitig zu fördern oder intellektuelle Frühreife zu erreichen, sondern vielmehr, eine gesunde Ätherwelt um das Kind herum aufzubauen, wobei die Muttersprache eine entscheidende Rolle bei der Gestaltung des kindlichen Ätherleibs spielt.

6.3.5 Mundpflege

So befremdlich es zunächst klingen mag, ist auch das Stillen ein Teil der Mundpflege, da es neben vielen anderen positiven Wirkungen durch die Saugbewegungen die Kieferregion anregt und somit einen bedeutsamen Beitrag zur Gebissentwicklung leistet.

Bereits bevor der erste Milchzahn erscheint, ist es sinnvoll, die kleinen Kiefer mit einem Wattestäbchen oder mit einer um den Finger gewickelten Mullbinde zu säubern und sanft zu massieren. Es ist wichtig, ab dem ersten Zahn regelmäßig zweimal täglich die Zähne zu putzen. Dabei kommt es vor allem auf die mechanische Entfernung des Zahnbelages an. So gewöhnt man das Baby an das Hantieren im Mund und initiiert Bewegungen der Kiefer.

Sobald der erste Zahn – typischerweise der untere mittlere Frontzahn – etwa nach sechs Monaten sichtbar wird, eignen sich Zahnpflege-Fingerlinge zur Reinigung oder weiche Noppenzahnbürsten, die sich mit einer kleinen Menge Kinderzahngel bestrichen werden können. Der Fantasie der Eltern sind bei der spielerischen Einführung des Kindes in diese Tätigkeit keine Grenzen gesetzt.

6.3.6 Medikamente

Auch für Neugeborene gibt es eine Vielzahl von Empfehlungen zur Ernährung und zu Nahrungsergänzungsmitteln, um Erkrankungen vorzubeugen – bis hin zur mittlerweile gesetzlich verankerten Impfpflicht. Bereits kurz nach der Geburt stehen

Eltern vor der Frage, ob sie eine orale Substitution von Fluoriden und Vitamin D vornehmen sollten. Beide Substanzen sollten dabei kritisch und differenziert betrachtet werden. Häufig werden Eltern mit kontroversen Meinungen von Zahnärzten und Kinderärzten hinsichtlich des Einsatzes von Fluoridpräparaten konfrontiert. Diese Kontroverse spiegelt sich auch in unterschiedlichen Empfehlungen wider. So haben die Bundeszahnärztekammer und die Deutsche Gesellschaft für Zahn-, Mund- und Kieferheilkunde in einer gemeinsam verfassten Patienteninformation zu Fluoridierungsmaßnahmen geraten.[156]

Im Gegensatz dazu stehen die Ausführungen im Merkblatt der Gesellschaft Anthroposophischer Ärztinnen und Ärzte in Deutschland (GAÄD) zur Prophylaxe.[157] Aktuelle Forschungsergebnisse zeigen, dass Fluoride keinen positiven Einfluss auf die präeruptive Zahnentwicklung haben. Die Gabe von oral zugeführten Fluoridtabletten im frühen Kindesalter sollte daher kritisch hinterfragt werden. Die kariesprotektive Wirkung von Fluoriden steht dabei nicht in Zweifel, jedoch sollte auch die lokale Applikation differenziert betrachtet werden. Aus Sicht der anthroposophischen Medizin stellt jede Form der Fluoridierung einen Eingriff in das Fluorgleichgewicht dar und kann das hochsensible System irritieren, das eine wesentliche Prädisposition für Störungen im Mineralisationsprozess des Zahnschmelzes bildet.

Die Vitamin-D-Prophylaxe berührt die zahnärztliche Vorsorge insofern, als sie in den Calciumstoffwechsel eingreift – einen wichtigen Baustein der Mineralisierung. Es muss jedoch betont werden, dass die Kreidezahnkrankheit bisher nicht mit einem gestörten Calciumstoffwechsel in Verbindung gebracht wird. Die Vitamin-D-Substitution soll der Rachitis vorbeugen, die durch Hypokalzämie verursacht wird und das gesamte Skelettsystem des Körpers einschließlich der Zähne betrifft. Nicht nur bei der Vitamin D Gabe sollte grundsätzlich die Frage gestellt werden, ob *„eine generelle, im Einzelfall oft unnötige hormonelle Substitution immer für den Organismus auch eine Schwächung seiner Selbsttätigkeit mit sich bringt,* (...) *dass sie eine Entindividualisierung der Kinder bedeutet, deren Entwicklung allgemein beschleunigt, aus dem individuellen Zeitmaß herausgerissen und ein Stück weit der Eigenregulation entzogen wird.*“[158, S. 28]

Auch zur Vitamin-D-Applikation hat die Gesellschaft Anthroposophischer Ärztinnen und Ärzte Deutschlands (GAÄD) ein Merkblatt herausgegeben. Darin wird aufgezeigt, inwieweit eine – in der heutigen Zeit nicht immer unproblematische – Sonnenexposition gegenüber der Gabe von Vitaminpräparaten abgewogen werden kann.[159]

6.4 Kleinkind-und Vorschulalter

Das Kleinkind- und Vorschulalter wird in der Anthroposophie auch als das erste Jahrsiebt bezeichnet, das mit dem Zahnwechsel endet. Dieses Jahrsiebt ist durch die

Entwicklung des Ätherleibs und der Ätherhülle geprägt. Eine zentrale Erkenntnis für die Erstellung eines Therapieprogramms ist, dass der Zahnschmelz der bleibenden Molaren und Frontzähne nach den ersten zwölf bis achtzehn Monaten weitgehend ausgebildet ist. Es wird lediglich noch eine Verdichtung des Schmelzes erwartet. Spätestens nach dem zweiten Lebensjahr ist es äußerst unwahrscheinlich, Störungen der Schmelzbildung noch zu korrigieren, da der Mineralisierungsprozess unumkehrbar ist.

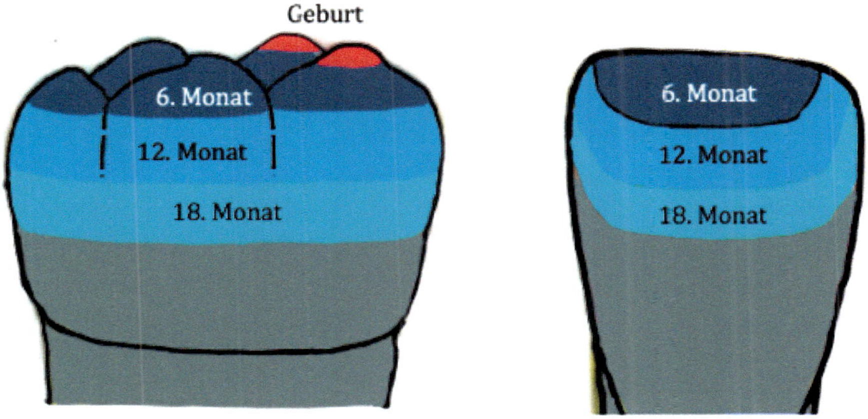

Abb. 39: Radiologisch nachweisbarer Mineralisationsbeginn. Durchschnittswerte für den individuell stark variierenden Beginn der Zahnschmelzmineralisation am ersten bleibenden unteren Molaren und einem oberen mittleren Frontzahn (zum besseren Vergleich um 180° gedreht).

Der Durchbruch des zweiten Milchmolaren, etwa im Alter von zweieinhalb Jahren, kann Hinweise auf mögliche zukünftige Zahnschmelzprobleme liefern. Wird eine Hypomineralisation festgestellt, ist das Risiko stark erhöht, dass auch die bleibenden Zähne von der sogenannten Kreidezahnkrankheit betroffen sind. Studien zeigen, dass Kinder mit Hypomineralisation der zweiten Milchmolaren (HSPM) eine erhöhte Wahrscheinlichkeit haben, auch an Molaren-Inzisiven Hypomineralisationen (MIH) zu leiden. Eine Untersuchung aus dem Raum Frankfurt gibt für diese Kinder eine Odds Ratio von 11,32 an, was ein deutlich erhöhtes Risiko darstellt. Ist der zweite Milchmolar also erkrankt, sollte dies als eindeutiges Warnsignal verstanden werden, dass eine Hypomineralisation der bleibenden ersten Molaren und Frontzähne ebenfalls wahrscheinlich ist.

6.4.1 Nichtmedikamentöse Therapie

Wenn also zwar eine höhere Wahrscheinlichkeit, aber keine Gewissheit besteht, dass weitere Zähne Hypomineralisationsstörungen aufweisen, sollte den nichtmedikamentösen Alternativen der Vorzug vor der stofflichen Medikation gegeben werden.

6.4.1.1 Pflege der Ätherhülle

Daher ist zunächst die Integrität der gemeinsamen Ätherhülle sorgfältig zu überprüfen. Wenn man dem Leitgedanken folgt, dass die Zahnentwicklung ein Spiegelbild der gesamten menschlichen Entwicklung ist, muss die Hypomineralisation der Milchmolaren als Hinweis auf Störungen im Lebensrhythmus von Mutter und Kind gewertet werden. Eine umfassende Analyse der Konstitution von Mutter und Kind, die sowohl die äußere Erscheinung als auch den seelisch-geistigen Zustand und das Verhalten berücksichtigt, ist notwendig.

Dann sollte das therapeutische Eingreifen in den Jahren vor dem Zahnwechsel darauf abzielen, die wachstumsfördernden Kräfte des Ätherleibes in einer gesunden Ätherhülle zu harmonisieren und gleichzeitig die individuellen Kräfte zu stärken. Die mütterliche Ätherhülle bleibt bis zum Zahnwechsel eine Kraftquelle und Umschaltstation für die Wachstumsprozesse des Kindes. Somit beziehen Prophylaxe und Therapie sowohl Mutter als auch Kind ein, ebenso wie das gesamte soziale Umfeld, das sich ebenfalls auf den Zustand der Ätherhülle auswirkt. Daher sollten die Mütter bedenken, dass sie auch nach der Geburt und der Stillzeit eine Mitverantwortung für die physischen und insbesondere die mineralisierenden Wachstumsvorgänge haben. Ihre Aufgabe wird es also weiterhin sein, ihre Ätherleibskräfte in einem gesunden Rhythmus und einer fördernden Lebendigkeit aufrechtzuerhalten, und zwar mit den gleichen Maßnahmen, die bereits in der Schwangerschaft gegolten haben.

6.4.1.2 Erziehung

Nicht nur die Mutter, sondern auch die Erwachsenen im Umfeld des Kindes können viel zu einer gesunden Zahnentwicklung und zur Vermeidung von Zahnschäden beitragen. Als Eltern, Familie, ErzieherInnen und LehrerInnen müssen sie die äußeren und inneren Entwicklungsprozesse verstehen, begleiten und fördern. Darüber hinaus sollten sie überzeugt sein, dass Eigeninitiative und eigenes Handeln im Vordergrund der zahnmedizinischen Salutogenese stehen muss und diesen positiven Einfluss auf das Kind übertragen.

Dazu hat Rudolf Steiner eine wichtige Kernaussage gemacht: *„All dasjenige, was aus der Umgebung des Kindes an das Kind herankommt, geht über in ein inneres Bilden, auch* *in das Organbilden*"[31, S. 114] und damit ist sicherlich auch der Zahnbildeprozess gemeint. Hans Broder von Laue fasst die Aufgaben des kindlichen Umfeldes hinsichtlich einer freien Entwicklung des kindlichen Seelenlebens folgendermaßen zusammen: „*Die durch Vererbung geschaffene Voraussetzung – der Modellleib – muss aus der Kraft des kindlichen (unbewussten) Ich, durch die sozialen und erzieherischen Maßnahmen und später durch Selbsterziehung so verwandelt werden, dass sich ein individuelles, freies Seelenleben entwickeln kann. (...) Ein Kind kann das Gehen, Sprechen und Denken nur entwickeln, wenn ein menschlicher Umkreis existiert, der diese Fähigkeiten hervorlockt.*"[41, S. 294] Fehlt dem Kind die Unterstützung, seinen Modellleib zu verwandeln, sind Störungen – auch im Bereich des Mineralisationsvermögens – zu erwarten. Rudolf Steiner hat die Umwandlung des Modellleibs explizit mit dem Zahnwechsel verglichen. In diesem ersten Jahrsiebt findet ein äußerst reger Umbau in den kindlichen Kiefern statt. Der Blick auf ein Röntgenübersichtbild der Kiefer verdeutlicht die Dynamik der Veränderung und des Umbaus. Damit wird in dieser Umbruchsphase die Forderung nach einer optimalen Begleitung und Unterstützung durch die Erwachsenenwelt verständlich.

Es ist wichtig, dass die Kinder in der Vorschulzeit in ihrem Kindsein unterstützt werden und nicht durch ein frühzeitiges Heranführen an die Erwachsenenwelt überfordert werden. Rudolf Steiner stellt die Verbindung zwischen einem frühen Intellektualisieren und den Mineralisierungskräften her: „*Was geschieht, wenn wir an das intellektuelle System appellieren? (...) dann kommen diejenigen Kräfte des Organismus in Betracht, die den Menschen innerlich verfestigen, diejenigen Kräfte, die im Inneren des Organismus namentlich die salzablagernden Kräfte sind, die knochenbildenden Kräfte, die sehnenbildenden Kräfte, die knorpelbildenden Kräfte, alles dasjenige, was den Menschen fest macht... (...) Wenn wir das Kind zuviel denken lassen, dann versetzen wir den Organismus in die Anlage einer zu frühen Sklerose.*"[31, S. 124] Bemerkenswert an dieser Aussage ist der Hinweis auf eine frühzeitige Sklerose, die auf einen gestörten Fluorprozess hinweist, der sich in Richtung einer Fluorose entwickelt, wenn das stoffliche Fluor überbetont wird.

Diese Anforderungen können zur sogenannten „*Verfrühung der Metamorphose*" führen, was sich als Phänomen besonders im ersten Jahrsiebt schädlich auswirkt, „*wenn die Bildekräfte dem System verfrüht entzogen werden, was zwei Konsequenzen haben kann. [Es] kann zu einem verfrühten ‚Erwachen' des kleinen Kindes kommen. Mehrere Situationen können sich so auswirken, wie ein verfrühtes Lesen- und Schreibenlernen, Konflikte in der Familienumgebung, Reize, die beispielsweise vom Fernsehen ausgehen. Auch die Nahrungsverhältnisse, ein Übermaß an Impfungen in der frühen Kindheit oder auch erbliche Aspekte können hier eine Rolle spielen.*"[160, S. 442] Das Zusammentreffen intellektueller Überforderung und großzügiger Fluorapplikation ist ein wichtiger pathogenetischer Faktor.

Wir müssen die Kinder also entlasten und genau beobachten, um die typischen Symptome einer zu starken oder zu geringen Tätigkeit des Ätherleibes zu erkennen. Besonders wichtig scheint es zu sein, das frühzeitige Herausziehen des Ätherleibes aus der physischen Entwicklung hinein in intellektuelle Anforderungen zu vermeiden. *„Es ist von der allergrößten Bedeutung zu wissen, dass die gewöhnlichen Denkkräfte des Menschen die verfeinerten Gestaltungs- und Wachstumskräfte sind."*[29, S. 12] Gerade im Laufe der frühkindlichen Entwicklung müssen die plastizierenden Ätherkräfte den orchestrierenden ICH-Kräften zugänglich bleiben.

Das Erlernen der Denkfähigkeit und die Bewusstseinsbildung sind parallel verlaufende Prozesse, die im Kleinkindalter durch vielerlei Verhaltensveränderung sichtbar werden. Das Kind richtet sich auf, fängt an zu sprechen und es nimmt sich als „ICH" wahr. Es ist kein Zufall, dass diese kindlichen Prozesse zu einem Zeitpunkt äußerlich so hervortreten, an dem der Zahnschmelz der ersten Backenzähne und Frontzähne mineralisiert. Wie beim einige Jahre später stattfindenden Zahnwechsel ist dieses Alter durch sehr einschneidende Veränderungen geprägt.

6.4.1.3 Fluorwirkungen

Anstatt die intellektuellen Anforderung an das Kind zu forcieren, sollte man das Kind zur Bewegungsfreude hinführen und es anleiten, geschickt in seinen Bewegungen zu werden. Darauf verwies Rudolf Steiner in seinen Ausführungen über die Zusammenhänge zwischen Zahnbildeprozess und Bewegung: *„Wenn ein Kind im vierten, fünften, sechsten Jahre an Armen und Händen und Beinen und Füßen ungeschickt ist, (...) es dann dazu neigt, den Zahnbildungsprozess nicht ordentlich einzureihen."*[28, S. 264] Er formuliert seine Forderungen sogar als eine Art Vorwurf an Eltern und Erzieher, dass die Vernachlässigung von Bewegung den ganzen Menschen in seiner Entwicklung behindere. *„Denn wir merken nicht bloß an den Zähnen, dass die Erziehung eine schlechte war."*[28, S. 318] Den Zusammenhang zwischen Erziehung und Zahnbildung stellt Rudolf Steiner über die Fluorwirkungen her. *„Denn alles das, was wir an Zusammenspiel von Hände- und Fußwirkungen haben, das sind nämlich makroskopisch angesehen die Fluorwirkungen, die Konstitution, die da entsteht, wenn gelenkig, beweglich die Finger werden, wenn gelenkig die Beine werden, das ist Fluorwirkung."*[28, S. 318] Und im gleichen Vortrag heißt es: *„Gehen Sie bei uns in der Waldorfschule in unseren Handarbeitsunterricht, so finden Sie da drinnen, dass die Knaben ebenso stricken und häkeln wie die Mädchen, (...) das geschieht darum, weil die Finger geschickt, gelenkig gemacht werden sollen, weil Seele hineingetrieben werden soll in die Finger."*

Der Gedanke, dass *„Seele in die Finger getrieben"* wird, um die Fluorwirkungen zu stärken und dadurch den Zahnbildprozess zu fördern, kann nur im Rahmen des anthroposophischen Polaritätsgesetz verstanden werden. Wenn im Stoffwechselpol das Ätherische – hier die auflösenden Fluorwirkung – gestärkt wird, schwächt sich das Ätherische im Kopfpol, während das stofflich verfestigende Fluor dort an Stärke gewinnt. Entsprechend gilt: Wenn das Sulfurische im Stoffwechsel gestärkt wird, nimmt im Kopfpol das Salinische zu. Wird „*Seele in die Finger getrieben*", verbindet sich der Astralleib mit dem Ätherleib und trennt diesen vom physischen Leib. Die Folge davon ist ein Rückzug der ätherischen Kräfte aus dem Kopfpol und dort die Trennung des Ätherleib vom physischen Leib. Das wiederum stärkt die stofflichen Fluorkräfte, die dann im Salprozess mineralisierend wirken.

Die Beweglichkeit im Stoffwechsel-Gliedmaßensystem verbessert die mineralisierenden Prozesse im oberen Menschen. Sie verhindert nicht nur Zahnbildungsstörungen, sondern verzögert auch den Abbau der Zahnsubstanz durch Karies.

6.4.1.4 Regeneration

Im Kleinkindalter macht das Kind wichtige kognitive Fortschritte, wie das bewusste Sprechen und das Erkennen seiner selbst durch das Wort „Ich". Dieser Ausdruck von Selbstbewusstsein und Eigenwahrnehmung spiegelt die wachsende Fähigkeit des Kindes wider, sich als eigenständige Person in seiner Umwelt zu begreifen Gleichzeitig endet eine kritische Phase der biologischen Entwicklung, nämlich die vulnerable Phase der Zahnschmelzbildung, in der dessen Mineralisierung durch persistierende Proteine behindert wird.

Die zeitliche Übereinstimmung vom Ende der vulnerablen Phase der Zahnschmelzentwicklung und dem bewussten „Ich"-Sagen des Kindes legt die Vermutung nahe, dass kognitive Reifung und biologische Entwicklung eng miteinander verbunden sein könnten. In dieser Phase reift das Kind nicht nur kognitiv und emotional, sondern auch auf einer tieferen, biologischen Ebene. Das aufkeimende Bewusstsein könnte das Tempo oder die Art anderer Entwicklungsprozesse beeinflussen. Umgekehrt kann die Zahnschmelzmineralisation als Verfestigungsprozess im oberen Menschen parallel zur Entwicklung von Denkprozessen so verlaufen, dass die Selbstwahrnehmung beschleunigt wird. Das Kind könnte durch die Selbstentdeckung eine neue Form der Kontrolle über die biochemischen Reifeprozesse gewinnen.

Aus Sicht der anthroposophischen Menschenkunde erklärt sich der Zusammenhang durch die Polarität von Lebendigkeit und Bewusstsein, die Ernst Marti mit dem Satz beschreibt: „*Bewusstseinsentwicklung geschieht immer auf Kosten von Lebensentwicklung, ist immer mit Devolution von Leben verbunden.*"[161, S. 139] Die lebendigen Ätherkräfte, die das Kind aus der Mutterhülle umgeben, hemmen den Mineralisationsprozess im Kopfpol des Kindes. Mit dem zunehmenden Selbstständigwerden des Kindes ziehen sich diese Kräfte zurück. Das Kind streckt „*den Kopf aus der mütterlichen Ätherhülle heraus, die den übrigen Körper noch umgibt.*"[16, S. 223b] Der kindliche Bewusstseinsprozess steht im Gegensatz zu den lebendig haltenden mütterlichen Ätherkräften. Die Emanzipation von den auflösenden Kräften der Mutterhülle wirkt fördernd auf die aufbauenden, hartgewebsbildenden Prozesse. Im weitesten Sinne findet also eine Selbstheilung statt und mindert eine Ausbreitung der Kreidezahnkrankheit auf die später durchbrechenden Zähne.

Das Buch „*Wackeln die Zähne – wackelt die Seele*" verweist auf eine Verbindung zwischen den Phasen des Zahndurchbruchs und wichtigen emotionalen Entwicklungsschritten des Kindes. Die Autorinnen machen darauf aufmerksam, „*dass Umbauprozesse während der verschiedenen Phasen der ICH-Geburten zu beobachten*" sind und mit „*bedeutenden Geschehnissen im Zahndurchbruch*" zusammenfallen.[162, S.44/45] So verändern sich beim Durchbruch der Frontzähne sichtbar das äußere Erscheinungsbild und das Selbstbewusstsein des Kindes. Mit den Eckzähnen treten erste Autoritätskrisen auf, während größere emotionale Veränderungen, wie Pubertätskrisen, häufig mit dem Durchbruch der zweiten Molaren in Zusammenhang stehen. Auch die Vervollständigung des Milchgebisses, die oft mit einer Trotzphase einhergeht, verdeutlicht die parallele Entwicklung von psychischen und körperlichen Prozessen im Kleinkindalter.

Das Aufkeimen der kindlichen ICH-Kräfte und ihr zunehmender Einfluss auf die Entwicklungsprozesse können als Zeichen der Individualisierung und Überwindung des Modellleibs verstanden werden. In einem übertragene Sinne sind hier möglicherweise Selbstheilungskräfte für das absehbare Ende der Hypomineralisation verantwortlich. Die langsame und stark variierende Emanzipation des Kindes aus der mütterlichen Ätherhülle könnte ein entscheidender Schritt zur Verbesserung der Mineralisierungsprozesse sein. Dies würde auch die bisher dominierende Bedeutung der Ätherhülle für die Wachstumsprozesse unterstreichen. Die Ätherhülle steht für die Lebenskräfte, aber auch für die Gefahr, die Lebenskräfte nicht optimal zu dosieren. Das Loslassen dieser Hülle führt zu einer Stärkung der Mineralisierung und hin zu den individuellen, strukturierenden Kräften des Kindes.

6.4.1.5 Zahnpflege

Eine ganz wichtige nicht-medikamentöse Therapie ist eine gute Mundhygiene, die mit der Zahnreinigung beginnt. Auch wenn die äußerliche Reinigung der Milchzähne keinen direkten Einfluss auf die innere Struktur der bleibenden Zähne hat, ist sie als Kariesprophylaxe von großer Bedeutung, insbesondere wenn mindermineralisierte Zähne durchbrechen und eine erhöhte Kariesanfälligkeit aufweisen. Sobald der erste Zahn erscheint, muss mit der Zahnpflege begonnen und diese bereits früh als Selbstverständlichkeit etabliert werden.

Die Kassenzahnärztliche Bundesvereinigung (KZBV) betont, dass in den ersten Lebensjahren die regelmäßige Zahnpflege in der Verantwortung der Eltern liegt. Die Kinder sollten nach und nach lernen, ihre Zähne selbstständig zu putzen.[163] Ab etwa dem dritten Lebensjahr kann dann die sogenannte KAI-Methode erlernt werden. Dabei wird das Zähneputzen in drei gut verständliche Schritte unterteilt: Zuerst werden die Kauflächen gereinigt, anschließend putzt das Kind mit geschlossenen Zahnreihen in kleinen Kreisen die Außenflächen, und schließlich werden die Innenflächen mit einer ausfegenden Bewegung vom Zahnfleisch zur Zahnkrone geputzt.[168]

Auch wenn die Milchzähne nur wenige Jahre im Mund verbleiben, dürfen sie keinesfalls vernachlässigt werden. Der Irrglaube, dass sie nur vorübergehend sind und daher weniger Pflege benötigen, ist falsch. Milchzähne dienen als Platzhalter für die bleibenden Zähne und kariöse Läsionen aufgrund mangelhafter Zahnpflege können auch die bleibenden Zähne gefährden – etwa durch chronische Wurzelentzündungen, die zu unschönen Verfärbungen und minderwertigem Schmelz führen können.

Das Kind sollte das Zähneputzen weiterhin unter Anleitung von Eltern, zahnärztlichen Fachkräften und Erziehern erlernen, wobei der Putzerfolg regelmäßig kontrolliert werden muss. Die eigentliche Tätigkeit des Putzens sollte dann von den Kindern je nach Bereitschaft und Einsicht schrittweise selbstständig übernommen werden.

Zur Kariesprävention gehört in diesem Alter nicht nur die mechanische Ausführung der Zahnreinigung, sondern ebenso eine zuckerarme Ernährung, erste Zahnarztbesuche und das elterliche Vorbild. Im *Kompendium Anthroposophischer Zahnärzte* wird eine Ernährung empfohlen, die über die übliche zuckerarme Variante hinausgeht: *„Der Leitgedanke bei der Ernährung sollte sein, Nahrungsmittel mit dem vollen Gehalt an lebendigen Bildekräften zu wählen. Dies ist beispielhaft bei solchen Produkten der Fall, die dem biologisch-dynamischen Landbau entstammen. Sie unterstützen sowohl die Verhinderung als auch die Heilung von Krankheiten. Zu vermeiden sind industriell denaturierte Nahrungsmittel, die durch ihre Herstellung nicht mehr dem Anspruch eines Lebens-Mittels genügen (Mikrowellenkost, Tiefkühlware, Fast Food).“*[164, S. 33]

6.4.2 Medikamentöse Therapie

Ein medikamentöses Therapiekonzept sollte darauf abgestimmt sein, ob der zweite Milchmolar von der Kreidezahnkrankheit betroffen ist oder nicht. Weist der zweite Milchmolar keine Schmelzdefekte auf, bedeutet das nicht zwangsläufig, dass die bleibenden Zähne nicht betroffen sind. Daher ist es sinnvoll, die nichtmedikamentösen Prophylaxeempfehlungen weiterhin zu befolgen.

Wird hingegen eine Milchmolaren-Hypomineralisation diagnostiziert, sollte in Absprache mit der Kinder(zahn)ärztin oder dem Kinder(zahn)arzt eine zusätzliche medikamentöse Therapie in Erwägung gezogen werden. Allerdings haben solche medikamentösen Therapien nach dem Durchbruch des zweiten Milchmolaren keinen Einfluss mehr auf die Entwicklung des kreidigen Schmelzes der Sechsjahrmolaren und Schneidezähne, da deren vulnerable Phase der Amelogenese bereits abgeschlossen ist.

Betrachtet man Kreidezähne jedoch als Teil einer systemischen Störung, kann dies den Einsatz einer medikamentösen Therapie rechtfertigen.

6.4.2.1 Fluoride

Die Schulzahnmedizin empfiehlt bei Schmelzdefekten die Fluoridzufuhr zur Kariesprophylaxe, da diese bei einer Vorschädigung der Zähne besonders wichtig ist (s. Abb. 40). Eine häusliche Fluoridierung wird in erster Linie dadurch erreicht, dass zweimal täglich die Zähne mit einer reiskorngroßen Menge fluoridhaltiger Zahnpasta geputzt werden. Außerdem wird vor einer unbeabsichtigten zur Fluorose führenden Fluorüberdosierung gewarnt, die durch den zusätzlichen Verzehr von fluoridierten Speisen und Getränken entstehen kann.

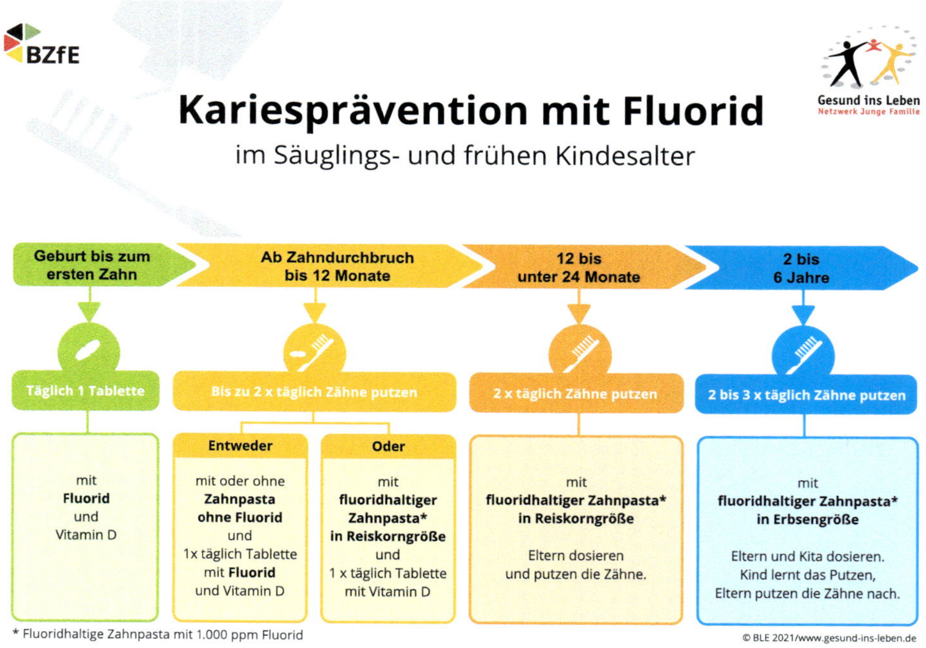

Abb. 40: Infografik Kariesprävention. © Bundesanstalt für Landwirtschaft und Ernährung (BLE)/Netzwerk Gesund ins Leben

Die anthroposophische Zahnmedizin steht der Fluoridierung – sowohl systemisch als auch lokal – kritisch gegenüber. Einerseits bleibt das vermeidbare Risiko einer

Fluorose hoch, da die Fluoridaufnahme bei Kindern nicht engmaschig überwacht werden kann. Andererseits wird befürchtet, dass eine Anreicherung von Fluoriden eine verfrühte Verfestigung des physischen und seelischen Organismus begünstigt. Es ist zudem wichtig zu betonen, dass Einigkeit darüber besteht, dass weder Schmelzdefekte noch die Karies Fluormangelerkrankungen sind.

6.4.2.2 Aesculus, Cortex

Wenn im Falle einer vorliegenden Milchmolarenschädigung das Erkrankungsrisiko für Mineralisationsstörungen erhöht ist, sollte als Alternative zu den Fluorpräparaten die Gabe von Aesculus, Cortex D50 in Betracht gezogen werden. Im Gegensatz zu Fluor greift dieses Präparat nicht direkt chemisch in den Mineralisierungsprozess ein. Vielmehr enthält das in der Rinde der Kastanie vorkommende Äskulin, ähnlich wie Chlorophyll, Impulse zur Unterstützung jener Kräfte, die für die Mineralisierung notwendig sind. *„Denn das, was ich angeführt habe von Äskulin und Chlorophyll, das führt uns auf Kräfte, die im Wesentlichen zusammenhängen mit ganz feinen Wachstumsprozessen, mit Wachstumsprozessen, die nach der Mineralisierung hin liegen.“*[28, S. 320] Äsculin *„wirkt harmonisierend zwischen den aufbauenden, wässrig lebendigen Prozessen und den begrenzenden mineralisierenden, abbauenden Prozessen im Organismus.“*[165, S. 22] Seine Wirkung beruht darauf, *„dass dieses Überwinden des Chemismus, dieses Hinarbeiten auf das bloße Mineralisieren eigentlich dasselbe ist wie der Zahnbildungsprozess im Organismus.“*[28, S. 319] Das Überwinden des Chemismus bedeutet, dass die stofflichen Aktivitäten, die chemischen Prozesse, nicht sich selbst überlassen bleiben. Auch wenn in dieser Altersstufe des Kleinkindes eine gestörte Schmelzentwicklung nicht mehr umkehrbar ist, kann die Gabe von Äskulin dem Organismus helfen, die noch anstehenden Hartgewebsbildungen zu unterstützen. Sie kann zudem als Alternative zur fluorbasierten Kariesprophylaxe empfohlen werden.

> **Aesculus, Cortex D50**
>
> Kinder bis zum zweiten Lebensjahr sollten einmal täglich drei Globuli (ab dem zweiten Lebensjahr 5 Globuli) aufgelöst in Wasser nehmen für eine Dauer von vier bis acht Monaten.

Alternativ könnte auch die äußere Anwendung von Äsculin als *Aesculus, Cortex, ethanol. Decoctum Urtinktur (= D1)* in Betracht gezogen werden, indem man täglich etwa 5 Tropfen der Tinktur auf die Zahnbürste gibt.

Es muss aber ausdrücklich darauf hingewiesen werden, dass die Tinktur Alkohol enthält, was ihren Einsatz leider – zumindest für Kinder unter zwei Jahren – deutlich einschränkt.

6.4.2.3 Magnesit und Fluorit

Zur Stärkung der Mineralisierung der Zähne und damit auch zur Kariesprophylaxe ist eine medikamentöse Stabilisierung des Gleichgewichts zwischen Fluor und Magnesium möglich. Voraussetzung dafür ist allerdings, im Vorfeld den sogenannten Konstitutionstyp zu bestimmen. Ein Überwiegen des mineralisierenden, aber auch verhärtenden Fluorprozesses beim Kind drückt sich in einem Konstitutionsbild aus, das geprägt wird „*durch Übererregbarkeit, Frühreife, gesteigerte Wachheit der Sinne und Altklugheit. Die Kinder erscheinen oft blass, eher klein und zierlich und sind in ständiger Bewegung.*“[165, S. 17/18] Diese Aussage deckt sich beim ersten Hinschauen nicht zwangsläufig mit dem bisher Gesagten. Ständige Bewegung ist jedoch nicht gleichzusetzen mit der von Rudolf Steiner gewünschten Übung in Geschicklichkeit. So ist alleinige Bewegung, teils bis zur körperlichen Leistungsgrenze, nicht gleichzusetzen mit einer „*Durchseelung des Ätherleibs*“, die den Ätherleib im unteren Menschen stärkt. Stattdessen führt sie zu einer Dominanz des physischen Leibes, der dann den Ätherleib im Stoffwechsel-Gliedmaßensystem schwächt. Ein unkontrollierter Bewegungsdrang und eine frühzeitige Intellektualisierung sind keine Gegensätze, wenn man die Reaktion des Ätherleibs berücksichtigt. Folgende Therapie wird empfohlen bei Überwiegen des Fluorprozesses:[165, S. 19]

Magnesium phosphoricum D6; Trit. 3x tgl. 1 Messerspitze

vier Wochen lang, danach zwei bis drei Wochen Pause und anschließende wieder vier Wochen Gabe.

oder

Magnesit D6; Trit. abends 1 Messerspitze

vier Wochen lang, danach zwei bis drei Wochen Pause und anschließende wieder vier Wochen Gabe.

Anmerkung: „*Mit Magnesium phosphoricum lässt sich mehr die konstitutionelle Seite treffen, während Magnesit (...) spezieller als Kariesprophylaxe zu sehen ist.*“[165, S. 19]

Im Gegensatz zum Fluortyp ist das Konstitutionsbild des Magnesiumtypen *„durch besondere Schwäche des Bindegewebes und mangelnde Formkraft (Haltung, Gelenke) geprägt.“* Der Magnesiumtyp zeigt als Symptome: *„Verträumtheit, ungeformter Habitus, etwas retardiert in der Gesamtentwicklung, allgemein langsam.“* Die Medikation beim Überwiegen des Magnesiumprozesses ist folgendermaßen:

Fluorit D12; Trit. morgens 1 Messerspitze

vier Wochen lang, danach zwei bis drei Wochen Pause und anschließende wieder vier Wochen Gabe.

oder

Magnesit D6; Trit. abends 1 Messerspitze

vier Wochen lang, danach drei Wochen Pause und anschließende wieder vier Wochen Gabe usw.

Ergänzend muss darauf hingewiesen werden, dass die Therapie unter ärztlicher Kontrolle stattfinden muss und Veränderungen des Konstitutionstypen die Dauer der Medikation und die Potenz des Heilmittels bestimmen.

Eine gezielte Bestimmung des Konstitutionstypen bei der Kreidezahnerkrankung ist nach heutigem Wissensstand nicht möglich, da belastbare Studien fehlen. Die oben gegebenen Heilmittelempfehlungen dienen in erster Linie einer grundlegenden Stabilisierung der Hartgewebsbildung und Kariesprophylaxe.

6.5 Schulkindalter

Der Zahnwechsel und der Beginn der Schulzeit sind zwei bedeutende Ereignisse, die nicht ganz zufällig zusammenfallen. Die Ätherleibskräfte ziehen sich von ihrer Aufgabe, den physischen Leib aufzubauen, zurück und werden zu Verstandeskräfte. Rudolf Steiner beschreibt diesen Prozess folgendermaßen: *„Die ganze Zeit bis zum Zahnwechsel, während der das Kind wächst, ist ein Ergebnis derselben Kräfte, die nach dem 7. Jahre als Verstandeskräfte, als intellektuelle Kräfte auftreten. (...) Da fangen mit dem 7. Jahre diejenigen Kräfte, die nun als Seelenkräfte im Leibe selbst neu entstehen, an wirksam zu werden.“*[166, S. 26]. Der Zahnwechsel als biographisches Ereignis, das mit dem Erscheinen der bleibenden ersten Molaren und der endgültigen Frontzähne einhergeht, ist ein sichtbares Zeichen dafür, *„dass die Individualisierung des ererbten Leibes zu Ende geht.“*[162, S. 32] Die nun freiwerdenden Kräfte *„stehen dem*

Vorstellungsleben des Kindes zur Verfügung, welches [sie] gut für das schulische Lernen benötigt".[162, S. 32]

Bei Schulkindern, bei denen die Kreidezahnerkrankung diagnostiziert wird, kann die Therapie nicht mehr im Inneren des Organismus ansetzen, da die Mineralisation der Zähne – mit Ausnahme der Weisheitszähne – abgeschlossen ist. Die zahnärztliche Betreuung richtet ihre Aufmerksamkeit daher auf die Vermeidung äußerer Zahnschäden und deren Behandlung.

6.5.1 Zahnärztliche Behandlungsstrategien

Dass dies im Sinne der anthroposophischen Medizin ist, drückt Rudolf Steiner im folgendem Zitat aus: „*...weil die zahnbildende Tätigkeit eine so peripherische ist, so ist es berechtigt, dann, wenn schon das Mineralisierende eingetreten ist in dem Zahnbildungsprozesse, wenn man es mit einer Verschlechterung der Zähne zu tun hat, rein technisch äußerlich auch durch die mechanische zahnärztlich-technische Therapie, zur Ausbesserung der Zähne und so weiter zu wirken, (...) Da ist es also berechtigt, für den Ersatz der Zähne zu sorgen, wenn sie schadhaft geworden sind, denn man kann von einem gewissen Punkte an nicht mehr für die Zähne von innen heraus selber sorgen.*"[28, S. 368]

Tab. 3: Molaren Inzisiven Hypomineralisation (MIH)-Behandlungsbedarfsindex (TNI) nach dem Würzburger Konzept

Index	Definition
0	Keine MIH
1	MIH ohne Hypersensibilität und ohne Substanzdefekt
2	MIH ohne Hypersensibilität, mit Substanzdefekt
2a	$< 1/3$ Defektausbreitung
2b	$> 1/3 < 2/3$ Defektausbreitung
2c	$> 2/3$ Defektausbreitung oder/und pulpanaher Defekt oder Extraktion oder atypische Restauration
3	MIH mit Hypersensibilität ohne Substanzdefekt
4	MIH mit Hypersensibilität, mit Substanzdefekt
4a	$< 1/3$ Defektausbreitung
4b	$> 1/3 < 2/3$ Defektausbreitung
4c	$> 2/3$ Defektausbreitung oder/und pulpanaher Defekt oder Extraktion oder atypische Restauration

Sind Schmelzdefekte an den ersten Molaren und Frontzähnen differentialdiagnostisch den Kreidezähnen zuzuordnen, kann sich eine zahnärztliche Behandlungsstrategie an dem Index des Würzburger Konzepts[167] orientieren. Hier erfolgt nach Leitsymptomen eine Gradeinteilung von 1 bis 4, die eine systematische Diagnostik fördern und eine entsprechende Therapie einleiten soll.

Eine milde Form ist charakterisiert durch abgegrenzte Schmelzopazitäten ohne Schmelzeinbrüche, gelegentliche Sensibilitäten und leichte ästhetische Beeinträchtigungen. Die schwere Form ist gekennzeichnet durch Schmelzeinbrüche, fortschreitende Karies, Hypersensibilitäten und starke ästhetische Beeinträchtigungen. Unter Berücksichtigung der Hypersensibilitäten mit akuten und chronischen Phasen sowie der posteruptiven Schmelzeinbrüche als Leitsymptomen sollte zudem die Kariesanfälligkeit kritisch betrachtet werden.

6.5.1.1 Hypersensibilitäten

Zähne mit Empfindlichkeitsstörungen sind leider oft sehr therapieresistent. In allererster Linie sollte man darauf achten, dieses Problem nicht durch falsche Putztechniken und ungeeignete Hilfsmittel zu verstärken. Eine milde Zahnpasta und eine mittelharte Zahnbürste sollten mit mäßigem Druck verwendet werden. Versuche, dunkle Flecken durch im Handel erhältliche Weißmacher in Zahnpasten zu beseitigen, sollten unbedingt unterlassen werden. Auch frei verkäufliche Bleaching Gels erhöhen das Risiko für Sensibilitäten, ohne den erhofften Aufhellungseffekt zu erzielen. Zur Desensibilisierung werden in den Zahnarztpraxen gerne klebrige fluoridhaltige Gelees aufgetragen. Die Gelees haften gut an der Zahnoberfläche und zeigen nach mehrmaliger Applikation auch gewisse Erfolge, die jedoch mit der fokalen Fluorideinwirkung erkauft werden. Dies ist abzuwägen, da nach dem Zahnwechsel das Fluor eine untergeordnetere Rolle im Organismus spielt und lokal begrenzte Anwendungen sicher nicht grundsätzlich abzulehnen sind. Auch Sealing-Verfahren, bei denen nach dem Verwenden eines selbstätzenden Adhäsivs Glasionomere aufgetragen werden, scheinen die Empfindlichkeiten zu reduzieren.

Zur Versorgung einer Dentinwunde, die ebenfalls für Hypersensibilitäten verantwortlich sein kann, empfiehlt sich die Touchierung mit Solutio Myrrhae balsamica.[165, S. 26] Eine häufig unterschätzte Ursache für empfindliche Zähne ist der Verzehr säurehaltiger Speisen und Getränken. Leider stellt auch die sehr gesunde, aber naturbedingt auch säurehaltige Rohkost einen Reizfaktor für sensible Zähne dar.

6.5.1.2 Frontzähne

Die Hypomineralisation der Schneidezähne zeigt sich besonders an sogenannten Opazitäten, die sich als weiße oder gelbliche Flecken darstellen. Der Behandlungsdruck ist oft deswegen groß, weil die Patientinnen und Patienten keine ästhetischen Kompromisse wünschen. Im Gegensatz zu den betroffenen Molaren sind die Defekte weniger schwerwiegend und Schmelzeinbrüche eher selten anzutreffen. Das erfordert eine Behandlungsstrategie, die sich auf konservierende und ästhetisch korrigierende Maßnahmen beschränkt. Bei milderen Formen der MIH sind minimalinvasive Kompositfüllungen in Adhäsivtechnik indiziert, insbesondere wenn kariöse Läsionen vorliegen. Ob man wenig invasive Flecken bleacht oder mit Minifüllungen versorgt, bleibt kritisch abzuwägen, denn ein perfektes Ergebnis ist selten vorhersagbar. Die gebleachten Zähne verändern ihre Farbe, wenn sich während des Gebrauchs erneut Farbstoffe in die Mikrostruktur der Schmelzoberfläche einlagern. Es ist darüber hinaus fast unmöglich, selektiv zu bleachen und dabei den gewünschten Farbton im Defektbereich mit der gesunden Umgebung unsichtbar abzugleichen. Bei stärkeren Defekten sind großflächigere Kompositfüllungen zu erwägen, wobei man mit mittelfristigen Schäden durch Abplatzungen und Farbveränderungen rechnen muss. Komposite befinden sich zwar in steter Verbesserung und sogenannte Nanokunststoffe gewinnen eine hervorragende glatte Oberflächenstruktur durch sorgfältige Politur, aber unter ästhetischen Gesichtspunkten ist diese Versorgung nicht die erste Wahl. Eine bessere, wenn auch teurere Lösung stellen keramische Veneers dar, die man als dünne Schalen nach Entfernung der obersten Schmelzschicht adhäsiv befestigt.

6.5.1.3 Seitenzähne

Im Seitenzahnbereich an den ersten Molaren treten häufig neben den Sensibilitäten Schmelzeinbrüche auf, die recht schnell von einer zügig fortschreitenden Karies begleitet werden. Auch hier unterscheidet man zwischen milden und schweren Formen der Hypomineralisation, die aber oft nur mühsam in ein vorgegebenes Muster einzuordnen sind. Bei einer guten Compliance der Patientin oder des Patienten kann die Füllungstherapie mit sogenannten Glasionomerzementen oder Kompositen angezeigt sein. Dabei ist die Sekundärkaries zu berücksichtigen, weil die erkrankten Zähne eine erhöhte Kariesanfälligkeit haben und die Zerstörungen oft tief subgingival gelegen sind, was die Füllungstechnik erschwert und damit die Lebensdauer einer Restauration verkürzt. Unter den gleichen Aspekten ist auch die prothetische Versorgung mit einer Krone kritisch zu überdenken, da Kronen die Diagnostik erschweren, weil sich Sekundärkaries einer direkten intraoralen Inspektion entzieht.

Es ist häufig sinnvoll, die langfristig unausweichliche Extraktion ins Erwachsenenalter zu verschieben, um dann einen Lückenschluss mit Implantaten oder Brücken vorzunehmen. Die Indikation zur Extraktion im jugendlichen Alter sollte man kritisch stellen, auch wenn kieferorthopädische Lösungen oft verlockend erscheinen. Es ist zu beachten, dass die Extraktion des Sechsjahrmolaren oft unsymmetrisch indiziert ist. Eine kieferorthopädische Einordung des oberen distalen Molaren ist aber mit einem knöchernen Umbau der Kieferhöhle verbunden, der keineswegs die ursprüngliche

Konfiguration der Höhle imitiert. Im Unterkiefer ist eine achsengerechte Verschiebung des zweiten Molaren in die Lücke nicht immer erfolgreich, sodass unphysiologische Umbauvorgänge des Parodontiums mit Knochentaschen resultieren. Ebenso entwickelt sich möglicherweise eine disharmonische Okklusion und lebenslange Verschiebungen und Fehlkontakte, die zu Lückenbildungen und Fehlständen im Frontzahnbereich führen können. Nicht zuletzt muss man bedenken, dass der günstigste Zeitraum für eine kieferorthopädisch basierte Lösung zwischen dem achten und zwölften Lebensjahr liegt. Das ist ein Alter, in dem Bereitschaft und Durchhaltevermögen der Jugendlichen schwer kalkulierbar sind. Und es ist zu beachten, dass gerade die oberen ersten Molaren oft noch sehr dünne und fragile bukkale Wurzeln haben, die gerne beim Eingriff frakturieren, sodass aus einer versprochenen kurzen Extraktion eine langwierige Osteotomie werden kann, welche die Geduld der PatientInnen übermäßig strapaziert. Daher ist häufig die Behandlung unter Intubationsnarkose mit den bekannten Risiken unvermeidlich.

Tab. 4: Altersentsprechende zahnmedizinische Therapien

Alter	Empfohlene Maßnahmen	Ziel und Zweck
Säuglingsalter (0–1 Jahr)	Stillen als optimale Ernährung; Sanfte Mundhygiene mit feuchtem Tuch; Keine Fluoridtabletten, sondern Ernährungsoptimierung.	Unterstützt die natürliche Zahnentwicklung und schützt die Kiefergesundheit.
Kleinkindalter (1–3 Jahre)	Erste Zahnbürsteneinführung; Mechanische Reinigung der Milchzähne; Vermeidung von zuckerhaltigen Getränken und Snacks.	Gewöhnt das Kind an Mundhygiene und reduziert das Kariesrisiko.
Vorschulalter (3–6 Jahre)	Regelmäßige Zahnarztbesuche; Förderung der motorischen Fähigkeiten zur selbstständigen Mundhygiene.	Ermöglicht frühzeitige Interventionen und sichert gesunde Milchzähne.
Schulkindalter (6–12 Jahre)	Individualprophylaxe. **Bei Kreidezahnerkrankung:** • Kurze Kontrollintervalle, • Desensibilisierung, • evtl. Füllungstherapie, • evtl. Devitalisation, • evtl. Extraktion.	Vorbeugung; Die Behandlungen richten sich nach dem Schweregrad der Mineralisationsstörung.
Jugendalter (12–18 Jahre)	Professionelle Zahnreinigung; Kieferorthopädische Maßnahmen nach Extraktionstherapie.	Verstärkte Kariesprophylaxe und optimierte Mundhygiene.

Die Möglichkeiten moderner zahnärztlicher Therapie sind so umfangreich und erfolgversprechend, dass die langfristige Schäden im Gebiss und in der Mundhöhle auf ein Minimum reduziert werden können. Nicht ganz so einfach zu erkennen und zu therapieren sind die Schäden, die eine frühkindliche Störung der Mineralisation im Gesamtorganismus des Heranwachsenden hinterlassen haben könnten.

Abbildungsverzeichnis

Tabellenverzeichnis

Literaturverzeichnis

[1] Weerheijm, K.L. et al.: Molar-Incisor Hypomineralisation. *European Journal of Paediatric Dentistry* 2003 Okt; 4(3) S. 114–120

[2] Gil-Bona, A. et al.: Tooth Enamel and Its Dynamic Protein Matrix. *International Journal of Molecular Sciences* 2020 Jun; 21(12) 4458

[3] Hubbard, M.J. et al.: A Breakthrough in Understanding the Pathogenesis of Molar Hypomineralisation: The Mineralisation-Poisoning Model. *Frontiers in physiology* 2021 Dec.; Vol 12, Art. 802833 (Kap. Q3)

[4] Lopes, L.B. et al.: Molar-incisor hypomineralization - an umbrella review. *Acta Odontologica Scandinavica* 2021 Jul; 79(5) S. 359–369

[5] Lygidakis, N.A., et al.: Best clinical practice guidance for clinicians dealing with children presenting with molar-incisor-hypomineralisation (MIH): an updated European Academy of Paediatric Dentistry policy document. *European archives of paediatric dentistry* 2021 Feb;23(1) S. 3–21

[6] Institut der Deutschen Zahnärzte (IDZ): Sechste Deutsche Mundgesundheitsstudie (DMS 6) – Bevölkerungsrepräsentative Studien zur Mundgesundheit in Deutschland, Köln 2025

[7] BARMER: 230.000 der Sechs- bis Neunjährigen haben Kreidezähne. Pressemitteilung 2020. Verfügbar unter: `https://www.barmer.de/presse/presseinformationen/pressearchiv/kreidezaehne-1059214`

[8] Rodd, H. et al.: Molar Incisor Hypomineralisation: Current Knowledge and Practice. *International Dental Journal* 2021 Jan; 71(4) S. 285–291

[9] Jävelik, B. et al.: Enamel hypomineralization of permanent first molars: a morphological study and survey of possible aetiological factors. *International Journal of Paediatric Dentistry* 2000 Dec;10(4) S. 278–289

[10] Lygidakis, N.A., et al.: Best clinical practice guidance for clinicians dealing with children presenting with molar-incisor-hypomineralisation (MIH): an updated European Academy of Paediatric Dentistry policy document. *European archives of paediatric dentistry* 2021 Feb;23(1) S. 3–21

[11] Alaluusua, S.: Aetiology of Molar-Incisor Hypomineralisation: A systematic review. *European archives of paediatric dentistry* 2010 Apr; 11(2) S. 53–58

[12] Radlanski, R.J.: Orale Struktur- und Entwicklungsbiologie. Quintessenz Verlag Berlin 2011

[13] Feierabend, S.: Molaren-Inzisiven-Hypomineralisation – Eine besondere Herausforderung jenseits des Praxisalltags. *zm-online* Heftarchiv Zahnmedizin 08/2014. `https://www.zm-online.de/artikel/2014/bedrohte-standorte/eine-besondere-herausforderung-jenseits-des-praxisalltags`

[14] Steiner, R.: Anthroposophie als Kosmosophie – die Gestaltung des Menschen als Ergebnis kosmischer Wirkungen Bd II. Rudolf Steiner Verlag 1992. Vortrag vom 28.10.1921. S. 64–81

[15] von Laue, H. B.: Leibgestaltung zwischen Form- und Zellkräften. *Beiträge zu einer Erweiterung der Heilkunst nach geisteswissenschaftlichen Erkenntnissen* (jetzt *Der Merkurstab*) 1974; 27(5)

[16] Blume, C.: Zur Phänomenologie der Entwicklung im ersten Lebensjahrsiebt. *Beiträge zu einer Erweiterung der Heilkunst nach geisteswissenschaftlichen Erkenntnissen* (jetzt *Der Merkurstab*). 1978; 31(6)

[17] Alaluusua, S.: Aetiology of Molar-Incisor Hypomineralisation: A systematic review. *European archives of paediatric dentistry* 2010 Apr; 11(2) S. 56

[18] DenBesten, P. et al.: Chronic fluoride toxicity: dental fluorosis. *Monographs in oral science* 2011 Jun; 22 S. 81 (Abstract)

[19] Thylstrup, A. et al.: Clinical appearance of dental fluorosis in permanent teeth in relation to histologic changes. *Community Dent Oral Epidemiol* 1978; 6: S. 315–328

[20] Salanitri, S. et al.: Developmental enamel defects in the primary dentition: ätiology and clinical management. *Australian dental journal* 2013 May; Vol 58(2) S. 133–140

[21] Steiner, R.: Eine okkulte Physiologie. (GA 128) Rudolf Steiner Verlag Dornach 1991. Vortrag vom 22.03.1911

[22] Marti, E.: Die vier Äther. Zu Rudolf Steiners Ätherlehre. Elemente – Äther – Bildekräfte. Verlag Freies Geistesleben Stuttgart 2016

[23] Kranich, E.: Chemie verstehen – Die Bedeutung der Elemente in Substanz- und Lebensprozessen. Verlag Freies Geistesleben 2005

[24] Steiner, R.: Geisteswissenschaftliche Impulse zur Entwicklung der Physik. (GA 320) Anhang: Zehn Seiten aus Notizbucheintragungen – Über das Wesen einiger naturwissenschaftlicher Grundbegriffe aus dem Jahre 1919. Rudolf Steiner Verlag Dornach 2000

[25] Steiner, R.: Geisteswissenschaftliche Gesichtspunkte zur Therapie. (GA 313) Rudolf Steiner Verlag Dornach 2001. Vortrag vom 11.04.1921

[26] Steiner, R.: Meditative Betrachtungen und Anleitungen zur Vertiefung der Heilkunst (GA 316). Rudolf Steiner Verlag Dornach 2003 Vortrag vom 04.01.1924

[27] Wolff, O.: Grundlagen einer geisteswissenschaftlich erweiterten Biochemie. Verlag Freies Geistesleben Stuttgart 1998

[28] Steiner, R.: Geisteswissenschaft und Medizin. (GA 312) Rudolf Steiner Verlag Dornach 1999. 12. Vortrag vom 06.04.1920

[29] Steiner, R., Wegman, I.: Grundlegendes für eine Erweiterung der Heilkunst nach geisteswissenschaftlichen Erkenntnissen. (GA 027) Rudolf Steiner Verlag Dornach 1991

[30] Wieting, H.: Zwei grundsätzliche Konstitutionstypen des Kindes, die in der Arbeit des Kindergarten- und Schularztes eine zentrale Rolle spielen. *Der Merkurstab* 2012; 65(4). S. 341/342

[31] Steiner, R.: Gegenwärtiges Geistesleben und Erziehung (GA 307). Rudolf Steiner Verlag Dornach 1986. Vortrag vom 11.08.1923

[32] Strüh, H.J.: Rudolf Steiners Aussagen zu Magnesium und Fluor. Der Heilmittelbegriff bei Rudolf Steiner – Referate der Tagung 1981 der Anthroposophisch-Pharmazeutischen Arbeitsgemeinschaft. Verlag Freies Geistesleben Stuttgart 1982

[33] von Laue, HB.: Kalzium als Substanz und als Prozess im Menschen. Ein Beitrag zum Problem des Potenzierens von Substanzen im menschlichen Organismus. *Der Merkurstab* 2004; 57 (2) S. 90

[34] Husemann, F.: Die mineralischen Heilmittel. Beiträge zur Erweiterung der Heilkunst nach geisteswissenschaftlichen Erkenntnissen *Der Merkurstab* 1957; 10(2)

[35] Husemann, F.: Das Bild des Menschen als Grundlage der Heilkunst. Entwurf einer geisteswissenschaftlichen Medizin Bd. I. Verlag Freies Geistesleben Stuttgart 1977 (1940)

[36] von Laue, HB.: Die vier Wesensglieder des Menschen und ihre Tätigkeit mit dem Phosphor. *Der Merkurstab* 2005; 58 (6) S. 441

[37] Steiner, R.: Heileurhythmie (GA 315) Rudolf Steiner Verlag Dornach 2003. Vortrag im zweiten Ärztekurs vom 18.04.1921

[38] von Laue, H.B.: Die ICH-Organisation bildet Substanzen – Die Menschenkunde des medizinischen Doppelzyklus 1921. *Der Merkurstab* 2021; 74 (1). S. 29

[39] Steiner, R.: Der Mensch in seinem Zusammenhang mit dem Kosmos – IV. Perspektiven der Menschheitsentwicklung (GA 204). Rudolf Steiner Verlag Dornach 1979. Vortrag vom 05.05.1921.

[40] Steiner, R.: Der Mensch in seinem Zusammenhang mit dem Kosmos – Bd. VIII Anthroposophie als Kosmosophie. Zweiter Teil: Die Gestaltung des Menschen als Ergebnis kosmischer Wirkungen (GA 208) Rudolf Steiner Verlag Dornach 1992. Vortrag vom 28.10 1921

[41] von Laue, HB.: Der imaginative Begriff „Modellleib", sein menschenkundliches Konzept und die Forschung der Epigenetik. *Der Merkurstab* 2011; 64 (4)

[42] Husemann, A.: Die plastischen Bewegungen des Ätherleibes Teil 1. *Der Merkurstab* 1988; 41(1)

[43] Steiner, R.: Anthroposophie, ihre Erkenntniswurzeln und Lebensfrüchte (GA 078). Rudolf Steiner Verlag Dornach 1986. Vortrag vom 02.09.1921

[44] Von Laue, HB.: Die Formprozesse in Entwicklung und Krankheit der Hautorgane. Verlag Freies Geistesleben 1977

[45] Lorenz, F.: Vom Wesen der Elemente. Verlag am Goetheanum 1993.

[46] Lu, P. et al.: Born to Run? Divers Modes of Epithelial Migration. *Frontiers in Cell and Development Biology* 2021; Vol.9

[47] Steiner, R.: Der Mensch in seinem Zusammenhang mit dem Kosmos. Bd. II Die Brücke zwischen Weitsichtigkeit und dem Physischen des Menschen – Die Suche nach der neuen Isis, der göttlichen Sophia (GA 202). Rudolf Steiner Verlag Dornach 1993. Vortrag vom 14.12.1920

[48] Rohen, JW.: Eine funktionelle und spirituelle Anthropologie unter Einbeziehung der Menschenkunde Rudolf Steiners. Verlag Freies Geistesleben Stuttgart 2009

[49] Steiner, R.: Kunst im Lichte der Mysterienweisheit. (GA 275) Rudolf Steiner Verlag Dornach 1990. Vortrag vom 29.12.1914

[50] Ahtiainen, L. et al.: Early epithelial signaling center governs tooth budding morphogenesis. *The Journal of Cell Biology* 2016; Vol. 214 (6)

[51] Deggeller, L.: Krebs – ein mehrschichtiges Versagen von Formkräften. *Der Merkurstab* 1988; 41 (Sonderheft)

[52] Rohen, JW.: Morphologie des menschlichen Organismus Verlag Freies Geistesleben Stuttgart 2002

[53] Steiner, R.: Initiations-Erkenntnis – Die geistige und physische Welt- und Menschheitsentwickelung in der Vergangenheit, Gegenwart und Zukunft, vom Gesichtspunkt der Anthroposophie. (GA 227) Rudolf Steiner Verlag Dornach 2000. Vortrag vom 29.08.1923

[54] Schad, W.: Die Vorgeburtlichkeit des Menschen – Der Entwicklungsgedanke in der Embryologie. Verlag Urachhaus Johannes M. Mayer GmbH & Co. KG Stuttgart 1982

[55] Steiner, R.: Das Verhältnis der Sternenwelt zum Menschen und des Menschen zur Sternenwelt – Die geistige Kommunion des Menschen (GA 219) Rudolf Steiner Verlag Dornach 1994. Vortrag vom 26.11.1922

[56] Studer-Senn, K.: Der unsichtbare Mensch in uns – Studien und Übungen. Medizinische Sektion am Goetheanum Dornach (Hrsg.) 5. Aufl. 2012

[57] Steiner, R.: Menschenwesen, Menschenschicksal und Welt-Entwicklung (GA 226) Rudolf Steiner Verlag Dornach 1988. Vortrag vom 17.05.1923

[58] Steiner, R.: Die Theosophie des Rosenkreuzers (GA 099) Rudolf Steiner Verlag Dornach 1985. Vortrag vom 29.05.1907

[59] Steiner, R.: Esoterische Betrachtungen karmischer Zusammenhänge Bd I. (GA 235) Rudolf Steiner Verlag Dornach 1994. Vortrag vom 01.03.1924

[60] Steiner, R.: Menschliches Seelenleben und Geistesstreben im Zusammenhang mit Welt- und Erdentwicklung (GA 212) Rudolf Steiner Verlag Dornach 1998. Vortrag vom 26.05.1922

[61] Steiner, R.: Vor dem Tore der Theosophie. (GA 095) Rudolf Steiner Verlag Dornach 1990 Vortrag vom 26.08.1906

[62] Steiner, R.: Das Johannes-Evangelium – Im Verhältnis zu den drei anderen Evangelien (GA 112). Rudolf Steiner Verlag Dornach 1984 Vortrag vom 25.06.1909

[63] Husemann, F., Wolff, O.: Das Bild des Menschen als Grundlage der Heilkunst. Entwurf einer geisteswissenschaftlichen Medizin Bd. II. Verlag Freies Geistesleben Stuttgart 1956 (1986)

[64] Glöckler, M.: Die Bedeutung der physischen Geburt für das Leben und der Geistgeburt für das „Leben nach dem Leben". *Der Merkurstab* 2018; 71(5)

[65] Steiner, R.: Erfahrungen des Übersinnlichen – Die drei Wege der Seele zu Christus (GA 143). Rudolf Steiner Verlag Dornach 1994. Vortrag vom 16.04.1912

[66] Steiner, R.: Philosophie und Anthroposophie (GA 035). Rudolf Steiner Verlag Dornach 1984. Vortrag vom 17.08.1908

[67] Steiner, R.: Das Prinzip der spirituellen Ökonomie im Zusammenhang mit Wiederverkörperungsfragen. Ein Aspekt der geistigen Führung der Menschheit (GA 109). Rudolf Steiner Verlag Dornach 2000. Vortrag vom 07.06.1909

[68] Steiner, R.: Erdenwissen und Himmelserkenntnis – Der unsichtbare Mensch in uns (GA 221). Rudolf Steiner Verlag Dornach 1998. Vortrag vom 11.02.1923

[69] Ahtiainen, L. et al.: Early epithelial signaling center governs tooth budding morphogenesis. The Journal of Cell Biology 2016 Sep 12;214(6):753–767 (Diskussion)

[70] Li, J. et al. (2016). Epithelial stratification and placode invagination are separable functions in early morphogenesis of the molar tooth. Development - The Company of Biologists 2016 Feb 15;143(4): S 670–681

[71] Pearl, E. et al: Cellular systems for epithelial invagination. *Philosophical Transactions of the Royal Society* B 2017 Mar 27; 372 (1720): 20150526

[72] Panousopoulou, E. et al.: Invagination of Ectodermal Placodes Is Driven by Cell Intercalation-Mediated Contraction of the Suprabasal Tissue Canopy. *PLOS (Public Library of Science) Biology* 2016 Mar 9;14(3) (Results)

[73] Sutherland, A. et al.: Convergent Extension in Mammilian Morphogenesis. *Seminars in Cell & Development Biology* 2020 April; 100: 199–211

[74] Marin-Riera, M. et al.: Differential tissue growth and cell adhesion alone drive early tooth morphogenesis. *PLoS Computational Biology* 2018 Feb 26; 14(2)

[75] Yamada, S. et al.: Molar Bud-to-Cap Transition Is Proliferation Independent. *Journal of Dental Research* 2019 Aug. 8; 98(11) S.1253–1261 (Abstract)

[76] Coin, R. et al.: Aspects of cell proliferation kinetics of the inner dental epithelium during mouse molar and incisor morphogenesis. *The International Journal of Developmental Biology* 1999; 43(3) S.261–267

[77] Lesot, H. et al.: Three-dimensional analysis of molar development in the mouse from the cap to bell stage. *Australian Dental Journal* 2014 Jun.: 59 Suppl 1: S. 84

[78] Matalova, E. et al.: Cell Lineage of Primary and Secondary Enamel Knots. *Developmental Dynamics* 2005 July; 233(3) S. 754–759

[79] Theslaff, I. et al.: Signalling networks regulating dental development. *Mechanisms of Development* 1997 Okt.; 67(2)

[80] Vaahtokari, A. et al.: The enamel knot as signaling center in the developing mouse tooth. *Mechanisms of development* 1996 Jan.; 54(1)

[81] Jernvall, J. et al.: Evidence for the role of the enamel knot as a control center in mammalian tooth cusp formation. *The International Journal of Developmental Biology* 1994 Sep. 38(3)

[82] Liu, H. et al.: Daughters of the Enamel Organ: Development, Fate and Function of the Stratum Intermedium, Stellate Reticulum, and Outer Enamel Epithelium. *Stem Cells and Development* 2016 Oct.; 25(20) S. 1580–1590

[83] Woltgens, J. H. et al.: Biomineralization during early stages of the developing tooth in vitro with special reference to secretory stage of amelogenesis. The International journal of developmental biology 1995 Feb, 39(1)

[84] Koyama, E. et al.: Development of stratum intermedium and its role as a Sonic hedgehog-signaling structure during odontogenesis. *Developmental Dynamics* 2001 Sept.; 222(2) S. 178–191

[85] Kallenbach, E.: Fine structure of the stratum intermedium, stellate reticulum, and outer enamel epithelium in the enamel organ of the kitten. *Journal of Anatomy* 1978 Jun.; 126 (Pt2) S. 247–260

[86] Von Bülow, K.: Erdgeschichte am Wege. Kosmos Gesellschaft der Naturfreunde Stuttgart 1941

[87] Schröder, H.E.: Orale Strukturbiologie. Georg Thieme Verlag Stuttgart New York 1992

[88] Uskoković, V.: Amelogenin in Enamel Tissue Engeneering. *Advances in Experimental Medicine and Biology* 2015: 881

[89] Lacruz, R.S. et al.: Regulation of pH During Amelogenesis. *Calcified Tissue International* 2009 Dec; 86(2) S.91–103

[90] Simmer, J.P., Fincham, A.G.: Molecular Mechanisms of dental Enamel Formation. *Critical Reviews in Oral Biology and Medicine* 1995; 6(2)

[91] Lacruz, R.S., Habelitz, S.: Dental Enamel Formation and Implications for Oral Health and Disease. *Physiological Reviews* 2017 May; Vol. 97(3)

[92] Bansal, A.K. et al.: Amelogenin: A novel protein with diverse applications in genetic and molecular profiling. *Journal of oral and maxillofacial pathology* 2012 Sep-Dez; 16(3)

[93] Moradian-Oldak, J. et al.: Protein-mediated enamel mineralization. *Frontiers in Bioscience* 2012 Jun 1;17: S.1996–2023

[94] Le Norcy, E. et al.: Potential Role of the Amelogenin N-Terminus in the Regulation of Calcium Phosphate Formation in vitro. *Cells Tissues Organs* 2011;194(2–4): S. 189

[95] Gopinathan, G. et al.: The expanded amelogenin polyproline region preferentially binds to apatite versus carbonate and promotes apatite crystal elongation. *Frontiers in Physiology* November 2014, Volume 5, Article 430/2

[96] Dissanayake, S.M. et al.: Identification of Key Functional Motifs of Native Amelogenin Protein for Dental Enamel Remineralisation. *Molecules* 2020 Sep 14;25 (18): 4214

[97] Jin, T. et al.: Elongated Polyproline Motifs Facilitate Enamel Evolution through Matrix Subunit Compaction. *PLoS biology* 2009 Dec;7(12)

[98] Fincham, A.G. et al.: The Structural Biology of the Developing Dental Enamel Matrix *Journal of structural biology* 1999 Jun 30;126(3)

[99] Ribeiro do Espírito Santo, A. et al.: The enamel organic matrix: structure and function *Brazilian Journal of Oral Sciences.* April/June 2005, Vol. 4, Number 13; S.720

[100] Nurbaeva, M. et al.: Ca^{2+} transport and signalling in enamel cells *The journal of Physiology* 595.10 2017

[101] Schumacher, G-H. et al. Anatomie und Biochemie der Zähne. VEB Verlag Volk und Gesundheit 1990

[102] Woltgens, J. H.M.; et al.: Biomineralization during early stages of the developing tooth in vitro with special reference to secretory stage of amelogenesis. *The International journal of developmental biology* 1995 Feb;39(1)

[103] Veis, A.: Mineralization in Organic Matrix Frameworks. *Reviews in Mineralogy and Geochemistry* January 2003; 54(1)

[104] Pandya, M. et al.: Amelogenesis – Transformation of a protein-mineral matrix into tooth enamel. *Journal of structural biology* Dec. 2021; 213(4)

[105] Castiblanco Rubio, G.A. et al.: Pathogenesis of dental fluorosis: Biochemical and cellular mechanisms. *Rev Fac Odontol Univ Antioq*; Vol.28 No.2 Jan./June 2017 `http://dx.doi.org/10.17533/udea.rfo.v28n2a10`

[106] Smith, C.E.: Cellular and Chemical Events During Enamel Maturation. *Critical reviews in oral biology and medicine* 1998;9(2)

[107] Fincham, A.G. et al.: Evidence for amelogenin "nanospheres" as functional components of secretory-stage enamel matrix. *Journal of structural biology* 115 (1995)

[108] Zhang, Y.Y. et al.: Cell-Free Biomimetic Mineralization Strategies to Regenerate the Enamel Microstructure. *Crystrals* 2021; 11(11)1385

[109] Lacruz, R.S. et al.: Identification of novel candidate genes involved in mineralization of dental enamel. *Journal of cellular physiology* 2012 May;227(5): Abstract

[110] Claire, E. L. Smith, James A. Poulter, et al.: Amelogenesis Imperfecta; Genes, Proteins, and Pathways. *Frontiers in Physiology* 2017 Vol.8 Art.435

[111] Brookes, S.J., Barron, M.J. et al.: Amelogenesis imperfecta caused by N-terminal enamelin point mutations in mice and men is driven by endoplasmic reticulum stress. *Human Molecular Genetics* 2017, Vol.26, No.10

[112] Abendroth, W.: Das Fluor; eine Wesensdarstellung. Beiträge zu einer Erweiterung der Heilkunst nach geisteswissenschaftlichen Erkenntnissen. *Der Merkurstab* 1976, 29(5)

[113] Kühnisch, J., Standl, M et al.: Molaren Inzisiven-Hypomineralisation (MIH). Häufigkeit und mögliche Ursachen unter Berücksichtigung der Ergebnissse aus den Münchner Geburtskohorten GINIplus und LISA. *Bundesgesundheitsblatt Gesundheitsforschung Gesundheitsschutz* 2021, 64(8)

[114] Bronckers, A.I.J., Lyaruu, D.M.: Fluoride Enhances Intracellular Degradation of Amelogenins During Secretory Phase of Hamster Teeth in Organ Culture. *Connected Tissue Research* 2002, Vol. 43, Issue 2–3, Abstract

[115] Monsour, P., Harbrow, D.J.: Effects of Acute Doses of Sodium Fluoride on the Morphology and the Detectable Calcium Associated with Secretory Ameloblasts in Rat Incisors. *The Journal of Histochemistry and Cytochemistry* Vol 37, No.4

[116] Matsuo, S., Inai, T. et al.: Influence of fluoride on secretory pathway of the secretory ameloblast in rat incisor tooth germs exposed to sodium fluoride. *Archives of toxicology* 1996 Vol. 70(7):420-9

[117] Rubio, G.A., Martignon, S. et al.: Pathogenesis of dental Fluorosis: Biochemical and cellular Mechanisms. *Revista Facultad de Odontología* Vol.28 No2 Jan/Jun 2017

[118] Ji, M., Xiao, L. et al.: How pH is regulated during amelogenesis in dental fluorosis (Review). *Experimental and Therapeutic Medicine* 2018, 16(5), S.3759–3765

[119] Robinson, C., Brookes, S.J. et al.: Crystal Growth in Dental Enamel – The Role of Amelogenins and Albumin. *Advances in dental research* 1996, 10(2), S. 173–180

[120] Mangum, J.E., Crombie, F.A. et al.: Surface integrity governs the proteome of hypomineralized enamel. *Journal of Dental Research* 2010, 89(10) S. 1160-5

[121] Robinson, C.: Enamel maturation: A brief background with implications for some enamel dysplasias. *Frontiers in Physiology, Craniofacial Biology* 2014, Vol 5, Art. 388

[122] Hubbard, M.J., Perez, V.A.: 100 Years of Chalky Teeth Research: From Pioneering Histopathology to Social Good. *Frontiers in Physiology* 202, Vol1, Art. 632534

[123] Schmidt, G.: Das unverstandene Eiweißproblem II. Ernährungsbrief 1989

[124] Leroi, R.: Antimon. *Der Merkurstab* 1983; 36(6)

[125] Husemann, A.: Der Fluorprozess im Menschen und die musikalische Wirklichkeit der Chemie. *Der Merkurstab* 2007, 60(2)

[126] Steiner, R.: Eine okkulte Physiologie. (GA 128) Rudolf Steiner Verlag Dornach 1991. Vortrag vom 28.03.1911

[127] Leroi, R.: Der Ätherleib zwischen Kosmos und Erde. *Der Merkurstab* 1983; 36(6)

[128] Steiner, R.: Physiologisch-Therapeutisches auf Grundlage der Geisteswissenschaft – Ansprache und Besprechungen bei Ärztezusammenkünften. (GA 314) Rudolf Steiner Verlag Dornach 1989. Dornach, 23.04.1924
[129] Kühnisch, J.: Rasterelektronenmikroskopische Untersuchung zur Neonatallinie. *International Poster Journal of Dentistry and Oral Medicine* 2003 Vol.5 No 01 Poster 157
[130] Davis, K.A.: Teeth as Potential New Tools to Measure Early-Life Adversity and Subsequent Mental Health Risk: An Interdisciplinary Review and Conceptual Model. *Biological Psychiatric* 2020 Mar 15; 87(6)
[131] Mountain, R. et al.: Association of Maternal Stress and Social Support During Pregnancy With Growth Marks in Children's Primary Tooth Enamel. JAMA network open. https://jamanetwork.com/journals/jamanetworkopen 2021 Nov 1;4(11)
[132] Maris, B.: Frauenheilkunde und Geburtshilfe. Salumed Verlag Berlin 2012
[133] König, K.: Embryologie und Weltentstehung – Studienmaterial zur Medizin. Novalis Verlag 1986
[134] Steiner, R.: Vorträge und Kurse über christlich-religiöses Wirken II – Spirituelles Erkennen; Religiöses Empfinden; Kultisches Handeln (GA 343) Rudolf Steiner Verlag Dornach 1990. Vortrag vom 02.10.1921
[135] Soldner, G.: Die Entwicklung der menschlichen Wesensglieder zwischen Zeugung und Geburt. *Der Merkurstab* 2018, 71(3)
[136] Steiner, R.: Lucifer Gnosis – Die Erziehung des Kindes vom Gesichtspunkte der Geisteswissenschaft (GA 034). Rudolf Steiner Verlag Dornach 1960. Vortrag Mai 1907
[137] Soldner, G., Stellmann, H.M.: Individuelle Pädiatrie. Wissenschaftliche Verlagsgesellschaft Stuttgart 2011
[138] Steiner, R: Die Erkenntnis des Übersinnlichen in unserer Zeit und deren Bedeutung für das heutige Leben (GA 055). Rudolf Steiner Verlag Dornach 1983. Vortrag vom 28.02.1907
[139] Leite de Farias, A, Rojas-Gualdron, D.F. et al.: Does molar-incisor hypomineralisation (MIH) affect only permanent first molars and incisors? *International Journal of Paediatric Dentistry* Febr. 2021
[140] Mittal, N.: Phenotypes of Enamel Hypomineralization and Molar Incisor Hypomineralization in Permanent Dentition: Identification, Quantification and Proposal for Classification. *Journal of Paediatric Dentistry* 2016
[141] Rozumek, M.: Stoffe und Prozesse – Erkundungen im Grenzgebiet zwischen dem Physischen und Ätherischen von Mensch und Natur. *Der Merkurstab* 2023, 76(5)
[142] König, K.: Irdische und kosmische Ernährung. Verlag Freies Geistesleben 2011
[143] Kirchner-Bockholt, M.: Grundelemente der Heileurythmie. Philosophisch-Anthroposophischer Verlag am Goetheanum Dornach 1969
[144] Groh-Schulz, M.: Heileurythmie in der Schwangerschaft – Ein Fallbeispiel. *Der Merkurstab* 2018; 71(5)
[145] Steiner, R.: Eurythmie als sichtbare Sprache – Lauteurythmie-Kurs (GA 279) Rudolf Steiner Verlag Dornach 1990. Vortrag vom 26.06.1924
[146] Steiner, R.: Anthroposophische Menschenerkenntnis und Medizin (GA 319) Rudolf Steiner Verlag Dornach 1994. Vortrag vom 28.08.1923
[147] Hauschka, M.: Rhythmische Massage nach Dr. Ita Wegman – Menschenkundliche Grundlagen. Margarethe Hauschka-Schule 1972 (jetzt Salumed Verlag Berlin)
[148] Batschko, E, Dengler, S.: Praxisbuch der Rhythmischen Massage nach Wegman/Hauschka. Verlag Johannes Mayer Stuttgart 2011
[149] Deutsche Gesellschaft für Ernährung (DGE): Handlungsempfehlungen – Ernährung in der Schwangerschaft. Bonn: DGE, zuletzt abgerufen am 23.04.2025. https://www.dge.de/gesunde-ernaehrung/gezielte-ernaehrung/ernaehrung-in-schwangerschaft-und-stillzeit/handlungsempfehlungen-ernaehrung-in-der-schwangerschaft

[150] Kühne, P. (Hrsg.): Ernährung – Grundlagen und integrative Konzepte einer anthroposophischen Ernährungsmedizin. Salumed Verlag Berlin 2022

[151] Steiner, R.: Aus den Inhalten der esoterischen Stunden. (GA 266a) Rudolf Steiner Verlag Dornach 1995 Esoterische Stunde 18.10.1907

[152] Nørrisgaard, P. et al.: Association of High-Dose Vitamin D Supplementation During Pregnancy with the Risk of Enamel Defects in Offspring: A 6-Year Follow-up of a Randomized Clinical Trial. *JAMA pediatrics* 2019 Oct. 1;173 (10): 924–930

[153] Wu, M. et al.: Relationship between Gingival Inflammation and Pregnancy. *Mediators of Inflammation* 2015 – Abstract

[154] Beisswenger, A.: Rhythmische Einreibungen nach Wegman/Hauschka bei Säuglingen und Kleinkindern – Das Wärme–Atmen. `https://www.anthromedics.org/PRA-1003-DEAnthromedics` März 2022

[155] Fels, N, et al.: Merkblatt der Gesellschaft Anthroposophischer Ärztinnen und Ärzte in Deutschland. Säuglingsernährung August 2024. `https://www.gaed.de/merkblaetter`

[156] Bundeszahnärztekammer (BZÄK) und Deutsche Gesellschaft für Zahn-, Mund und Kieferheilkunde (DGZMK): Fluoridierungsmaßnahmen zur Kariesprophylaxe. Zugriff am 11.10.2024. `https://www.zahnmedizinische-patienteninformationen.de/documents/10165/1430990/2_01_fluoridierung.pdf/85779e8f-bd15-4b21-a9ff-35281dceecc6`

[157] Gesellschaft Anthroposophischer Ärztinnen und Ärzte in Deutschland: Merkblatt: Fluorid für die Zähne. Zugriff am 11.10.2024. `https://www.gaed.de/merkblaetter`

[158] Stellmann, H. et al.: Rachitisprophylaxe und Rachitistherapie. *Der Merkurstab* 1997; 50,1

[159] Gesellschaft Anthroposophischer Ärztinnen und Ärzte in Deutschland: Merkblatt: Sonnenlicht und Vitamin D. Zugriff am 11.10.2024. `https://www.gaed.de/merkblaetter`

[160] Kaliks, B.: Die ätherischen Bildekräfte des Menschen und ihre Metamorphose in Gesundheit und Krankheit – ein Beitrag zur Physiologie und Physiopathologie der Biografie. *Der Merkurstab* 2015 68;6

[161] Marti, E.: Das Ätherische, 2. Auflage, Edition Verlag Die Pforte Dornach, 1994

[162] Kiel-Hinrichsen, M, Kviske, R.: Wackeln die Zähne – wackelt die Seele. Der Zahnwechsel. Ein Handbuch für Eltern und Erziehende. Verlag Urachhaus 2016

[163] Kassenzahnärztliche Bundesvereinigung (KZBV). Gesund beginnt im Mund – in Kita & Schule. Zugriff am 25.04.2025 `https://www.kzbv.de/pressemitteilungen/mundgesund-vom-ersten-milchzahn-an/`

[164] Arbeitsgemeinschaft anthroposophischer Zahnärzte. Fachgruppe der GAÄD Gesellschaft der Anthroposophischen Ärzte in Deutschland e.V. Zahnkompendium. Stuttgart 2004. `https://www.gaed.de/sites/default/files/2021-11/Zahnkompendium_72dpi.pdf`

[165] Anthroposophische Zahnärzte (Hrsg.): Heilmittel und Behandlungsmethoden für die zahnärztliche Praxis. Stuttgart 1985

[166] Steiner, R.: Erziehung und Unterricht aus Menschenerkenntnis - Meditativ erarbeitete Menschenkunde (GA 302a) Dornach 1993 Vortrag vom 16.09.1920

[167] Steffen R, et al.: The Wurzburg MIH concept: the MIH treatment need index (MIH TNI) : A new index to assess and plan treatment in patients with molar incisior hypomineralisation (MIH). *Eur Arch Paediatric Dent.* 2017; 18: 356

[168] Bundeszentrale für gesundheitliche Aufklärung (BZgA). Zähneputzen mit KAI – kinderleicht. Zugriff am 25.04.2025 `https://www.kindergesundheit-info.de/themen/risiken-vorbeugen/alltagstipps/zahngesundheit/zaehneputzen-mit-kai/`